WUSHU!

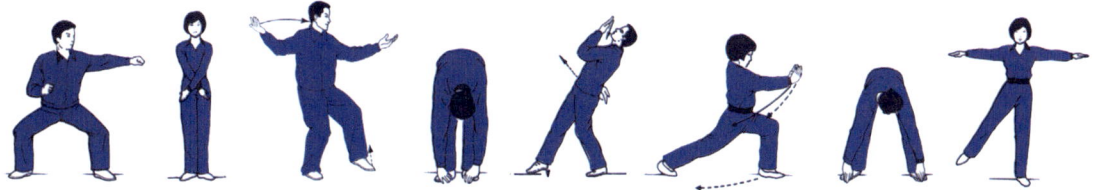

WUSHU!

Gimnasia china para la salud
del cuerpo y la mente

Selección
TIMOTHY TUNG

Introducción
MARGOT FONTEYN

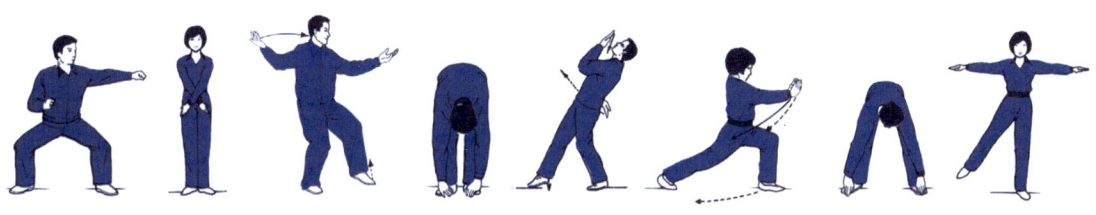

DEBATE

Papel certificado por el Forest Stewardship Council®

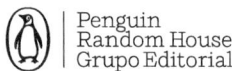

Penguin
Random House
Grupo Editorial

Título original: *Wushu! The Chinese Way to Family Health and Fitness*

Primera edición: marzo de 2014
Primera reimpresión: mayo de 2024

© 1981, Mitchell Beazley Publishers
© 1981, 2014, de la presente edición en castellano para todo el mundo:
Penguin Random House Grupo Editorial, S. A. U.
Travessera de Gràcia, 47-49. 08021 Barcelona
© 1981, Susana Constante, por la traducción
© 1981, Margot Fonteyn, por la introducción

Material seleccionado por Timothy Tung

de una famosa serie de manuales oficiales publicados en China
por The People's Sports Publishing House, Pekín.

La editorial no ha podido contactar con Timothy Tung, el autor o propietario
de la selección, pero reconoce su titularidad de los derechos de reproducción
y su derecho a percibir los royalties que pudieran corresponderle.

Printed in Spain – Impreso en España

ISBN: 978-84-9992-400-7
Depósito legal: B-890-2014

Compuesto en M. I. Maquetación, S. L.

Impreso en Liber Digital, S. L.
Casarrubuelos (Madrid)

C 9 2 4 0 0 A

Índice

Introducción

La tradicional práctica del *wushu* es tan antigua como la propia cultura china, remontándose a las comunidades neolíticas, que fueron las primeras en usar utensilios y armas para obtener alimento y defenderse. La palabra significa, literalmente, «arte marcial» y a medida que las armas iban sofisticándose, también las formas del *wushu* se hacían más variadas y complejas y sus técnicas, más refinadas. El *chiaoti*, una forma de lucha libre popular entre los soldados, y el *kanchiwu,* una antigua danza que se bailaba con un hacha y un escudo, representan estadios de la forma más temprana de *wushu*.

Esta curiosa mezcla de «arte marcial», que se ha transformado en cierta forma en deporte y ejercicio filosófico, fue desarrollada desde épocas primitivas por la gente trabajadora, pero al emerger la estructura de clases en la sociedad china, fue adoptada por la clase gobernante. Ellos perpetuaron las nociones míticas relacionadas con el arte, afirmando que aquel que dominara el *wushu* era invencible frente al ataque físico. Y, en un intento por proteger su poder, los gobernantes comenzaron a envolver el *wushu* en el misticismo religioso y la superstición feudal, desalentando activamente la participación.

Fue solo con el establecimiento de la República Popular China, en 1949, y la orden del presidente Mao de «promover la cultura física y los deportes y mejorar la salud del pueblo», cuando se estimuló la práctica de todos los aspectos del *wushu*. Se creía que si la gente mejoraba su salud, podría jugar un papel mucho más importante en la construcción del nuevo Estado socialista. De este modo el *wushu* se transformó en la base a partir de la cual conseguir el desarrollo intelectual, moral y físico. Y, al hallar un nuevo propósito, adquirió un sentimiento de goce del que antes carecía.

Hoy puede verse en toda China, al amanecer y al atardecer, frente a las escuelas y fábricas, hospitales y tiendas, oficinas del gobierno y moradas campesinas, a los niños, sus padres y sus abuelos practicando estas diversas formas de ejercicios coreográficos. Se enseñan en las escuelas, y en todos los pueblos y ciudades hay centros donde los voluntarios dan clases a los grupos de la vecindad. Los especialistas han desarrollado estilos y técnicas nuevas que se muestran en exhibiciones y competiciones.

El *wushu,* tal como se lo conoce ahora, incluye una amplia gama de ejercicios que pueden ejecutarse con armas o sin ellas, con compañero o en solitario, y se adecuan a todas las edades. Tradicionalmente, hay dos escuelas:

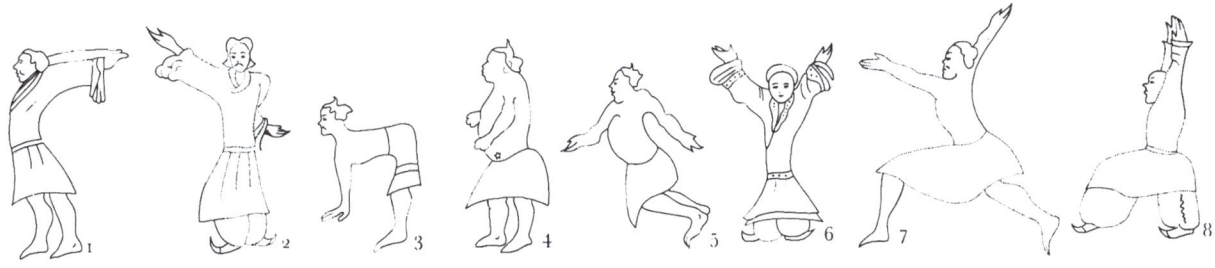

El juego animal hace 2.100 años

El juego animal se remonta a los períodos Han y de los Tres Reinos, cuando el primer médico chino conocido, Huado (141-203), inventó el *wuqinxi* para promover el bienestar físico y mejorar la salud. El propio *wuqinxi* se basaba en métodos aún más antiguos que imitaban los movimientos de los animales y de los pájaros. Las primeras ilustraciones del juego animal fueron sacadas a la luz hace unos años, provenientes de la tumba de un general de la dinastía Han (alrededor del año 200 a. C.). Los dibujos de hombres y mujeres ejercitándose en las posturas animales están hechos sobre un trozo de seda. Se describen cuarenta y dos figuras en diferentes posturas.

la externa y la interna. Las formas externas son a veces duras y exigentes, incluyendo muchos saltos, patadas y saltos mortales. La escuela interna da preponderancia a los movimientos suaves, graciosos y fluidos, similares a los de la danza.

Los ejercicios internos incluyen los veinticuatro movimientos clásicos del *taichiquan*, en los cuales la forma que crea fuerzas opuestas es semejante a los ejercicios isométricos que ya son tan populares en Occidente. Estas formas son para las personas mayores. Como contraste, los ejercicios externos incluyen ejercitación para el recién nacido y ejercicios de patio de juegos para los escolares de las ciudades, así como algunos pensados para niños campesinos, otros para granjeros que incluyen encantadoras imitaciones de las fatigosas actividades del campo, tales como la de recoger el grano disperso y aplastar arroz con un mortero. Después, están los ejercicios para los empleados, que pueden realizarse en el descanso equivalente a nuestra pausa para tomar café, y finalmente, entre los ejercicios externos, están los populares movimientos de imitación de animales tales como el oso, el tigre, el mono y la grulla.

Los ejercicios internos están más cerca en espíritu de los orígenes marciales del *wushu*, pero de hecho son formas suaves de boxeo con un contrincante imaginario y del juego con espada, con el énfasis puesto en la fluidez.

Por último, hay ejercicios diseñados para prevenir enfermedades, los cuales exigen una mayor coordinación de movimiento y respiración. Subrayan la relajación, la tranquilidad y la naturalidad y estimulan la fortaleza y la gracia en la armonía.

Durante siglos los chinos han tenido una gran comprensión de la relación mente-cuerpo. Para aquellos que en Occidente estamos trabando conocimiento por primera vez con la antigua sabiduría china, el *wushu* está entre los descubrimientos más excitantes, ya que nos proporciona, si lo deseamos, un fascinante programa de ejercitación y bienestar para toda la familia, que compromete sutilmente la mente y el espíritu en modelos coreográficos de gran belleza, en los ágiles movimientos de un cazador, la sofisticada coordinación de un atleta, el delicado equilibrio de un gimnasta: movimientos rituales de una religión aparentemente antigua y olvidada.

Aunque me eduqué en China entre los nueve y los catorce años y durante toda mi vida he guardado un profundo amor por el país y su gente, solo cuando ya fui mayor comprendí la especial significación cultural del *wushu,* que, por otra parte, tenía presente todos los días durante mi infancia en China. Es, de hecho, la herencia de un pueblo único cuya civilización era ya avanzadísima cuando la nuestra era joven como un brote de bambú, y aprecio mucho la oportunidad que ofrece este libro de dominar algunas dificultades de una técnica de movimiento que es a un tiempo clásica y moderna, simple y profunda, absorbente y satisfactoria.

Margot Fonteyn

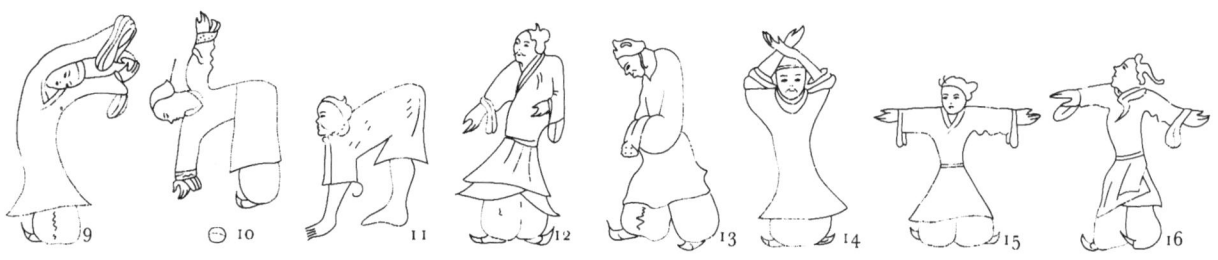

Muchos de los dibujos tienen líneas borrosas y solo son visibles algunas de las leyendas. Sin embargo, los investigadores han podido descifrar algunas.

En la figura 1 pueden identificarse los ejercicios respiratorios. Las figuras 3 y 11 son poses de tigre y la figura 4, de mono. Las figuras 6, 7, 15 y 16 son sin duda los movimientos de un pájaro. La figura 12 adopta una postura de oso y la figura 8 es posiblemente una postura de ciervo. Los antiguos chinos también parecían ejercitarse con accesorios, como puede verse en la figura 10.

Las figuras 2, 5, 9 y 14 son movimientos graciosos que demuestran que ya en los tiempos antiguos el ejercicio físico había adoptado formas estéticas.

FORMAS EXTERNAS DE EJERCICIO

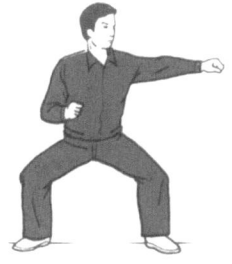

Principios

Las formas externas de ejercicio son vigorosas y exigentes e incluimos aquí tres de las más populares entre los chinos: los ejercicios de seda o *baduanjin,* que significa literalmente «octavo corte de brocado»; los ejercicios de granjeros o *yijinjing,* que significa «método de cambio de músculos y huesos», y el juego animal o *wuqinxi,* que significa «juego de cinco animales». Las otras formas incluidas en esta sección son formas simplificadas que parten del *wushu* tradicional.

Los ejercicios de seda, así llamados porque durante siglos los trabajadores los han comparado con las cualidades del brocado de seda, exigen ciertas premisas, como los ejercicios de granjeros y el juego animal. Es preciso ser firme pero elástico y esto puede lograrse relajando músculos y nervios y luego tensándolos ligeramente al moverse. Este principio básico ha sido común a todos los ejercicios físicos chinos desde el comienzo de los tiempos y obedecerlo alivia la fatiga mental y física.

También es importante la concentración en la parte inferior del abdomen. Los chinos llaman *dantian* a esta zona y la comparan con una caldera que almacena energía *(qi)* que puede ser impulsada a los miembros. Con la espiración, la energía se esparce por el cuerpo y se concentra en todas sus partes, pero especialmente en el vientre-pelvis (centro de gravedad). La concentración en esta zona ayuda mucho a la relajación de mente y cuerpo y a la circulación sanguínea. Ayuda también a la respiración abdominal y lleva el centro de gravedad a la parte inferior del cuerpo, lo que contribuye a mejorar el equilibrio. La respiración debe ser natural y pareja durante todos los ejercicios y debería progresar de manera gradual hacia la práctica de la respiración abdominal.

Los ejercicios de granjeros, así llamados porque se originaron en los movimientos de los campesinos trabajando en los campos, pueden explicarse mejor mediante su nombre chino de *yijinjing. Yi* significa «cambio»; *jin* quiere decir «músculos y huesos», y *jing* significa «método». En consecuencia, juntos constituyen un programa de salud física que fortalece los músculos y huesos. En estos ejercicios se subraya la necesidad de la respiración abdominal y se explican dos maneras diferentes de realizarla.

Los ejercicios de juego animal se llaman así porque las formas y posturas de los ejercicios partieron de la observación de los movimientos del tigre, el ciervo, el mono, el oso y la grulla. En consecuencia, se trata de la imitación fiel de cada animal, no solo en lo que se refiere a los movimientos, sino también a su expresión. Cuando practique el juego del tigre, sea feroz y muévase dignamente con ojos penetrantes y brillantes. Cuando realice el juego del ciervo, imite su manera relajada en posturas tales como mirar hacia arriba y estirar el cuello. Imite la agilidad y vivacidad de un mono en el juego del mono, así como sus expresiones cuando desarrolla actividades tales como saltar, trepar, elegir y ofrecer frutos. Cuando practique el juego del oso, muévase de manera firme y pesada, pero recuerde que esta pesadez del oso esconde gran elasticidad. Cuando practique el juego de la grulla, procure imitar la arrogancia de esta ave.

八段錦
Ejercicios de seda

El término chino para designar los ejercicios de seda es *baduanjin,* que literalmente significa «octavo corte de brocado». Los cuatro grupos de ejercicios que se introducen aquí, cada uno dividido en ocho movimientos, son más o menos iguales en principio, pero difieren en grado de complejidad. Los tres primeros grupos se realizan de pie; el cuarto, en posición sedente. Para mayor claridad, cada movimiento de los tres primeros grupos lleva un título descriptivo simple.

Sostener el cielo con las manos. Este movimiento relaja los músculos y estira los brazos, las piernas y el torso. Si va acompañado de respiración profunda, afecta al pecho, al abdomen y a la pelvis. También ayuda a corregir la mala postura y a mantener derechos los hombros y la espalda.

Arquería. Se concentra en la zona del pecho, pero también afecta a los músculos de hombros y brazos. Ayuda a la circulación de la sangre.

Elevar un solo brazo. Estirar los brazos, uno arriba y el otro abajo. Afecta al hígado, vesícula biliar y estómago y fortalece el sistema digestivo.

Mirar hacia atrás. Este movimiento incluye la rotación de la cabeza, el movimiento de los ojos y su objeto es mirar hacia atrás tanto como sea posible. Fortalece los músculos del cuello y renueva el sistema nervioso.

Sacudir la cabeza y balancear las nalgas. Este movimiento pone en función todo el cuerpo y es una excelente relajación.

Cogerse los dedos de los pies. Es especialmente bueno para los riñones y la cintura. Inclinarse hacia adelante y hacia atrás estira y fortalece los músculos de cintura y espalda, lo que a su vez hace más firmes los riñones y el sistema interno.

Juego de puños con ojos brillantes. En este ejercicio se subraya el brillo de los ojos. Hacer ejercicios con una expresión de cólera es algo particularmente chino y, combinado con el movimiento de los puños, ayuda a la concentración. Este movimiento mejora la energía y la fortaleza.

Elevar los talones. Como conclusión, la elevación de talones, acompañada de respiración profunda, ayuda a relajar el cuerpo.

Primer grupo

SOSTENER EL CIELO CON LAS MANOS

Preparación Póngase firme, mirando hacia adelante y respirando por la nariz. Relaje todas las articulaciones y medite unos momentos para concentrarse.

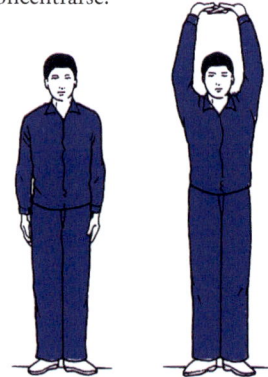

1 Levante lentamente los brazos a los costados, junte las manos sobre la cabeza, con los dedos entrelazados, vuelva las palmas hacia arriba y estírese como si estuviera sosteniendo el cielo. Al mismo tiempo, levante los talones.
2 Baje brazos y talones y regrese a la posición inicial.

Repita el ejercicio muchas veces, inspirando en el paso 1 y espirando en el paso 2.

ARQUERÍA

Preparación Póngase firme.
1 Dé un paso hacia la izquierda y doble las rodillas para adoptar la posición de un jinete. Coloque los brazos a la altura del pecho, con el brazo derecho afuera y el izquierdo atrás. Luego, con el pulgar y el índice de la mano izquierda extendidos y las otros tres dedos doblados, estire el brazo izquierdo hacia la izquierda, siguiéndolo con la mirada. Al mismo tiempo, apriete la mano derecha y llévela hacia la derecha, como si estuviera estirando un arco.
2 Regrese a la posición inicial.

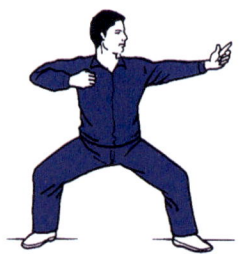

3 Repita el paso 1, pero en dirección opuesta.
4 Regrese a la posición inicial. Repita el ejercicio muchas veces. Inspire al realizar los pasos 1 y 3; espire en los pasos 2 y 4.

ELEVAR UN SOLO BRAZO

Preparación Colóquese derecho, con los pies separados por el mismo espacio que media entre los hombros y los brazos a los costados.
1 Levante el brazo derecho sobre la cabeza, con la palma hacia arriba, los dedos juntos y apuntando hacia la

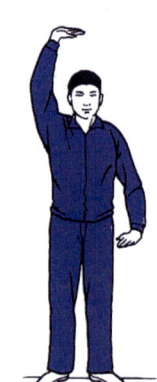

izquierda; al mismo tiempo, apriete hacia abajo con la mano izquierda, con el dorso hacia arriba, los dedos juntos y apuntando hacia adelante.

2 Regrese a la posición inicial.

3 Repita el paso 1, pero con el brazo izquierdo sobre la cabeza.

4 Regrese a la posición inicial. Repita el ejercicio muchas veces. Inspire en los pasos 1 y 3 y espire en los pasos 2 y 4.

MIRAR HACIA ATRÁS

Preparación Póngase firme, con las palmas apretadas contra los muslos.

1 Luego gire lentamente la cabeza hacia la izquierda, siguiendo el movimiento con los ojos, y mire hacia atrás.

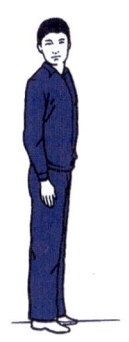

2 Regrese a la posición inicial.

3 Gire lentamente la cabeza hacia la derecha, siguiendo el movimiento con los ojos, y mire hacia atrás.

4 Regrese a la posición inicial. Repita el ejercicio muchas veces. Inspire en los pasos 1 y 3 y espire en los pasos 2 y 4.

SACUDIR LA CABEZA Y BALANCEAR LAS NALGAS

Preparación Doble las rodillas para adoptar la posición de un jinete con las piernas bien separadas. Coloque las manos sobre los muslos, con los pulgares apuntando hacia afuera.

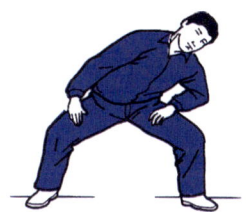

1 Inclínese desde la cintura y gire el cuerpo hacia la izquierda; al mismo tiempo, balancee las nalgas hacia la derecha.

2 Regrese a la posición inicial.

3 Repita el paso 1, pero en la dirección opuesta.

4 Regrese a la posición inicial. Repita el ejercicio muchas veces. Inspire en los pasos 1 y 3; espire en los pasos 2 y 4.

COGERSE LOS DEDOS DE LOS PIES

Preparación Póngase firme.

1 Manteniendo las rodillas rígidas y la cabeza ligeramente levantada, inclínese lentamente hacia adelante y cójase los dedos de los pies o los tobillos, si no puede alcanzar los dedos.

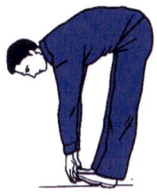

2 Regrese a la posición inicial.

3 Con las manos en la cintura, inclínese lentamente hacia atrás.

4 Regrese a la posición inicial. Repita el ejercicio muchas veces, respirando normalmente.

JUEGO DE PUÑOS CON OJOS BRILLANTES

Preparación Colóquese de pie con las piernas muy separadas, los puños en la cintura y las palmas hacia arriba. Doble las rodillas para adoptar la postura de un jinete.

1 Con la palma hacia abajo y los ojos brillantes siguiendo el movimiento, estire lentamente el puño derecho hacia la derecha.

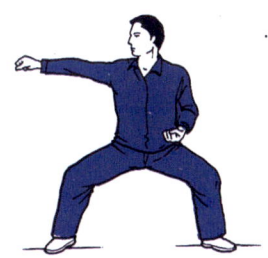

2 Regrese a la posición inicial.

3 Repita el paso 1, pero hacia la izquierda.

4 Regrese a la posición inicial.

5 Repita el ejercicio muchas veces. Espire al realizar los pasos 1 y 3; inspire en los pasos 2 y 4.

ELEVAR LOS TALONES

Preparación Póngase firme con las palmas apretadas contra los muslos y las rodillas estiradas.

1 Mantenga alta la cabeza y levante los talones unos 5 cm del suelo.

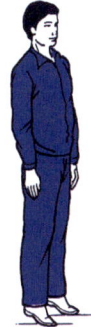

2 Baje los talones.

Repita el ejercicio muchas veces. Inspire en el paso 1 y espire en el paso 2.

八段錦

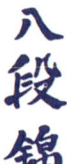

Segundo grupo

SOSTENER EL CIELO CON LAS MANOS

Preparación Póngase firme.

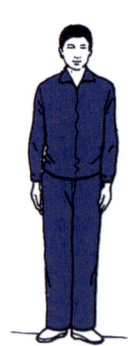

1 Relaje el cuerpo, mire hacia adelante, respire normalmente y concéntrese en la parte inferior del abdomen.

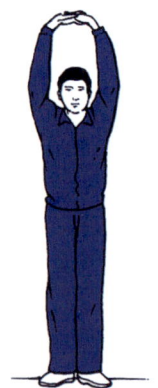

2 Levante los brazos a los costados, elévelos lentamente por encima de la cabeza y entrelace los dedos.

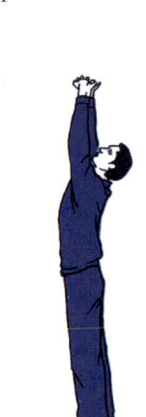

3 Mantenga los brazos derechos, vuelva las palmas hacia arriba y eche la cabeza hacia atrás, manteniendo los ojos fijos en el dorso de las manos; al mismo tiempo, mantenga bien juntas las piernas, levante los talones, estire el cuerpo e inspire.

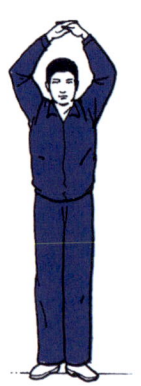

4 Gire las palmas hacia abajo y relaje los brazos; al mismo tiempo, baje los talones, pero sin tocar el suelo, y espire.
5-8 Repita dos veces los pasos 3 y 4.
9 Repita el paso 3.
10 Regrese a la posición inicial y baje brazos y talones.
Repita el ejercicio varias veces.

ARQUERÍA

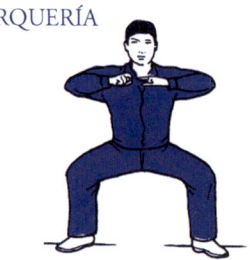

Preparación Dé un paso hacia la izquierda y doble las rodillas para adoptar la posición de un jinete. Mantenga derecha la parte superior del cuerpo, con los muslos paralelos al suelo. Doble los brazos hacia el cuerpo a la altura de los hombros, extienda los dedos corazón e índice de la mano izquierda, doble el pulgar y el dedo corazón de la mano derecha y apriete el resto de los dedos.

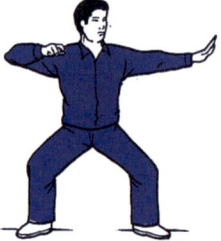

1 Empuje hacia la izquierda con la mano izquierda y levante el codo derecho hacia la derecha; mantenga los ojos fijos en la mano izquierda y el codo derecho a la altura del hombro. Al mismo tiempo, expanda el pecho, inspire y adopte la posición de arquero.
2 Regrese a la posición inicial, espire y cambie la posición de los dedos de la mano.

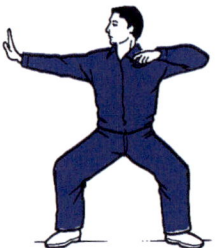

3 Repita el paso 1, pero hacia el otro lado.
4 Repita el paso 2.
5-7 Repita los pasos 1-3.
8 Regrese a la posición inicial.
Repita el ejercicio varias veces.

ELEVAR UN SOLO BRAZO

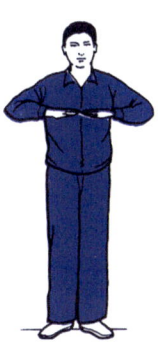 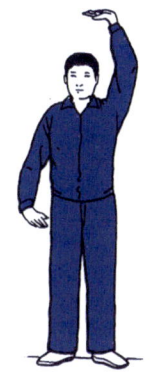 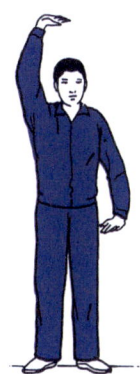

Preparación Póngase firme. Junte las manos frente al pecho, con las palmas hacia abajo y las puntas de los dedos en contacto.

1 Levante la mano izquierda por encima de la cabeza, con la palma hacia arriba y los dedos apuntando hacia la derecha; al mismo tiempo, apriete la mano derecha hacia abajo, con los dedos estirados hacia adelante e inspire.
2 Doble ambos brazos, hasta que el dorso de la mano izquierda toque la parte superior de la cabeza y la mano derecha alcance las costillas y espire profundamente.

3 Repita el paso 1, pero levante en cambio la mano derecha y apriete hacia abajo con la izquierda.
4 Repita el paso 2, pero con las manos cambiadas.
5-7 Repita los pasos 1-3.
8 Regrese a la posición inicial.
Repita el ejercicio varias veces.
Los principiantes deberían contar cada paso como un compás. Después de cierta práctica, puede acelerarse el movimiento, contando un compás por cada dos pasos; levante el brazo y regrese a la posición inicial.

MIRAR HACIA ATRÁS

Preparación Póngase firme sacando pecho, metiendo estómago y con las palmas apretadas contra los muslos.

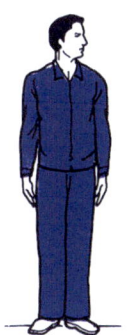 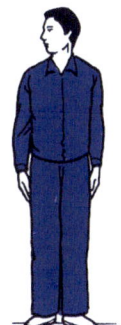 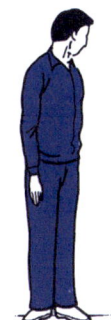

1 Sin mover la parte superior del cuerpo, gire lentamente la cabeza hacia la izquierda y mire hacia atrás; al mismo tiempo, inspire. Vuelva a mirar al frente y espire.

2 Repita el paso 1, pero en dirección opuesta.
3-6 Repita dos veces los pasos 1-2.
7 Repita el paso 1.
8 Regrese a la posición inicial.

Repita el ejercicio muchas veces. Este movimiento tiene una variante que incluye el giro de la parte superior del cuerpo junto con la cabeza, manteniendo los ojos fijos en los talones.

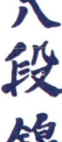

SACUDIR LA CABEZA Y BALANCEAR LAS NALGAS

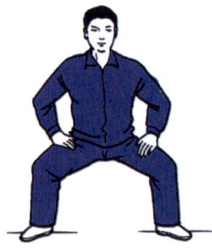
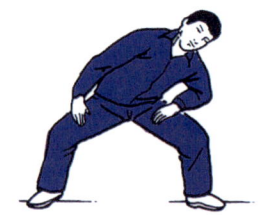

Preparación Dé un paso hacia la izquierda y doble las rodillas, adoptando la posición de un jinete. Coloque las manos sobre los muslos, con los pulgares hacia afuera.

1-2 Incline hacia la izquierda la parte superior del cuerpo, balancee dos veces la cabeza hacia abajo y las nalgas hacia la derecha; mantenga el brazo izquierdo doblado y el derecho estirado.

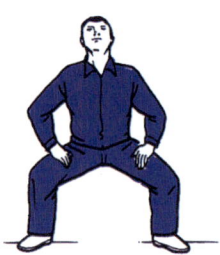
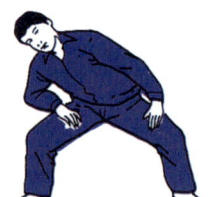
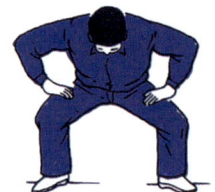

3-4 Gire la cabeza y la parte superior del cuerpo de izquierda a atrás y a la derecha.
5-6 Repita los pasos 1-2, pero en dirección opuesta.

7 Gire la cabeza y la parte superior del cuerpo desde la derecha al frente y luego a la izquierda.
8 Póngase firme.
Este ejercicio debería hacerse de manera fluida y aquellos a quienes les salga bien pueden repetirlo hasta tres veces.

COGERSE LOS DEDOS DE LOS PIES
Preparación Póngase firme, con las rodillas estiradas y las piernas juntas.

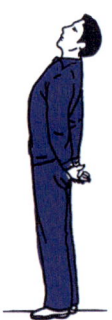
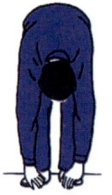

1 Cójase las manos a la espalda e incline hacia atrás la parte superior del cuerpo.

2 Eche hacia adelante la parte superior del cuerpo, suéltese las manos, agache la cabeza y tóquese los pies.
3 Agáchese todo lo que pueda y procure cogerse los dedos.
4 Repita el paso 1.
5-7 Repita tres veces el paso 2.
8 Regrese a la posición inicial. Repita el ejercicio varias veces.

JUEGO DE PUÑOS CON OJOS BRILLANTES

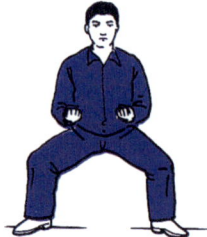

Preparación Salte para separar las piernas y doble las rodillas para adoptar la posición de un jinete. Apriete los puños a la altura de la cintura, con las palmas hacia arriba y los ojos brillantes.

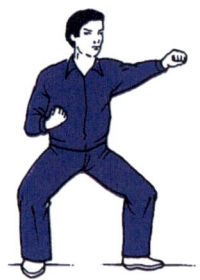

1 Proyecte el puño izquierdo hacia adelante con fuerza y la palma hacia abajo.

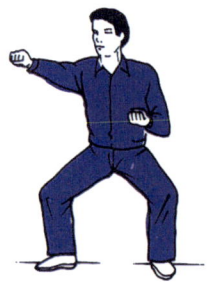

2 Retire el puño izquierdo y repita lo mismo con el derecho.
3 Retire el puño derecho y vuelva a repetir el movimiento con el izquierdo.
4 Repita el paso 2.
5 Retire el puño derecho y proyecte el izquierdo hacia la izquierda, con la palma hacia abajo.

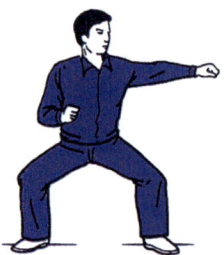

6 Retire el puño izquierdo y repita con el derecho hacia la derecha, con la palma hacia abajo.
7 Repita el paso 5.
8 Deje caer las manos y póngase firme.
Repita el ejercicio muchas veces. Es posible introducir variantes, proyectando el puño izquierdo hacia la derecha y el derecho hacia la izquierda.

ELEVAR LOS TALONES

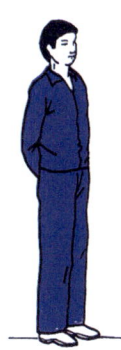

Preparación Póngase firme con las manos a la espalda, sacando pecho, las rodillas estiradas y las piernas juntas.
1 Mantenga la cabeza alta, levante los talones tan alto como pueda e inspire profundamente.

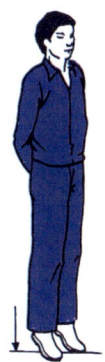

2 Baje gradualmente los talones, pero sin tocar el suelo, y espire.
3-6 Repita dos veces los pasos 1-2.
7 Repita el paso 1.
8 Baje los talones al suelo y regrese a la posición inicial.
Repita el ejercicio varias veces, luego camine un poco para relajar el cuerpo.

DOS VARIANTES PARA LOS MÁS ADELANTADOS

1 Trote Doble las rodillas para adoptar la posición de un jinete. Levante la mano izquierda a la altura del pecho y doble la mano como si estuviera sosteniendo unas riendas; estire el brazo derecho detrás del cuerpo y doble la mano como si

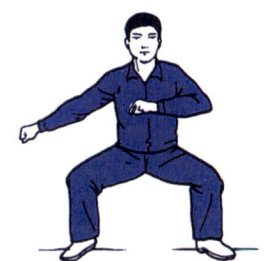

estuviera sosteniendo una fusta. Al mismo tiempo, levante y baje los talones en rápida sucesión.

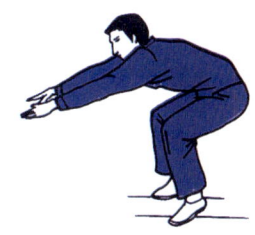

2 Galope Doble las rodillas para adoptar la posición de un jinete, échese hacia adelante, estire los brazos al frente; al mismo tiempo, levante y baje los talones en rápida sucesión y mueva todo el cuerpo como si estuviera galopando a toda velocidad.

Tercer grupo

SOSTENER EL CIELO CON LAS MANOS

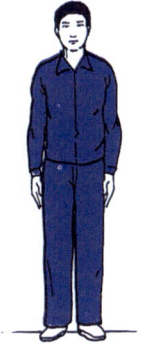

Preparación Póngase firme.

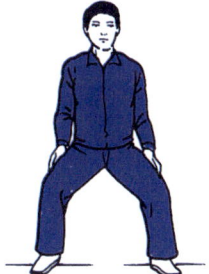

1 Dé un paso hacia la izquierda y doble las rodillas para adoptar la posición de un jinete, con los brazos colgando a los costados. Mire al frente.

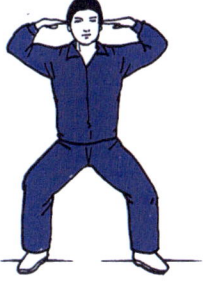

2 Levante las manos a los lados de la cabeza a la altura de los ojos, con las palmas hacia abajo y los dedos estirados. ▶

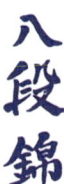

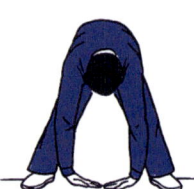

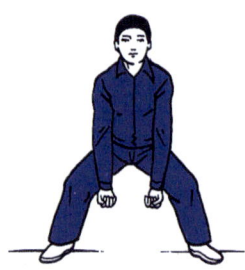

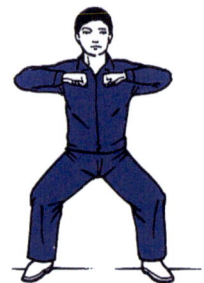

3 Baje las manos a la altura del pecho y levante los dedos de modo que las palmas se enfrenten con un espacio de 10-12 cm entre ellas. Luego vuelva las palmas hacia arriba con las puntas de los dedos en contacto, inclínese hacia adelante y apriete los dorsos de las manos contra el suelo, con fuerza.

4 Doble los brazos de modo que las palmas queden apuntando al frente, apriete los puños y, manteniendo los brazos derechos, levante el cuerpo como si estuviera levantando un objeto pesado.

5 Doble los brazos y levante los puños a la altura del pecho.

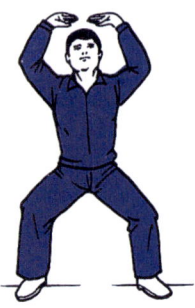

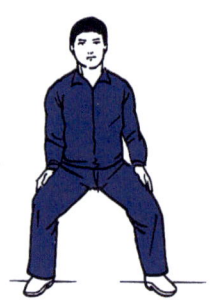

6 Abra los puños con las palmas hacia abajo, vuélvalas hacia afuera y empuje con fuerza hasta que los brazos formen un círculo; siga las puntas de los dedos con los ojos.

7 Deje caer los brazos pero permanezca en la posición de jinete.
8 Regrese a la posición inicial.

ARQUERÍA

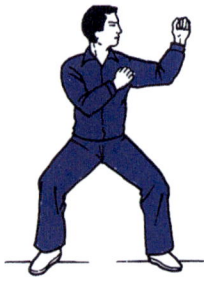

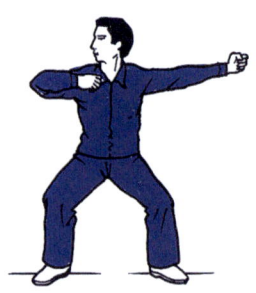

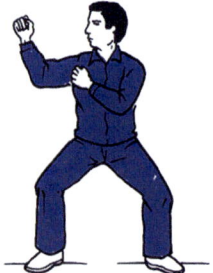

Preparación Dé un paso hacia la izquierda y doble las rodillas para adoptar la posición de un jinete. Cierre los puños y lleve el izquierdo a la altura del ojo izquierdo y el derecho junto al hombro izquierdo; mantenga los ojos fijos en el puño izquierdo.

1 Estire el brazo izquierdo hacia la izquierda y levante el codo derecho hacia la derecha hasta que ambos puños estén a la altura de los hombros; vuelva la cabeza para mirar el puño izquierdo y luego el derecho.

2 Repita la posición inicial, pero en dirección opuesta.
3 Repita el paso 1, pero en dirección opuesta.
4 Regrese a la posición inicial.
5-8 Repita los pasos 1-4.

ELEVAR UN SOLO BRAZO

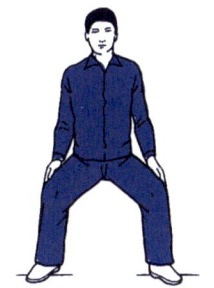 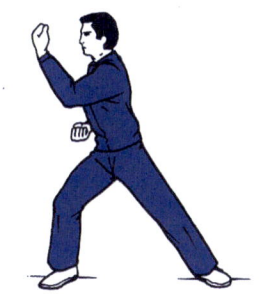 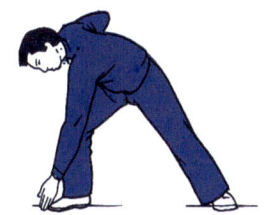

Preparación Doble las rodillas para adoptar la posición de un jinete, con los brazos colgando a los costados y las manos descansando en las rodillas. Mire al frente.

1 Gire el cuerpo hacia la derecha y estire la pierna izquierda; levante el puño izquierdo a la altura del ojo y el derecho a la de la cintura, manteniendo los ojos fijos en el puño izquierdo.

2 Échese hacia adelante y afloje las manos; estire la palma izquierda hacia abajo para tocar el pie derecho y mantenga la mano derecha en la cintura, con la palma hacia arriba, fijando los ojos en la mano izquierda.

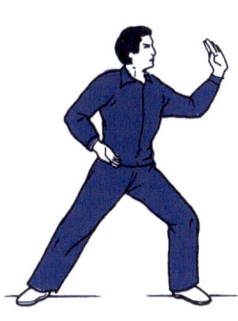 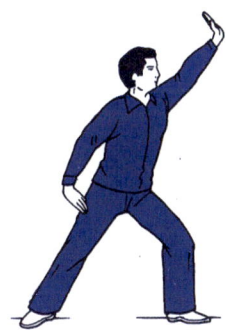 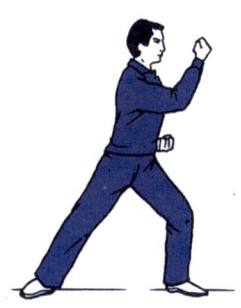

3 Gire hacia la izquierda y, manteniendo la pierna derecha estirada, doble la rodilla izquierda; doble el brazo izquierdo en dirección a su cara, de modo que los dedos apunten a la nariz y los ojos.

4 Empuje hacia arriba con la mano izquierda y la palma hacia arriba; apriete hacia abajo con la mano derecha y la palma hacia abajo. Mantenga los ojos fijos en la mano izquierda.

5 Repita el paso 1, pero en dirección opuesta.

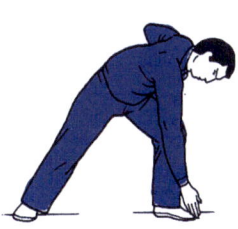 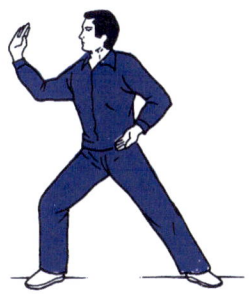 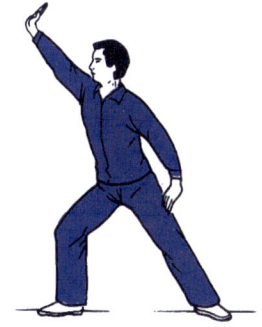

6 Repita el paso 2, pero en dirección opuesta.

7 Repita el paso 3, pero en dirección opuesta.

8 Repita el paso 4, pero en dirección opuesta.

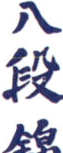

MIRAR HACIA ATRÁS

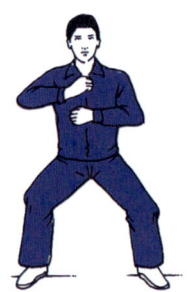

Preparación Doble las rodillas para adoptar la posición de un jinete. Lleve el puño derecho a la altura del pecho y el puño izquierdo a la altura del estómago, con el puño que está abajo más cerca del cuerpo.

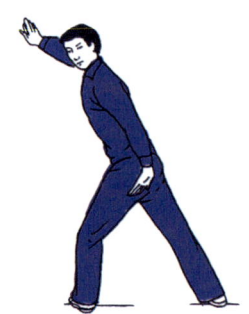

1 Gire hacia la izquierda, manteniendo estirada la pierna derecha y doblada la rodilla izquierda. Al mismo tiempo afloje los puños y empuje hacia arriba con el derecho y hacia abajo con el izquierdo, mirando hacia atrás.

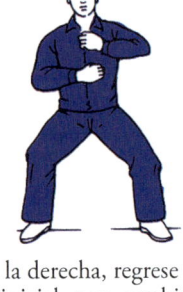

2 Vuélvase a la derecha, regrese a la posición inicial, pero cambie la posición de los puños.

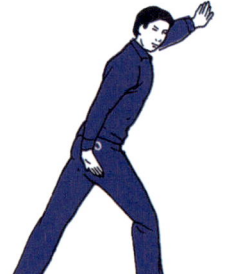

3 Repita el paso 1, pero en dirección opuesta.

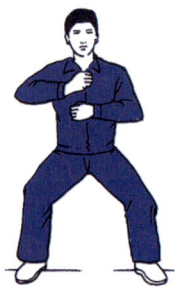

4 Repita el paso 2, pero en dirección opuesta.
5-8 Repita los pasos 1-4.

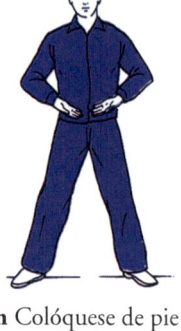

Preparación Colóquese de pie con las piernas separadas, las manos junto a la cintura con las palmas hacia arriba y mirando al frente.

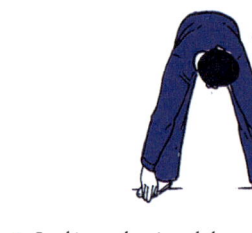

1 Inclínese hacia adelante sin curvar la espalda y tóquese los dedos de los pies; vuelva la cabeza hacia la izquierda y las nalgas hacia la derecha.
2 Regrese a la posición inicial.

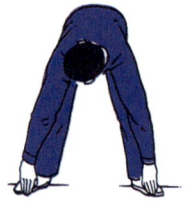

3 Repita el paso 1, pero vuelva la cabeza hacia la derecha y las nalgas a la izquierda.

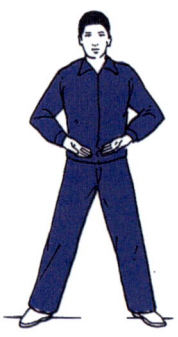

4 Regrese a la posición inicial.
5-8 Repita los pasos 1-4.

COGERSE LOS DEDOS DE LOS PIES

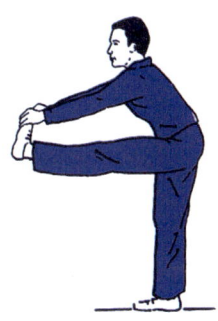

Preparación Póngase firme.
1 Manteniendo las piernas estiradas, levante la pierna izquierda y cójase con ambas manos los dedos de los pies; mire al frente.
2 Regrese a la posición inicial.
3 Levante la pierna derecha y cójase con ambas manos los dedos de los pies.
4 Regrese a la posición inicial.
5-8 Repita los pasos 1-4.

JUEGO DE PUÑOS CON OJOS BRILLANTES

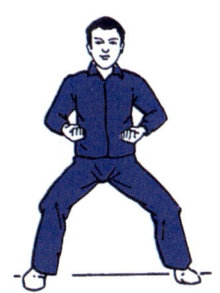

Preparación Póngase firme.
1 Dé un paso a la izquierda y doble las rodillas para adoptar la posición de un jinete. Con los ojos brillantes, lleve los puños junto a las costillas, con las palmas hacia arriba.
2-3 Mantenga la misma posición.
4 Regrese a la posición inicial.
Repita el ejercicio varias veces.

ELEVAR LOS TALONES

Preparación Póngase firme. Dé un paso a la izquierda y doble las rodillas para adoptar la posición de un jinete. Lleve los puños junto al pecho, con las palmas hacia arriba, y mire al frente.

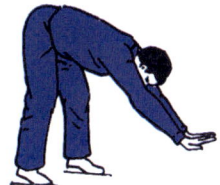

1 Levante mucho los talones e inclínese hacia adelante con las manos abiertas estiradas al frente. No curve la espalda y siga las manos con la mirada.
2 Regrese a la posición inicial.
3-8 Repita los pasos 1-2 tres veces.

Cuarto grupo

Realice estos ejercicios sentado en la cama, por la mañana o antes de irse a dormir por la noche.

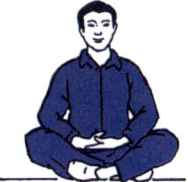

Preparación Siéntese con las piernas cruzadas en una posición medio-loto, con los hombros relajados. Cójase las manos frente al abdomen, respire normalmente y concéntrese en la parte baja del abdomen.

SUJETARSE LA CABEZA

1 Tómese las manos por detrás de la cabeza, con los dedos entrelazados. Eche la cabeza hacia atrás, inspire, mire hacia

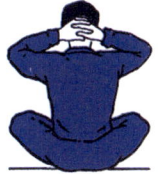

arriba; apriete hacia adelante con las manos, espire, mire abajo. Repítalo muchas veces.

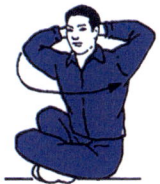

2 Gire la cabeza hacia la izquierda e inspire; apriete con las manos hacia la derecha y espire. Siga con los ojos el giro de la cabeza.
3 Repita el paso 2, pero en dirección opuesta.
4 Repita el ejercicio muchas veces.

Efectos físicos: Fortalece los músculos del cuello y acelera la circulación sanguínea en el cuello y la cabeza. Las personas con la presión alta pueden omitir este ejercicio.

GIRAR LA CABEZA

1 Relaje todos los músculos, apoye las manos en las rodillas y trate de no mover los hombros y los brazos.

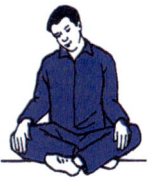

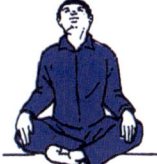

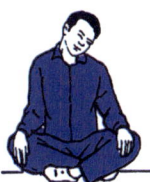

Gire la cabeza en semicírculo de izquierda a derecha algunas veces, y luego de derecha a izquierda. ▶

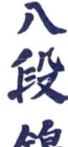

Contraiga y expanda el abdomen al ritmo del giro de la cabeza. También tendría que relajar los músculos del cuello y moverlos al mismo tiempo que la cintura.

Efectos físicos: Estos movimientos de cintura, cabeza y cuello tienen efectos positivos sobre los músculos de la parte superior del cuerpo. También activan los órganos internos y ayudan a la circulación de la sangre.

SOSTENER EL CIELO

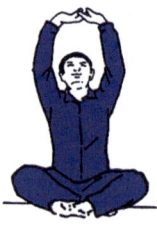

1 Junte las manos por encima de la cabeza con los dedos entrelazados, vuelva las palmas hacia arriba y empuje con fuerza; extienda los brazos y estire los codos, con el torso erguido y el estómago metido hacia adentro. Al mismo tiempo, inspire.

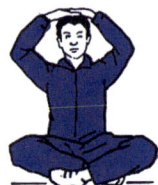

2 Relájese, bajando las manos hasta tocar la parte superior de la cabeza y espire. Repita el ejercicio muchas veces.

Efectos físicos: Fortalece los músculos de los brazos y evita las hemorroides.

COGERSE LOS DEDOS DE LOS PIES
1 Permanezca sentado y extienda las piernas, manteniendo las rodillas estiradas y juntas.
2 Échese hacia adelante tanto como pueda y tóquese los dedos de los pies.

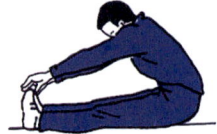

Mantenga la espalda derecha y los brazos estirados y trate de mantener la frente baja, tan cerca de las rodillas como sea posible.

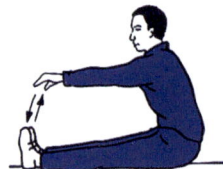

3 Échese hacia atrás rápidamente y repita los movimientos de brazos y torso muchas veces.

Efectos físicos: Fortalece los riñones y músculos de la cintura, espalda y piernas.

ROTAR LOS BRAZOS

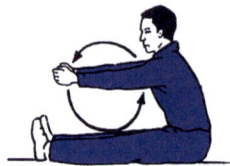

1 Permanezca sentado con las piernas estiradas, extienda los puños y muévalos en dirección al cuerpo y luego hacia afuera, en un movimiento de rotación. Repítalo en dirección opuesta.

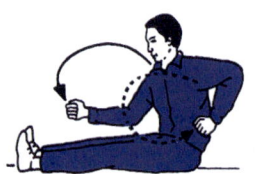

2 Repita el movimiento rotatorio, pero alterne los movimientos de avance y retroceso con brazos alternados. Balancee la cabeza y los hombros a compás con el movimiento de los brazos.

Efectos físicos: Previene los trastornos de hombro y codo.

ESTIRAR EL ARCO
1 Regrese a la posición de medio-loto, levante las manos a la altura del pecho y luego extienda la mano

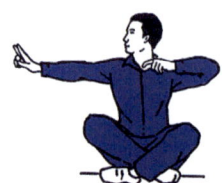

derecha, con los dedos índice y corazón apuntando hacia la derecha, los ojos fijos en ellos, y lleve con fuerza el codo izquierdo hacia la izquierda. Expanda el pecho una vez y regrese a la posición de medio-loto.
2 Repita el paso 1, pero extienda la mano izquierda y levante el codo derecho. Repítalo muchas veces.

Efectos físicos: Fortalece los músculos de pecho y espalda, aumenta la capacidad pulmonar y mejora la respiración.

JUEGO DE PUÑOS CRUZADO

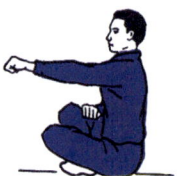

1 Lance los puños hacia adelante, primero el izquierdo y después el derecho.
2 Lance los puños a los lados, primero el izquierdo hacia la izquierda y luego el derecho hacia la derecha.
3 Lance los puños cruzados, el izquierdo hacia la derecha y el derecho hacia la izquierda.
Repita el ejercicio muchas veces.

Efectos físicos: Fortalece los músculos de los hombros y aumenta la agilidad de los brazos.

GOLPECITOS EN TODO EL CUERPO
Cierre flojamente los puños y golpee todo el cuerpo, comenzando con la cintura y la espalda y yendo hacia el pecho, el estómago, los hombros, el cuello, los brazos y las piernas.

Efectos físicos: Afloja y relaja los músculos y nervios de todo el cuerpo.

嬰儿保健操
Ejercicios para el primer año de vida

He aquí tres grupos de ejercicios para bebés entre dos meses y un año y medio. El desarrollo físico e intelectual de los niños es muy ventajoso si desde una edad temprana comienzan a practicar un programa de ejercitación. Para obtener los mejores resultados, hay que atenerse a las siguientes reglas:

1 Haga los ejercicios antes de la comida.
2 Realícelos en un ambiente familiar para el bebé.
3 La cama o mesa deben tener una altura apropiada.
4 Es preciso ser paciente. Estimule constantemente al niño con palabras suaves y sencillas, y guíelo con movimientos suaves.
5 La consistencia y la regularidad aseguran los mejores resultados.
6 No lo haga ejercitarse durante demasiado tiempo. Entre 10 y 20 minutos. No más.

Ejercicios pasivos

Estos ejercicios son para bebés entre dos y seis meses de edad. Los bebés que estén entre dos y cuatro meses de edad deben realizar solo los primeros cuatro ejercicios y el último. Los que estén entre cuatro y seis meses de edad pueden hacer los ocho ejercicios.

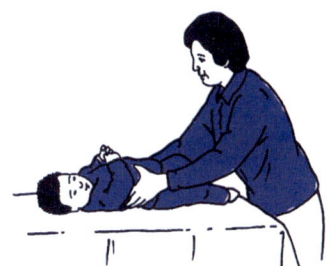

Prepare al bebé colocándolo sobre la cama o mesa, masajeándolo suavemente desde el pecho hacia el abdomen y hablándole en voz baja.

EJERCICIO DE PECHO

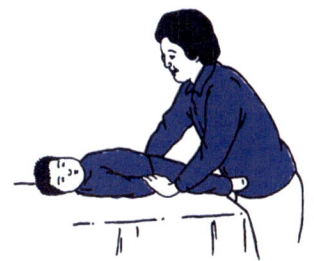

Preparación Mantenga estirados los brazos del bebé, cójale las muñecas y permita que le agarre los pulgares.

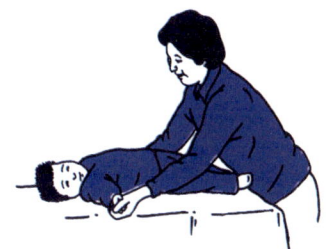

1 Estire los brazos del bebé hacia los costados, con las palmas hacia arriba.

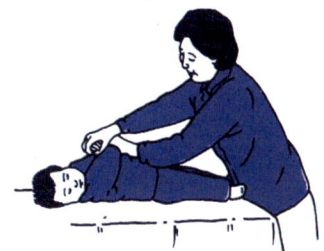

2 Doble los brazos cruzando el pecho y suavemente apriete su abdomen.
3 Repita el paso 1.
4 Regrese a la posición inicial.
5-8 Repita los pasos 1-4.
Repita el ejercicio dos veces, contando hasta ocho cada ocasión.

Puntos que debe recordar
• Cuando lleve hacia afuera los brazos del bebé, sea firme.
• Cuando cruce sus brazos sobre el pecho, sea suave.

ESTIRAR LOS BRAZOS
Preparación Mantenga estirados los brazos del bebé, cójale las muñecas y deje que él tome sus pulgares.
1 Levante los brazos del bebé, con las palmas de las manos enfrentadas.

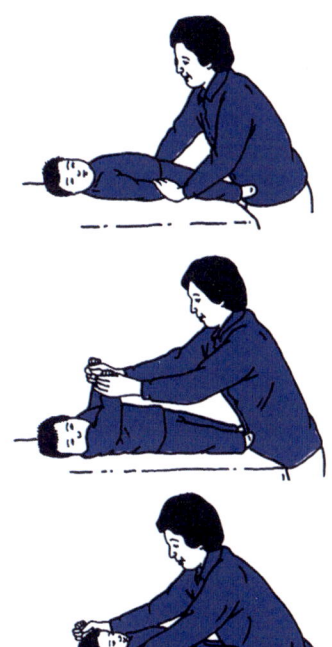

2 Coloque sobre la cama los brazos del bebé, con las manos por encima de la cabeza.
3 Repita el paso 1.
4 Regrese a la posición inicial.
5-8 Repita los pasos 1-4.
Repita el ejercicio dos veces, contando hasta ocho cada ocasión.

Puntos que debe recordar
• Actúe suavemente durante todo el ejercicio.
• Cuando eleve los brazos, asegúrese de que están separados por el mismo ancho que media entre los hombros.

嬰兒保健操

DOBLAR LAS PIERNAS

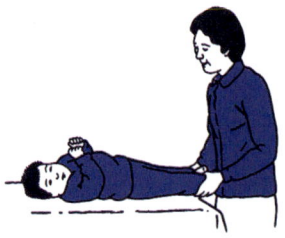

Preparación Coja los tobillos del bebé, manteniéndole estiradas las piernas.

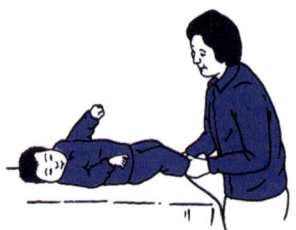

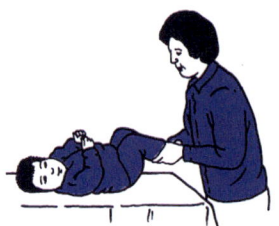

1 Doble las rodillas del bebé.
2 Estire las piernas del bebé.
3-8 Repita tres veces los pasos 1-2.
Repita el ejercicio dos veces, contando hasta ocho cada ocasión.

Puntos que debe recordar
• Hágalo con firmeza, de modo que las rodillas toquen el abdomen.
• Estire suavemente las piernas.

LEVANTAR LAS PIERNAS

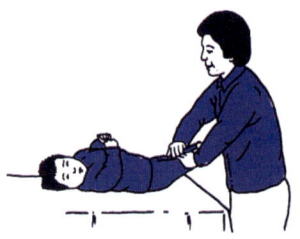

Preparación Coja las rodillas del bebé y presione suavemente las rótulas con cuatro dedos de cada mano.

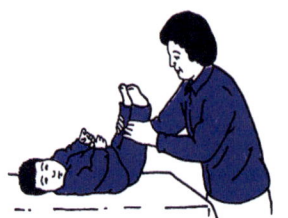

1 Levante las piernas del bebé hasta formar un ángulo de 90°.
2 Regrese a la posición inicial.
3 Repita el paso 1.
4 Regrese a la posición inicial.
5-8 Repita los pasos 1-4.
Repita el ejercicio dos veces, contando hasta ocho cada ocasión.

Puntos que debe recordar
• Cuando levante las piernas del bebé, no alce también las nalgas y hágalo con suavidad.

ROTAR LOS HOMBROS

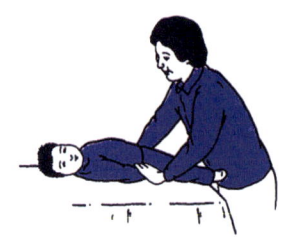

Preparación Mantenga estirados los brazos del bebé, sujete sus muñecas y permita que le coja los pulgares.
1 Haga rotar los brazos del bebé desde el pecho.

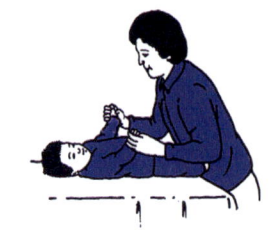

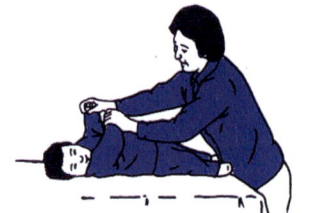

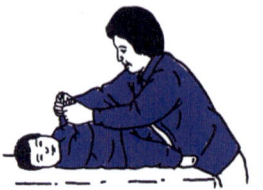

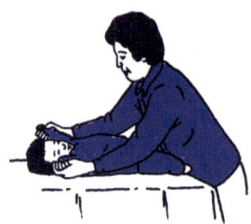

2 Regrese a la posición inicial.
3 Haga rotar los brazos del bebé hacia adentro, desde el pecho.
4 Regrese a la posición inicial.
5-8 Repita los pasos 1-4.
Repita el ejercicio dos veces, contando hasta ocho cada ocasión.

Puntos que debe recordar
• Haga rotar los brazos lenta y suavemente.
• No fuerce al niño a hacer el ejercicio.

DOBLARSE HACIA ATRÁS

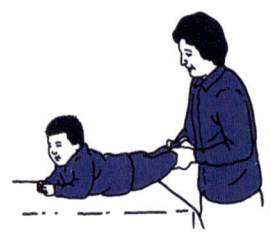

Preparación Coloque al bebé sobre el estómago, con los brazos al frente y los codos y manteniendo erguido el torso; coja los tobillos del bebé.

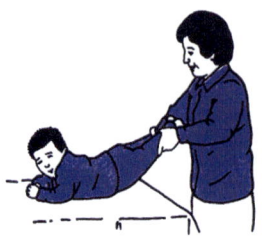

1 Levante suavemente las piernas del bebé, pero no mueva el pecho.

2 Regrese a la posición inicial.
3 Levante la parte superior del cuerpo del bebé por los codos, pero no el abdomen.

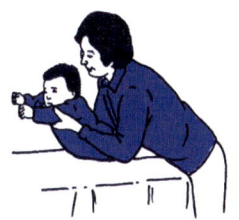

4 Regrese a la posición inicial.
5-8 Repita los pasos 1-4.
Repita el ejercicio dos veces, contando hasta ocho cada ocasión.

Puntos que debe recordar
• No levante muy alto las piernas o la parte superior del cuerpo del bebé.
• En la cintura mantenga un ángulo no mayor de 45 grados.
• Si el bebé se resiste retorciendo el cuerpo, no haga este ejercicio.

RODAR

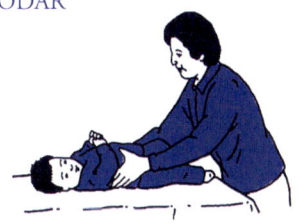

Preparación Coloque al bebé sobre la cama o la mesa.
1 Con una mano en los tobillos del bebé y otra en el trasero, vuélvalo hasta que se apoye sobre el estómago y haga que levante un poco la cabeza y los hombros.

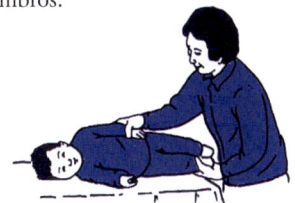

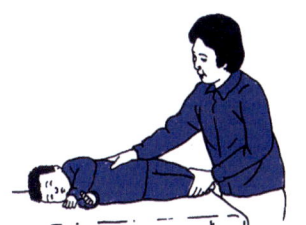

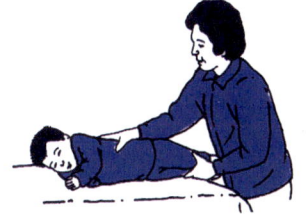

2 Cambie las manos e invierta el movimiento, volviendo al bebé hasta que se apoye sobre la espalda, levantando primero el pecho.
3-4 Repita los pasos 1-2, pero en dirección opuesta.
5-8 Repita los pasos 1-4.
Repita el ejercicio dos veces, contando hasta ocho cada ocasión.

Puntos que debe recordar
• Muévalo lenta y suavemente.
• Este ejercicio prepara al bebé para gatear, sentarse y pararse.

RELAJACIÓN
Termine los ejercicios balanceando suavemente los brazos y piernas del bebé y dejándolo moverse libremente durante unos minutos sobre la cama o mesa. Esto relajará sus músculos y su mente y pronto se dormirá.

Ejercicios interactivos

Estos ejercicios son para bebés entre los seis y los doce meses de edad. Los bebés entre seis y nueve meses deben hacer solo los cinco primeros ejercicios y el último. Los bebés entre nueve y doce meses pueden hacerlos todos.

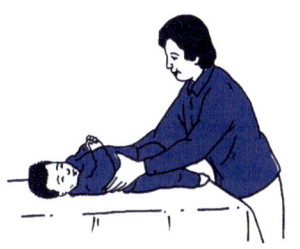

Prepare al bebé colocándolo sobre la cama o mesa y masajeándolo

suavemente desde la cintura hacia el abdomen y hablándole con dulzura.

EJERCICIO DE PECHO

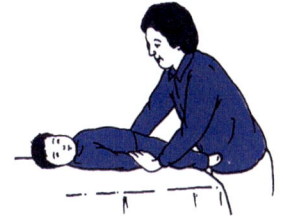

Preparación Mantenga estirados los brazos del bebé, sujete sus muñecas y deje que él coja sus pulgares.
1 Estire los brazos del bebé hacia los costados, con la palma hacia arriba.

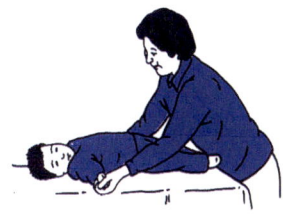

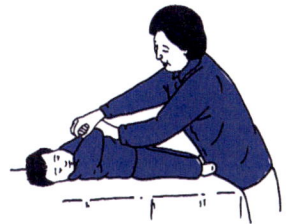

2 Doble hacia adentro los brazos cruzándolos sobre el pecho y presionando suavemente el abdomen. ▶

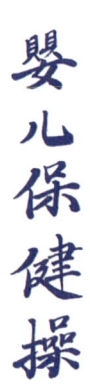

3 Repita el paso 1.
4 Regrese a la posición inicial.
5-8 Repita los pasos 1-4.
Repita el ejercicio dos veces, contando hasta ocho cada ocasión.

Puntos que debe recordar
• Cuando lleve hacia el costado los brazos del bebé, hágalo con firmeza.
• Cuando cierre sus brazos sobre el pecho, hágalo con suavidad.

ESTIRAR LOS BRAZOS

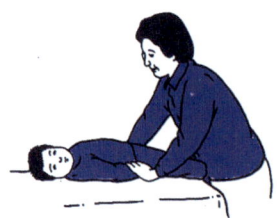

Preparación Mantenga estirados los brazos del bebé, cójale las muñecas y déjele que agarre sus pulgares.

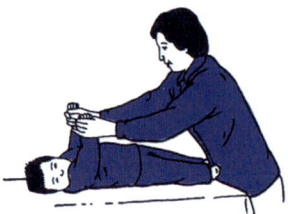

1 Levante los brazos del bebé, con las palmas enfrentadas.

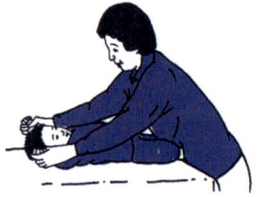

2 Coloque sobre la cama los brazos del bebé, con las manos encima de la cabeza.
3 Repita el paso 1.
4 Regrese a la posición inicial.
5-8 Repita los pasos 1-4.
Repita el ejercicio dos veces, contando hasta ocho cada ocasión.

Puntos que debe recordar
• Actúe suavemente durante todo el ejercicio.
• Al levantar los brazos del bebé, asegúrese de que entre ellos queda el ancho que media entre los hombros.

DOBLAR LAS PIERNAS

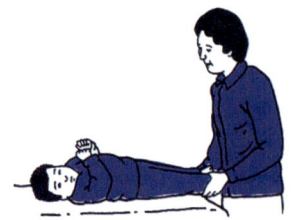

Preparación Coja los tobillos del bebé manteniéndole las piernas estiradas.

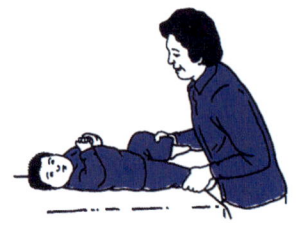

1 Doble la rodilla izquierda del bebé.
2 Regrese a la posición inicial.

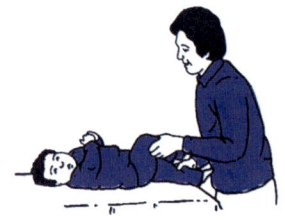

3 Doble la rodilla derecha del bebé.
4 Regrese a la posición inicial.
5-8 Repita los pasos 1-4.
Repita el ejercicio dos veces, contando hasta ocho cada ocasión.

Puntos que debe recordar
• Mientras dobla una rodilla del bebé, mantenga la otra pierna estirada.
• Toque el abdomen con la rodilla.

SENTARSE

Para bebés entre seis y nueve meses de edad

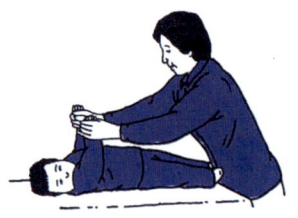

Preparación Coloque al bebé sobre la espalda y levántele las manos.

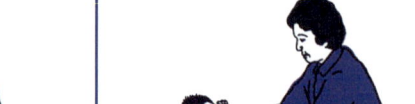

1 Suavemente, tire del bebé hasta llevarlo a una posición sedente.
2 Regrese a la posición inicial.
3 Repita el paso 1.
4 Regrese a la posición inicial.
5-8 Repita los pasos 1-4.
Repita el ejercicio dos veces, contando hasta ocho cada ocasión.

Para bebés entre nueve y doce meses de edad

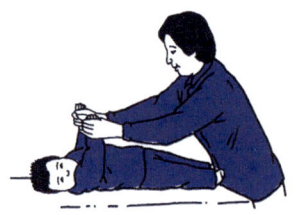

Preparación Coloque al bebé sobre la espalda y cójale las manos.

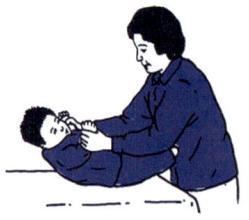

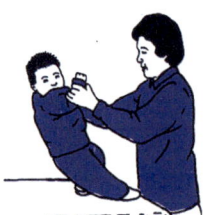

1 Tire del bebé hasta llevarlo a una posición sedente.
2 Tire de él para que se ponga de pie.
3 Vuelva a sentarlo.
4 Regrese a la posición inicial.
5-8 Repita los pasos 1-4.
Repita el ejercicio dos veces, contando hasta ocho cada ocasión.

Puntos que debe recordar

- Si es necesario, coja al bebé por los codos en lugar de por las muñecas.
- Deje que el bebé se mueva tan naturalmente como sea posible.

DOBLARSE HACIA ATRÁS

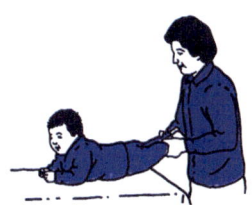

Preparación Coloque al bebé sobre el estómago, con los brazos estirados al frente y apoyado en los codos. Sujete sus tobillos.

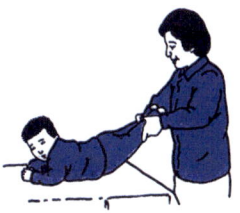

1 Levante suavemente las piernas del bebé, pero no mueva el pecho.
2 Regrese a la posición inicial.

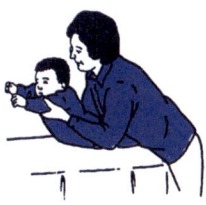

3 Levante la parte superior del cuerpo del bebé, tomándolo de los codos, pero sin levantar el abdomen.
4 Regrese a la posición inicial.
5-8 Repita los pasos 1-4.
Repita el ejercicio dos veces, contando hasta ocho cada ocasión.

Puntos que debe recordar

- No levante las piernas o el cuerpo del bebé demasiado alto.
- En la cintura, mantenga un ángulo de no más de 45 grados.
- Si el bebé se resiste retorciendo el cuerpo, no le haga hacer este ejercicio.

INCLINARSE Y ENDEREZARSE

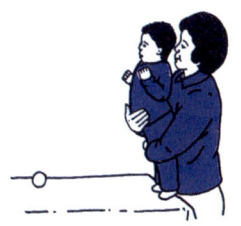

Preparación Ponga de pie al niño y coloque un juguete frente a él. Rodee su abdomen con un brazo y las rodillas con el otro.
1 Estreche al bebé y permítale echarse hacia adelante para coger el juguete.

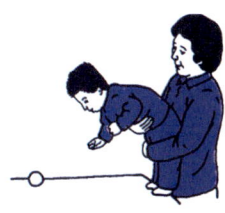

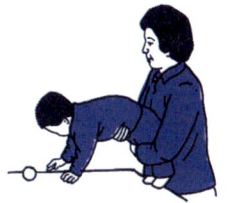

2 Regrese a la posición inicial.
3-8 Repita los pasos 1-2 tres veces. Repita el ejercicio dos veces, contando hasta ocho cada ocasión.

Puntos que debe recordar

- Este ejercicio tiene por objeto inducir al bebé a inclinarse e incorporarse por propia voluntad.

LEVANTARSE Y AGACHARSE

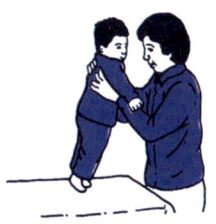

Preparación Ponga de pie al niño, vuelto hacia usted, y cójalo por las axilas.

1 Hágalo bajar hasta que quede en cuclillas.
2 Regrese a la posición inicial.
3-8 Repita tres veces los pasos 1-2. Repita el ejercicio dos veces, contando hasta ocho cada ocasión.

Puntos que debe recordar

- No fuerce al bebé, pero trate de inducirlo a ponerse en cuclillas y levantarse por sí mismo.
- Una vez que el bebé domine el movimiento, cójalo por las muñecas.

SALTAR

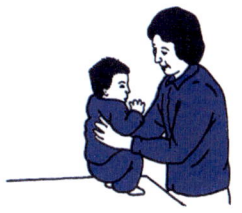

Preparación Ponga al niño de pie, vuelto hacia usted, y tómelo por las axilas.

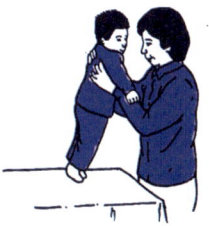

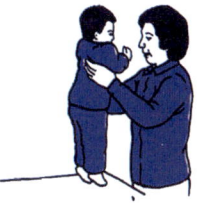

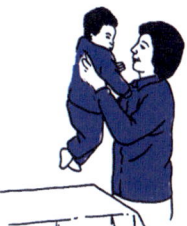

1 Siempre sosteniéndolo, anímelo a saltar suavemente.
2 Regrese a la posición inicial. ▶

嬰
兒
保
健
操

3-8 Repita tres veces los pasos 1-2. Repita dos veces el ejercicio, contando hasta ocho cada ocasión.

Puntos que debe recordar
• Los movimientos deben ser ligeros y suaves.
• Al descender, los pies deben golpear suavemente.
• Anime al bebé a saltar por propia iniciativa y evite levantarlo por completo.

RELAJACIÓN
Termine los ejercicios balanceando suavemente los brazos y piernas del bebé y dejándolo moverse libremente durante unos minutos sobre la mesa o la cama. Esto relajará sus músculos y su mente y pronto se quedará dormido.

Ejercicios con doble barra

Estos ejercicios son para bebés entre un año y un año y medio de edad. Son sencillos, seguros, fáciles de aprender y divertidos. Utilice dos barras rectas de madera, bambú o plástico y asegúrese de que son lo bastante delgadas como para que las manos del niño puedan sujetarlas. Se necesitan dos adultos para sostenerlas. La posición inicial es idéntica para cada ejercicio y en consecuencia se explica solo una vez.
Preparación Los adultos se sientan en

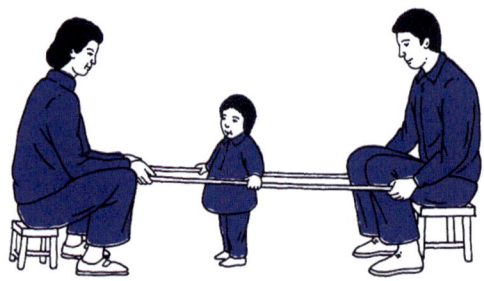

una banqueta baja, uno frente al otro, sujetando ambos extremos de las barras. El niño se pone de pie entre las mismas, agarrado a ellas.

BALANCEAR LOS BRAZOS
Posición de la preparación.

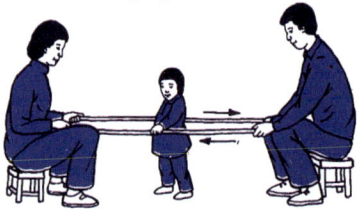

Los adultos mueven alternativamente hacia atrás y hacia adelante las barras. El movimiento ha de ser suave y rítmico, de modo que los brazos del niño sigan automáticamente el movimiento de las barras. El cuerpo del niño debe estar totalmente relajado.

ESTIRAR LOS BRAZOS
Posición de la preparación.
1 Los adultos mueven las barras hacia

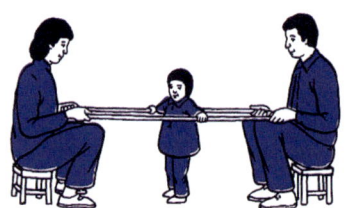

afuera, de modo que los brazos del niño se estiren en sentido horizontal.
2 Los adultos levantan suavemente las barras, de modo que los brazos del niño se eleven por encima de su cabeza.

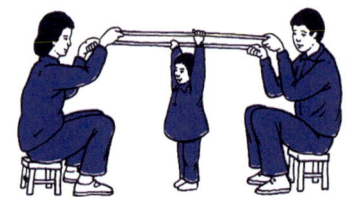

3 Los adultos bajan las barras, de modo que el niño vuelva a estirar los brazos en sentido horizontal.
4 Regrese a la posición inicial.

Puntos que debe recordar
• Los movimientos deben ser suaves y fluidos.
• Los brazos del niño deben estar estirados y los adultos no deben mover las barras demasiado hacia los costados o hacia arriba, para no producirle incomodidad.

INCLINARSE A LOS LADOS
Posición de la preparación.
1 Los adultos mueven las barras hacia los costados, de modo que los brazos del niño se estiren en sentido horizontal.

2 Los adultos levantan suavemente una barra y bajan la otra alternativamente, de modo que el niño incline la parte superior del cuerpo primero hacia la izquierda y luego hacia la derecha, moviendo los brazos junto con las barras.

Puntos que debe recordar
• La parte superior del cuerpo del niño no debe echarse hacia adelante,

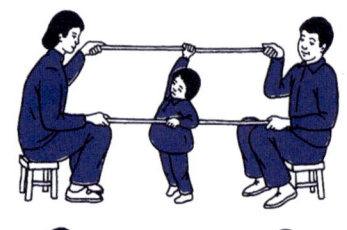

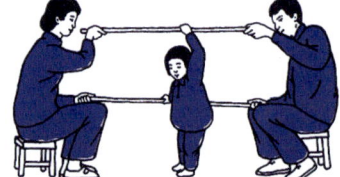

las piernas deben permanecer quietas y habría que ir aumentando el grado de inclinación.

AGACHARSE

Posición de la preparación.

1 Comience haciendo una vez el ejercicio de estiramiento; luego baje lentamente las barras de modo que el niño vaya bajando hasta quedar en cuclillas.

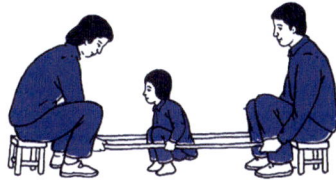

2 Los adultos levantan las barras de modo que el niño se ponga de pie y regrese a la posición en la que los brazos están estirados a los costados. Repita el ejercicio varias veces.

Puntos que debe recordar

• Cuando se levanten y se bajen las barras, los movimientos deben ser suaves y rítmicos.

• Baje las barras todo lo posible de modo que el niño se ponga totalmente en cuclillas con las rodillas juntas y el trasero más bajo que estas.

PASOS HACIA ADELANTE Y HACIA ATRÁS

Posición de la preparación.

Los adultos mueven las barras hacia adelante y hacia atrás, de modo que el niño avance y retroceda.

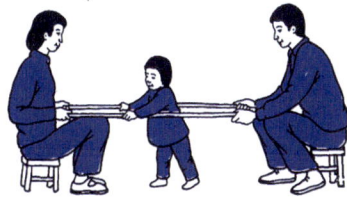

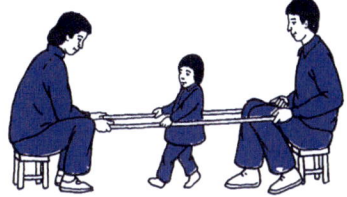

Puntos que debe recordar

• Asegúrese de que el niño mantiene el equilibrio.

ELEVARSE

Posición de la preparación.

1 Los adultos colocan una barra a un costado del niño, justo por debajo de la última costilla y levantan la otra en alto, de modo que el otro brazo del niño quede elevado y estirado. Levante la barra lo suficiente para que la parte superior del cuerpo y el brazo queden totalmente extendidos.

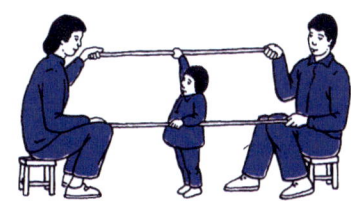

2 Regrese a la posición inicial y repita el paso 1 en dirección opuesta.

Puntos que debe recordar

• El niño debe mantener el torso derecho y no inclinarse hacia ningún lado.

SALTAR

Posición de la preparación.

1 Los adultos levantan las barras y las colocan bajo los brazos del niño.

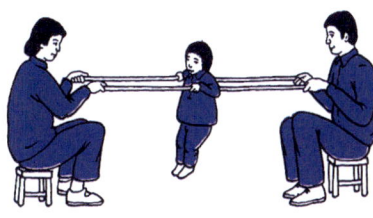

2 Utilicen palabras estimulantes para inducir al niño a saltar mientras levantan y bajan las barras suavemente.

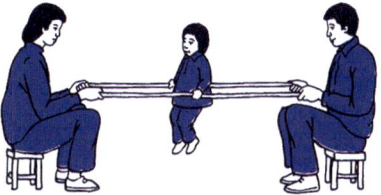

3 Después de poco tiempo, el niño se sentirá lo bastante confiado como para saltar sin apoyar los brazos en las barras.

REMAR

Posición de la preparación.

1 Los adultos utilizan una sola barra y la sostienen uno en cada extremo, dejando que el niño se coja a su parte media con ambas manos.

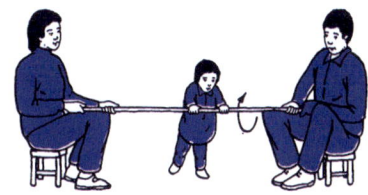

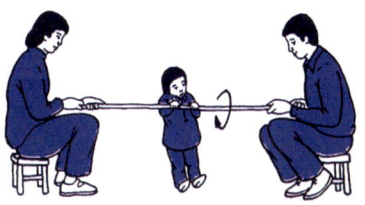

2 Describa círculos con la barra, de modo que los brazos y la parte superior del cuerpo del niño se muevan de consuno, como si estuviera remando.

Puntos que debe recordar

• El niño no debe mover los pies.

• El movimiento de balanceo de la parte superior del cuerpo debe ser regular, de modo que pueda equilibrarse.

嬰兒保健操

幼儿保健操
Ejercicios de patio de juegos

Esta serie de ejercicios para niños se basa en los movimientos básicos del *wushu*. Está dividida en ocho grupos, cada uno de los cuales consta de cuatro posiciones que terminan en la posición inicial. Por lo tanto, cada grupo tiene tres movimientos principales. Repita cada grupo de dos a cuatro veces, contando hasta ocho cada ocasion.

Los ejercicios están especialmente pensados para niños cuyas edades oscilen entre los tres y los seis años. Los primeros cuatro grupos son para niños entre tres y cuatro años, mientras que los de cinco años pueden hacer también el sexto grupo y los de seis años pueden seguir hasta el octavo grupo. Es útil que alguien cuente en voz alta los ritmos.

PRIMER GRUPO

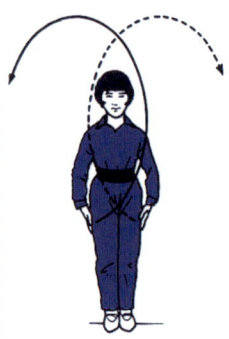 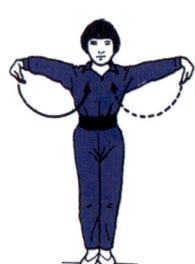 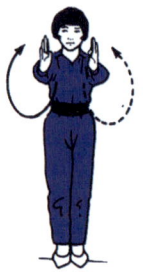 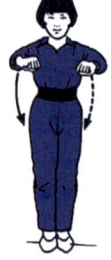 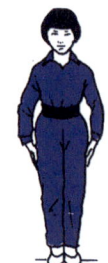

Preparación Ponte firme con los brazos a los costados, los codos ligeramente doblados, sacando pecho y metiendo estómago.
1 Cruza los brazos frente al pecho, álzalos por encima de la cabeza y estíralos hacia los costados, con las manos dobladas hacia abajo;

las muñecas deben quedar un poco por encima del nivel de los hombros.
2 Baja los brazos y empuja hacia adelante desde la cintura con las manos abiertas y las palmas enfrentadas; los brazos deben estar levantados a la altura de los hombros y separados por el ancho de los mismos.

3 Vuelve a poner las manos en la cintura y estira los brazos, primero a los costados y después al frente. Cierra los puños y dobla los codos a la altura de los hombros.
4 Regresa a la posición inicial.
5-8 Repite los pasos 1-4.

SEGUNDO GRUPO

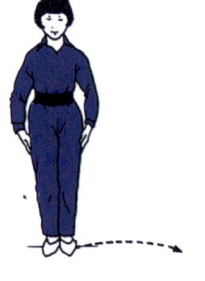 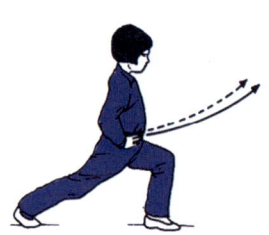 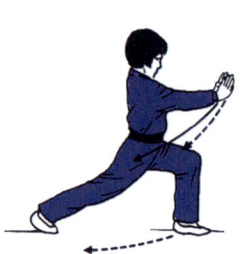 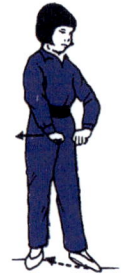 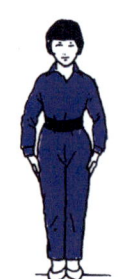

Preparación Ponte firme con los brazos a los costados, los codos ligeramente doblados, sacando pecho y metiendo estómago.
1 Con las manos en la cintura, da un paso hacia la izquierda manteniendo estirada la pierna derecha, doblada la izquierda y volviendo el cuerpo hacia la izquierda.

2 Empuja hacia adelante con las palmas abiertas y los brazos a la altura de los hombros.
3 Apoya el peso en el pie derecho y gira el cuerpo hacia la derecha. Entra el pie izquierdo, con los dedos apuntando al suelo; al mismo tiempo, lleva las manos a la altura del pecho y empuja hacia abajo con los puños apretados.

4 Regresa a la posición inicial.
5-8 Repite los pasos 1-4, pero en dirección opuesta.

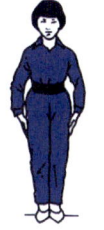

Tercer grupo

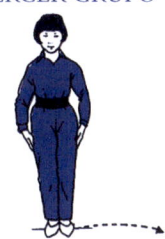 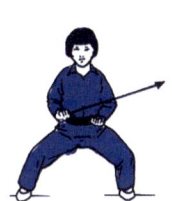 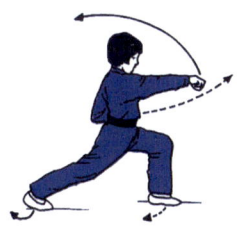 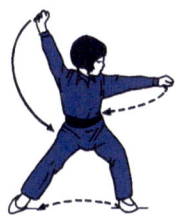

Preparación Ponte firme con los brazos a los costados, los codos ligeramente doblados, sacando pecho y metiendo estómago.

1 Da un paso hacia la izquierda, con los dedos de los pies apuntando al frente. Dobla las rodillas, adoptando la posición de un jinete, sacando pecho y metiendo estómago, y, con un movimiento continuo, cruza las manos al frente, levántalas por encima de la cabeza, estíralas a los costados haciendo una curva y vuélvelas a la cintura con los puños cerrados y las palmas hacia arriba.

2 Gira a la izquierda y dobla la pierna izquierda, manteniendo la derecha estirada. Adelanta el puño derecho, con la palma hacia abajo.

3 Vuélvete a la derecha y retoma la posición de jinete. Al mismo tiempo, levanta el brazo derecho y adelanta el puño izquierdo hacia la izquierda.

4 Regresa a la posición inicial.

5-8 Repite los pasos 1-4, pero en dirección opuesta.

Cuarto grupo

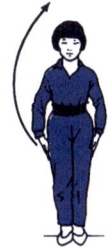 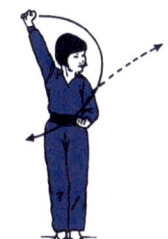 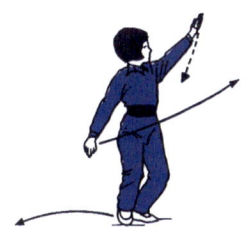 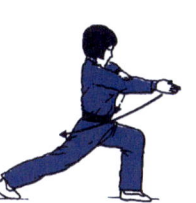 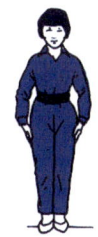

Preparación Ponte firme con los brazos a los costados, los codos ligeramente doblados, sacando pecho y metiendo estómago.

1 Levanta el puño derecho, manteniendo el izquierdo en la cintura, con la palma hacia arriba, y gira la cabeza hacia la izquierda.

2 Salta hacia la izquierda, sigue con el pie derecho, levanta el talón derecho y dobla ligeramente ambas rodillas. Al mismo tiempo, levanta el brazo izquierdo, con la palma hacia arriba, y baja el brazo derecho, empujando hacia abajo con el puño (primero los puños deben cruzarse frente al pecho).

3 Estira la pierna derecha hacia la derecha y gira el cuerpo hacia la izquierda, manteniendo doblada la pierna izquierda y estirada la derecha. Al mismo tiempo, adelanta la mano derecha (en la dirección hacia la que estás mirando) y coloca la mano izquierda en el codo derecho.

4 Regresa a la posición inicial.

5-8 Repite los pasos 1-4, pero en dirección opuesta.

Quinto grupo

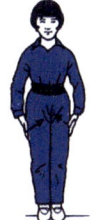 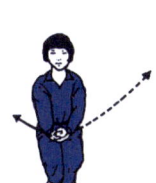 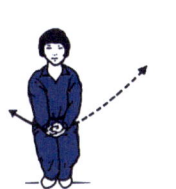 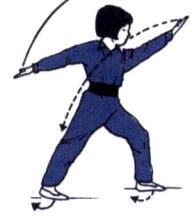 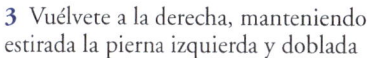 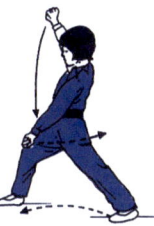 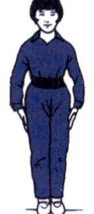

Preparación Ponte firme con los brazos a los costados, los codos ligeramente doblados, sacando pecho y metiendo estómago.

1 Con las rodillas juntas, ponte en cuclillas; al mismo tiempo, estira los brazos al frente y pon el puño izquierdo en la palma derecha.

2 Da un paso a la izquierda, manteniendo estirada la pierna derecha y doblada la izquierda. Al mismo tiempo, abre los brazos a los lados, con los palmas hacia arriba y los ojos fijos en la mano izquierda.

3 Vuélvete a la derecha, manteniendo estirada la pierna izquierda y doblada la derecha. Al mismo tiempo, coloca el puño izquierdo en la rodilla derecha, con la palma hacia afuera, y levanta el puño derecho.

4 Regresa a la posición inicial.

5-8 Repite los pasos 1-4, pero en dirección opuesta.

33

Sexto grupo

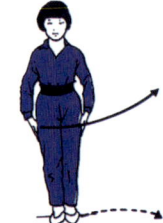 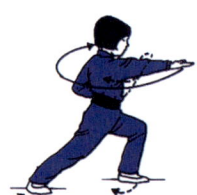 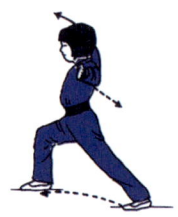 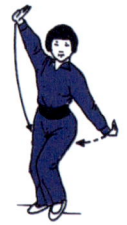 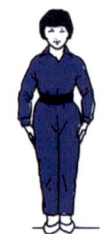

Preparación Ponte firme con los brazos a los costados, los codos ligeramente doblados, sacando pecho y metiendo estómago.

1 Estira la pierna derecha hacia la derecha, gira el cuerpo hacia la izquierda y, con la pierna derecha estirada, dobla la pierna izquierda. Al mismo tiempo, adelanta hacia el frente la mano derecha (en la dirección en la que estás mirando)

y mantén la mano izquierda en la cintura, con la palma hacia arriba.

2 Vuélvete a la derecha y, con la pierna izquierda estirada, dobla la derecha. Al mismo tiempo, pasa la mano izquierda por encima del codo derecho y abre los brazos a los lados, con las palmas hacia adelante.

3 Con la pierna derecha todavía doblada, acerca el pie izquierdo

al derecho, levantando el talón izquierdo; al mismo tiempo, levanta el brazo derecho, con la palma hacia arriba y estira el brazo izquierdo hacia atrás, con la muñeca doblada.

4 Regresa a la posición inicial.

5-8 Repite los pasos 1-4, pero en dirección opuesta.

Séptimo grupo

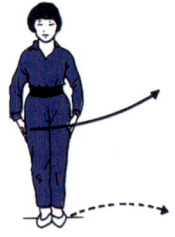 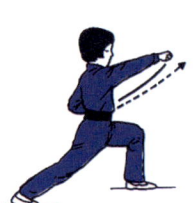 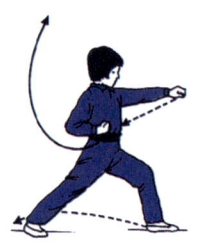 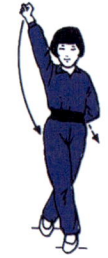 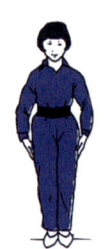

Preparación Ponte firme con los brazos a los costados, los codos ligeramente doblados, sacando pecho y metiendo estómago.

1 Da un paso a la izquierda, gira el cuerpo hacia la izquierda y, manteniendo estirada la pierna derecha, dobla la pierna izquierda; al mismo tiempo, adelanta el puño

derecho (en la dirección en la que estás mirando), con la palma hacia abajo, y lleva el puño izquierdo a la cintura, con la palma hacia arriba.

2 Adelanta el puño izquierdo y lleva el derecho a la cintura.

3 Apoya tu peso sobre el pie derecho y lleva atrás el pie izquierdo, con solo

los dedos tocando el suelo; al mismo tiempo, empuja hacia abajo con el puño derecho hacia la derecha y luego levántalo describiendo una curva; descansa el puño izquierdo en la parte inferior de la espalda.

4 Regresa a la posición inicial.

5-8 Repite los pasos 1-4, pero en dirección opuesta.

Octavo grupo

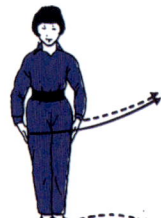 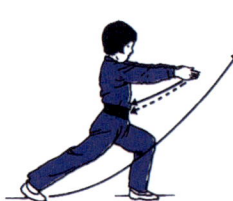 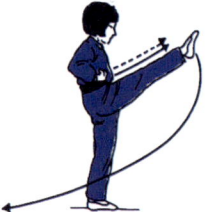 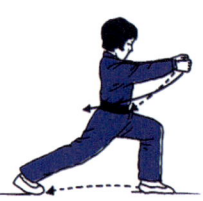 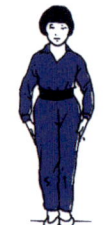

Preparación Ponte firme con los brazos a los costados, los codos ligeramente doblados, sacando pecho y metiendo estómago.

1 Da un paso a la izquierda, gira el cuerpo hacia la izquierda y, manteniendo estirada la pierna derecha, dobla la pierna izquierda; al mismo

tiempo, levanta los brazos a la altura de los hombros y da una palmada.

2 Baja las manos a la cintura y aprieta los puños, con las palmas hacia arriba; al mismo tiempo, manteniendo estiradas las piernas, da una patada hacia arriba con el pie derecho.

3 Baja el pie derecho y regresa a la

posición con una pierna doblada y la otra estirada, como en el paso 1. Al mismo tiempo, adelanta los puños (en la dirección en la que estás mirando), con las palmas enfrentadas.

4 Regresa a la posición inicial.

5-8 Repite los pasos 1-4, pero en dirección opuesta.

易筋经
Ejercicios de granjeros

Conocidos como *yijinjing*, están entre los ejercicios más populares de China y se supone que se originaron en los movimientos de los campesinos trabajando en el campo. Se incluyen tres grupos: el primero y el tercero tienen diez movimientos, mientras que el segundo tiene doce. Todos ellos son versiones simplificadas de antiguos ejercicios y son independientes entre sí. Por lo tanto, pueden realizarse en cualquier orden y es posible practicar uno o cualquiera de los tres grupos, según la condición física personal.

La respiración, utilizando los músculos abdominales, es parte básica del *yijinjing* y hay dos maneras de practicarla. Ambas ayudan a fortalecer los órganos. Es posible respirar con el abdomen contraído y el pecho expandido o con el abdomen expandido y el pecho contraído. El segundo método es más natural, pero los más adelantados pueden desear practicar el primer método. Respire siempre lentamente y retenga el aire mientras expande el abdomen bajando el diafragma.

Primer grupo

Este grupo es esencialmente una selección de sencillos ejercicios respiratorios. Los principiantes pueden repetir ocho o nueve veces cada uno de los diez movimientos, mientras que más tarde pueden repetirlos treinta o cuarenta veces.

RESPIRAR CON LOS PUÑOS APRETADOS
Preparación Colóquese de pie con los pies separados por la misma distancia que media entre los hombros; cierre los puños, apuntando con los pulgares hacia los muslos. Relaje los hombros y el pecho, mire al frente, con la boca cerrada, la lengua tocando el paladar y concéntrese en la zona inferior del abdomen. Respire utilizando los músculos abdominales, expandiendo el abdomen al inspirar y apretando los puños al espirar.

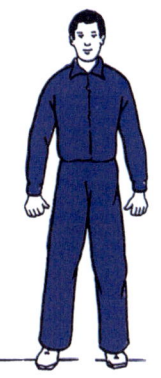

RESPIRAR CON LAS MANOS EMPUJANDO HACIA ABAJO
Preparación Colóquese de pie con los pies separados por la distancia que media entre los hombros, los brazos colgando a los lados, las palmas apuntando al suelo y los dedos hacia afuera.

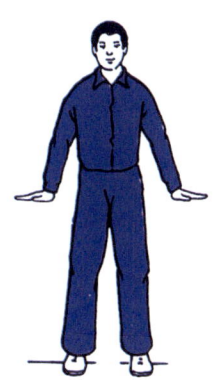

Manteniendo las piernas estiradas, respire utilizando los músculos abdominales y apretando hacia abajo con las palmas abiertas. Expanda el abdomen al inspirar, estire los brazos hacia abajo al espirar y al mismo tiempo doble los dedos hacia arriba tanto como pueda, de modo que se tense todo el cuerpo.

RESPIRAR CON LAS PALMAS HACIA ARRIBA
Preparación Colóquese de pie con los pies separados por la misma distancia que media entre los hombros. Estire los brazos a los lados a la altura de los hombros, con las palmas hacia arriba. Inspire para expandir el estómago y espire, estirando los brazos y las manos tanto como pueda, como si estuviera acarreando objetos pesados.

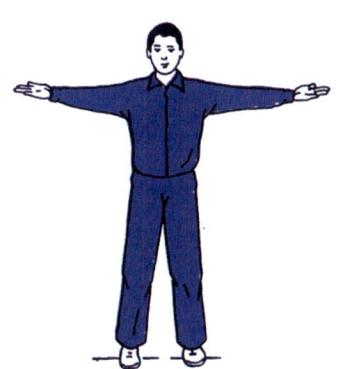

RESPIRAR CON LAS PALMAS EMPUJANDO HACIA AFUERA
Preparación Colóquese de pie con los pies separados por el ancho de los ▶

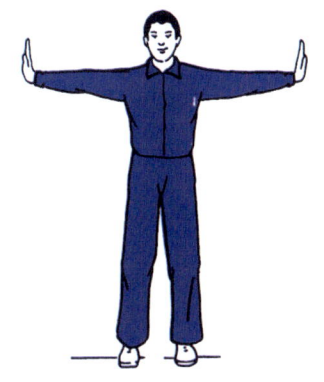

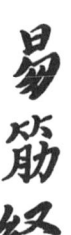

hombros. Estire los brazos a los lados a la altura de los hombros y doble las muñecas de modo que las manos se doblen hacia arriba con las palmas enfrentadas.

Inspire para expandir el estómago y espire mientras empuja con las palmas abiertas y el cuerpo se tensa. Doble los dedos en dirección a la cabeza tanto como pueda.

RESPIRAR CON LAS PALMAS JUNTAS Y SEPARADAS

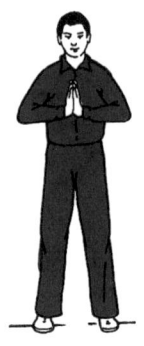

Preparación Colóquese de pie con los pies separados por la distancia que media entre los hombros. Junte las palmas con los pulgares tocando el pecho y los codos hacia afuera.

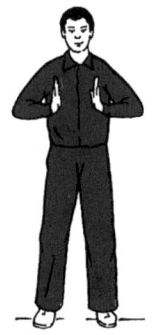

Inspire y lentamente vaya separando las palmas, deslizando los pulgares por el pecho. Al espirar, vuelva a juntar lentamente las palmas. Siga respirando con lentitud y de manera pareja, pero ponga en juego la fuerza suficiente como para tensar todo el cuerpo.

RESPIRAR CON UN BRAZO LEVANTADO

Preparación Dé un paso a la izquierda, doble la pierna izquierda, manteniendo estirada la derecha y erguida la parte superior del cuerpo. Levante la mano izquierda con la palma hacia arriba y deje caer la mano derecha, con la palma hacia adentro y apuntando al suelo.

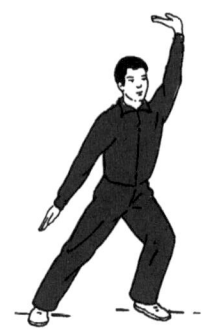

Inspire y empuje hacia arriba con la mano izquierda y hacia abajo con la derecha, tensando todo el cuerpo. Relájese al espirar.

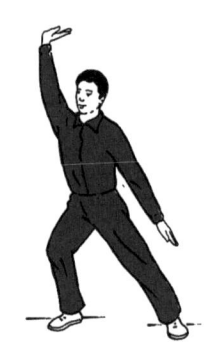

Repita el movimiento con la mano derecha levantada y la izquierda abajo.

RESPIRAR AL PONERSE EN CUCLILLAS

Preparación Colóquese de pie cómodamente, con las piernas separadas por un ancho ligeramente mayor que el que separa los hombros.

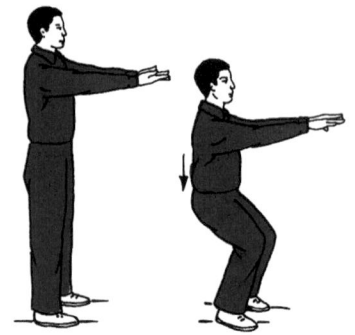

Estire los brazos al frente, con las palmas hacia arriba. Vuelva las palmas y póngase en cuclillas lentamente hasta que los muslos estén paralelos al suelo, manteniendo derecha la parte

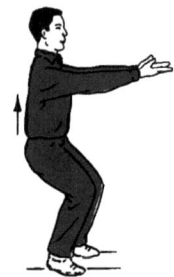

superior del cuerpo. Vuelva otra vez las palmas hacia arriba y levante lentamente el cuerpo.

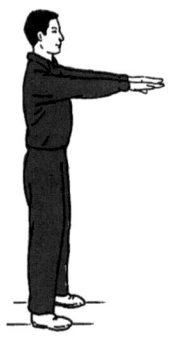

Vuelva a girar las manos, quedando el dorso hacia arriba, listo para volver a ponerse en cuclillas. Repita el ejercicio muchas veces, inspirando profundamente cuando tenga las palmas de las manos hacia arriba.

Efectos físicos: Cuando se hace regularmente, fortalece los riñones y la cintura.

RESPIRAR MEDIO AGACHADO

Preparación Colóquese de pie, cómodo, con las piernas separadas por un ancho ligeramente mayor que el que separa los hombros. Coloque las manos a la espalda, apretando el puño derecho y sosteniéndolo con la mano izquierda. Doble ligeramente las rodillas hasta quedar medio agachado

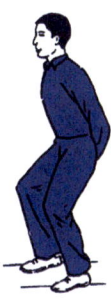

y respire con los músculos abdominales, expandiendo el abdomen al inspirar y contrayéndolo tanto como pueda al espirar.

Efectos físicos: Cuando se hace regularmente, ayuda a reducir la presión sanguínea alta y a fortalecer los músculos de las piernas.

RESPIRAR AL INCLINARSE

Preparación Colóquese de pie cómodamente, con los pies separados por el ancho que media entre los hombros.

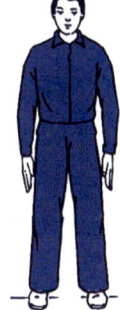 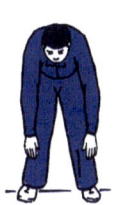

Incline lentamente la parte superior del cuerpo en un ángulo de 90 grados, con los brazos colgando, los hombros relajados, las palmas hacia adentro y los dedos apuntando hacia abajo; espire al inclinarse e inspire al incorporarse.

Efectos físicos: Ayuda a eliminar la grasa del abdomen y alivia el dolor de espalda.

RESPIRAR CON TORSIÓN DE ESPALDA

Preparación Colóquese de pie cómodamente. Dé un paso a la izquierda, doble la pierna izquierda y mantenga la derecha estirada. Tuerza el cuerpo hacia la izquierda, colocando la mano izquierda en la parte inferior de la espalda, con la palma hacia

afuera; curve la mano derecha y colóquela a la distancia de un puño de la frente, con la palma hacia afuera. Mantenga los ojos fijos en el talón derecho, que debe permanecer apoyado en el suelo.

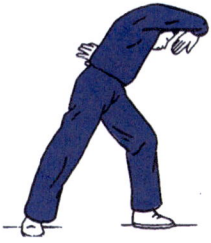

Respire utilizando los músculos abdominales; tense el cuerpo doblado al inspirar e imagine que está trasladando el peso al talón derecho cuando espire. Repita el ejercicio, pero hacia la derecha.

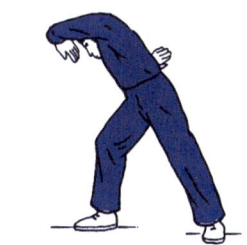

Efectos físicos: Ayuda a prevenir y aliviar el dolor de espalda.

Segundo grupo

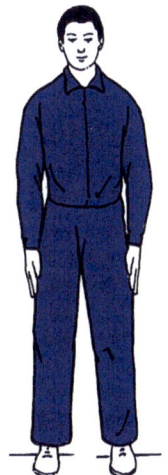

Los 12 movimientos de este grupo se basan en los movimientos que realizan los campesinos al trabajar en los campos. La posición de preparación es idéntica en todos los casos, por lo que se explica solo una vez.

Preparación Colóquese de pie cómodamente, con los pies separados por el mismo ancho que media entre los hombros, mire al frente, respire normalmente y concéntrese en la parte inferior del abdomen.

DESCASCARILLAR GRANO CON UN MORTERO

Posición de la preparación. ▶

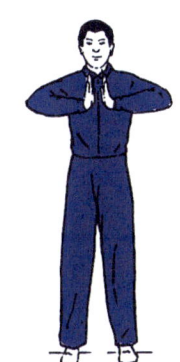

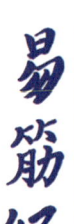

Levante las manos a la altura del pecho, con los codos hacia afuera y las palmas enfrentadas, separadas unos 8 cm, y los dedos apuntando hacia arriba. Junte las palmas y respire 10-20 veces. Al inspirar, junte fuertemente las palmas, pero doblando los dedos hacia afuera; al espirar, relaje los antebrazos.

ACARREAR GRANO CON UNA BARRA SOBRE LOS HOMBROS

Posición de la preparación.
Lleve las manos al pecho y estire lentamente los brazos hacia los lados, con las palmas abiertas y erguidas hacia afuera.
Respire 10-20 veces en esta posición. Al inspirar, doble los dedos hacia

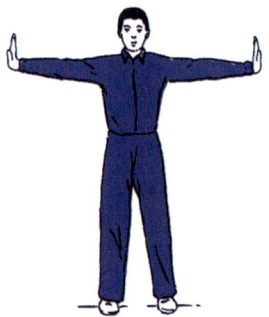

adentro y apriete hacia afuera con las palmas.

AVENTAR GRANO

Posición de la preparación.
Levante los brazos por encima de la cabeza, con los codos estirados, las palmas hacia arriba y los dedos enfrentados; estire todo el cuerpo tanto como pueda.
Respire 10-20 veces en esta posición.
Respire por la nariz y empuje firmemente con las palmas hacia arriba; espire por la boca y relaje los brazos.

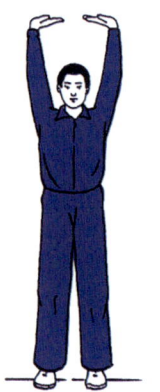

LLEVAR GRANO SOBRE UN HOMBRO

Posición de la preparación.
Levante la mano derecha por encima de la cabeza, con la palma hacia abajo, manteniendo los ojos fijos en ella. Coloque la mano izquierda en la parte inferior de la espalda.
Respire 10-20 veces en esta posición. Al inspirar, estire la cabeza hacia arriba y las hombros hacia atrás; al espirar, relaje el cuerpo. Repita el ejercicio

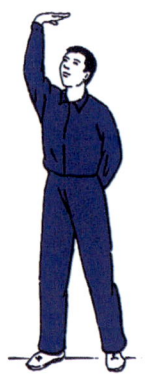

pero levantando la mano izquierda y bajando la derecha.

EMPUJAR SACOS PARA ALMACENAR GRANO

Posición de la preparación.
Colóquese de pie con los pies juntos, estire los brazos al frente, con las palmas erguidas y hacia afuera, y mire hacia adelante.
Respire 10-20 veces en esta posición. Al inspirar, empuje con las palmas hacia adelante con fuerza y doble los dedos hacia atrás. Relaje los brazos al espirar.

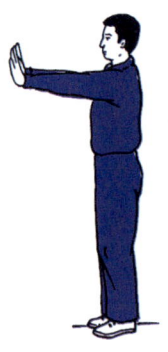

CONDUCIR EL BUEY PARA ARRASTRAR GRANO

Posición de la preparación.
Dé un paso a la derecha y gire el cuerpo hacia la derecha, doble la pierna derecha y mantenga la izquierda estirada. Levante el puño derecho con el codo doblado y

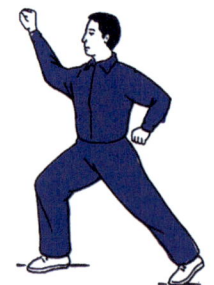

mantenga la mano izquierda detrás de la espalda, con el puño apretado. Respire 5-10 veces en esta posición. Al inspirar, apriete ligeramente los puños y dóblelos hacia el cuerpo; al espirar, relaje los brazos. Repita el ejercicio, pero hacia la izquierda.

ACARREAR GRANO SOBRE LA ESPALDA

Posición de la preparación.
Coloque la mano izquierda a la espalda, con la palma hacia afuera y los dedos estirados hacia arriba tanto como sea posible. Pase la mano derecha por encima del hombro y sujétese los dedos de la mano izquierda.

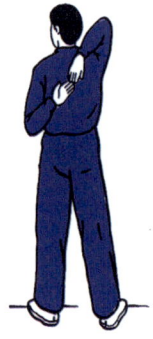

Respire 5-10 veces en esta posición. Al inspirar, tire de los dedos; al espirar, relájese. Cambie la posición de las manos y repita el ejercicio.

Efectos físicos: Fortalece los músculos del pecho, la espalda y los hombros.

DESCARGAR GRANO EN LA CANASTA

Posición de la preparación.

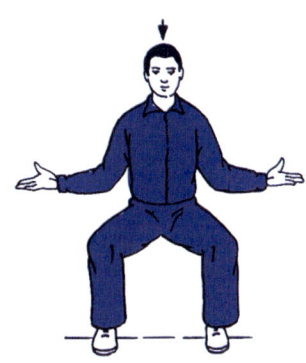

Dé un paso a la izquierda, doblando las rodillas para adoptar la posición de un jinete. Mantenga derecha la parte superior del cuerpo, estire los brazos a los lados, con las palmas hacia arriba, como si estuviera sosteniendo un objeto pesado. Permanezca en esta

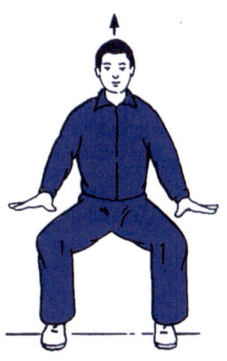

posición durante un momento e inspire.
Vuelva las palmas como si estuviera dejando el objeto pesado, espire y, lentamente, incorpórese hasta que las piernas estén estiradas, y los pies, juntos.
Repita el ejercicio muchas veces.

Efectos físicos: Fortalece los músculos de las piernas, el abdomen y la espalda.

PONER ESTERAS ALREDEDOR DEL GRANO

Posición de la preparación.
Colóquese derecho con los pies juntos. Apriete el puño izquierdo y llévelo a la cintura, traslade la mano derecha hacia la izquierda, con los dedos doblados. Gire hacia la izquierda la parte superior del cuerpo, inclínese hacia adelante, vuélvase en redondo hacia la derecha e incorpórese. Al doblar la cintura, mueva la mano derecha circularmente, como si estuviera colocando esteras alrededor del grano.

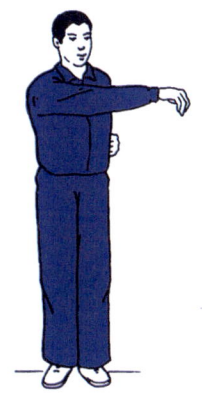

Repita el ejercicio 5-10 veces en coordinación con la respiración. Inspire cuando el cuerpo esté derecho y la mano izquierda junto a la cintura; espire al inclinar el cuerpo y estirar el brazo, Cambie de manos y repita el ejercicio.

ATRAPAR INSECTOS DAÑINOS

Posición de la preparación.
Dé un paso a la derecha y, con la pierna izquierda estirada, doble la rodilla derecha. Inclínese hacia la derecha y, manteniendo la cabeza levantada, toque el suelo con ambas manos. Respire 10-20 veces en esta posición. Al inspirar, estire los brazos y levante

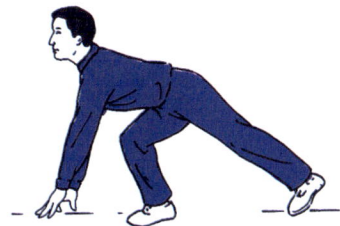

el pecho; al espirar, doble los brazos y baje el pecho. Repita el ejercicio, pero en dirección opuesta.

Este movimiento es similar al del campesino que busca insectos dañinos para el grano. También puede realizarse con las manos descansando sobre la rodilla en lugar de tocando el suelo.

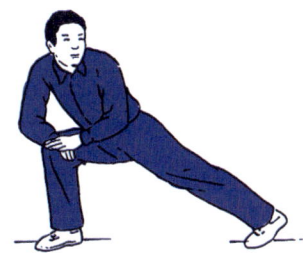

Efectos físicos: Cuando se hace regularmente, aumenta la fortaleza corporal y refuerza el equilibrio.

AGACHARSE PARA REUNIR GRANO

Posición de la preparación.
Sujete fuertemente la nuca con ambas manos y golpetee la cabeza con los dedos durante unos minutos. Incline el cuerpo, coloque la cabeza entre las rodillas y espire; incorpórese e inspire. Repita el ejercicio 10-20 veces.

Efectos físicos: Ayuda a fortalecer los músculos de la espalda y el tamborileo de los dedos sobre la cabeza tiene por objeto ayudar a la memoria.

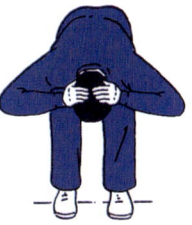

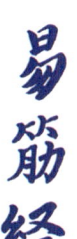

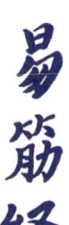

AGACHARSE PARA RECOGER GRANO

Posición de la preparación. Colóquese de pie con los pies separados, inclínese hacia adelante, mantenga las rodillas estiradas, los brazos colgando y las palmas hacia arriba; con la cabeza levantada, trate de tocar el suelo con el dorso de las manos. Espire y levante los talones al inclinarse; inspire y baje los talones al incorporarse. Repita el ejercicio unas veinte veces.

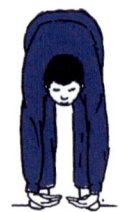

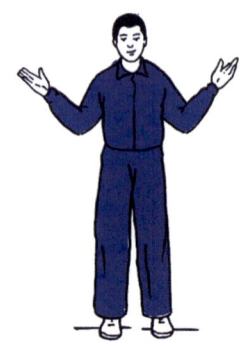

Finalmente, estire los brazos hacia los costados y dóblelos y estírelos siete veces.

Tercer grupo

Este grupo está dividido en diez secciones y se realiza con los puños cerrados. No es preciso realizar los diez movimientos al ritmo de la respiración, porque el énfasis está puesto en la concentración, utilizando el pensamiento para dirigir los movimientos. Es preciso evitar la rigidez. Todo el cuerpo debe estar coordinado en apoyo de un movimiento particular: esta es la esencia de todo *yijinjing*. No son tan sencillos como parecen, porque es preciso utilizar la fuerza interna. Cada movimiento puede repetirse hasta cincuenta veces, según cuál sea la condición física y las necesidades de cada uno.

ELEVAR LOS PULGARES

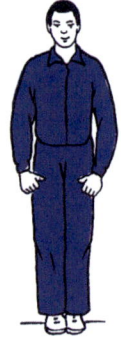

Póngase firme. Coloque los puños delante de los muslos, doble los dedos y dirija los pulgares el uno hacia el otro. Utilice la fuerza interna para elevar los pulgares mientras aprieta los

dedos y tensa todo el cuerpo tanto como pueda. Relájese y repita el ejercicio.

SOSTENER LOS PULGARES

Colóquese de pie con los pies separados por el ancho que media entre los hombros, con los brazos a los

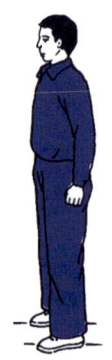

lados. Doble los pulgares y luego apriete los dedos sobre estos. En esta posición, utilice la fuerza interna para apretar los puños mientras tensa todo el cuerpo tanto como pueda.

BRAZOS HACIA ADELANTE

Colóquese de pie con los pies juntos y los dedos de los pies apuntando hacia adelante. Doble los pulgares y luego los dedos por encima de estos. Levante lentamente los brazos al frente, a la altura de los hombros, con los codos ligeramente doblados y los puños enfrentados a una distancia de unos 30 cm entre ellos.

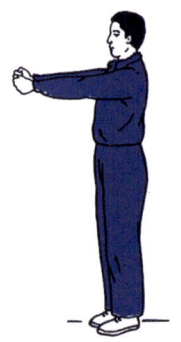

En esta posición, utilice la fuerza interna para apretar los puños mientras tensa todo el cuerpo. Relájese y repita el ejercicio.

BRAZOS HACIA ARRIBA

Colóquese de pie con los talones juntos, pero los pies apuntando hacia afuera. Doble los pulgares y luego los dedos por encima de ellos. Levante lentamente los brazos, con los codos ligeramente doblados y los puños enfrentándose separados por un espacio de unos 50 cm.

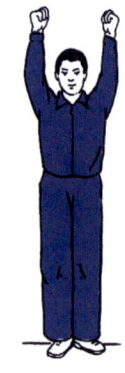

En esta posición, utilice la fuerza interna para apretar los puños mientras los talones están levantados y todo el cuerpo tenso. Relájese y baje los talones. Repita el ejercicio.

PUÑOS CERCA DE LAS OREJAS

Colóquese con los pies separados por el ancho que media entre los hombros, con los dedos apuntando hacia afuera. Doble los pulgares, luego los otros dedos encima de estos y levante los brazos a los lados. Después, doble los antebrazos de modo que los puños queden cerca de las orejas.

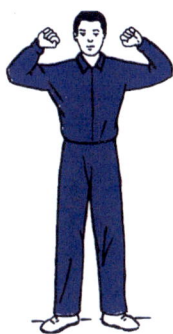

En esta posición, utilice la fuerza interna para apretar los puños mientras tensa todo el cuerpo tanto como pueda. Relájese y repita el ejercicio.

ELEVAR LOS DEDOS DE LOS PIES

Colóquese de pie con los talones juntos, pero con los dedos apuntando hacia afuera. Doble los pulgares, luego los dedos de encima de estos y eleve los brazos a los lados, a la altura de los hombros.

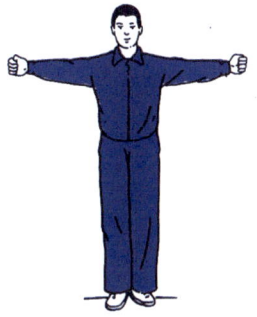

Levante los dedos del suelo, presione hacia atrás con los brazos para que la parte superior del cuerpo se eche ligeramente hacia atrás y, en esta posición, utilice la fuerza interna para apretar los puños mientras tensa todo el cuerpo. Relájese, apoye los dedos en el suelo y repita el ejercicio.

PUÑOS CERCA DE LA NARIZ

Colóquese de pie con los talones juntos, pero con los dedos apuntando hacia afuera. Doble los pulgares, luego los otros dedos sobre estos y estire los brazos a los lados; luego doble los antebrazos para acercar los puños

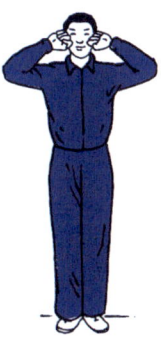

a la nariz, separados por un espacio de unos 5 cm, con la parte de la palma hacia afuera. En esta posición, utilice la fuerza interna para apretar los puños mientras tensa todo el cuerpo tanto como pueda. Relájese y repita el ejercicio.

PUÑOS LEVANTADOS

Colóquese de pie con los talones juntos, pero con los dedos apuntando hacia afuera. Doble los pulgares, luego los otros dedos por encima y estire los brazos a los lados; después, doble los antebrazos y levante los puños, con las palmas hacia afuera.

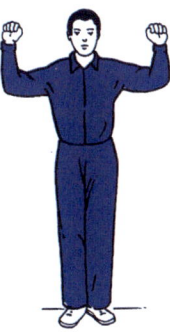

En esta posición, utilice la fuerza interna para apretar los puños mientras tensa todo el cuerpo tanto como le sea posible. Relájese y repita el ejercicio.

PUÑOS EN EL OMBLIGO

Colóquese de pie con los talones juntos, pero con los dedos de los pies apuntando hacia afuera. Doble los pulgares, luego los otros dedos encima de estos y coloque los puños en el ombligo.

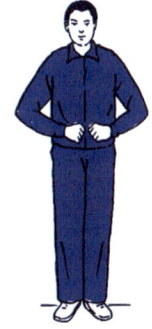

En esta posición, utilice la fuerza interna para apretar los puños mientras tensa todo el cuerpo tanto como pueda. Relájese y repita el ejercicio.

PUÑOS EN EL PECHO

Colóquese de pie con los pies separados según el ancho que media entre los hombros. Doble los pulgares, luego los dedos por encima de estos y estire los brazos a los lados, doblando después los antebrazos para llevar los puños junto al pecho, con las palmas hacia abajo. En esta posición, utilice la fuerza interna para apretar los puños mientras tensa todo el cuerpo tanto como pueda. Relájese y repita el ejercicio. Cuando haya completado los diez movimientos, respire hondo de tres a cinco veces.

易筋经

电子工人操

Ejercicios para el tiempo de descanso

En China los trabajadores de fábricas y oficinas tienen un descanso para hacer ejercicios, de la misma manera en que nosotros lo tenemos para tomar café. Los ejercicios que mostramos aquí son muy populares en toda China, donde se los llama ejercicios de producción. Son simples, fáciles de aprender y adecuados tanto para jóvenes como para ancianos. Cada ejercicio debe realizarse con un movimiento preciso y es muy útil ir contando los pasos a medida que se progresa.

Cabeza

PRIMER GRUPO

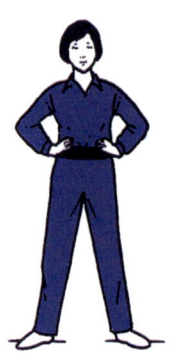 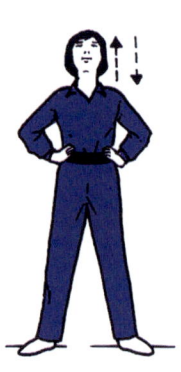 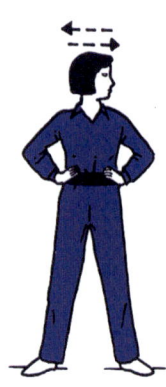 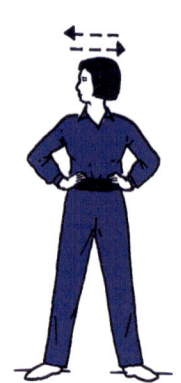

Preparación Colóquese de pie, con los pies separados y las manos a la cintura.
1-2 Eche la cabeza hacia adelante y enderécela dos veces.

3-4 Eche la cabeza hacia atrás y enderécela dos veces.
5-6 Vuelva la cabeza hacia la izquierda y luego al frente dos veces.

7-8 Vuelva la cabeza hacia la derecha y luego al frente dos veces.

SEGUNDO GRUPO

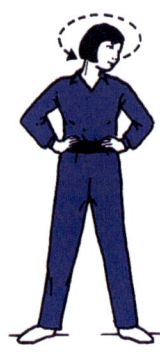 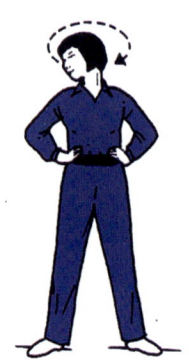

1-4 Cierre los ojos y haga rotar la cabeza hacia la izquierda cuatro veces.

5-8 Cierre los ojos y haga rotar la cabeza hacia la derecha cuatro veces. Repita cuatro veces el ejercicio.

Puntos que debe recordar
• Al rotar la cabeza, cuente lentamente los pasos.

Efectos físicos: Alivia la fatiga en los músculos del cuello y por lo tanto es apropiado para quienes trabajan con la cabeza inclinada.

Brazos

PRIMER GRUPO

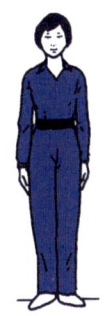 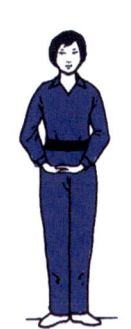 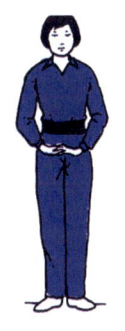

Preparación Póngase firme.
1 Entrelace los dedos, estire los brazos y empuje hacia abajo con las palmas abiertas.

2 Doble los codos y levante ligeramente las manos.

3-4 Repita los pasos 1-2.

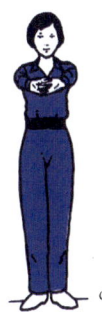 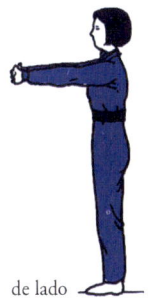 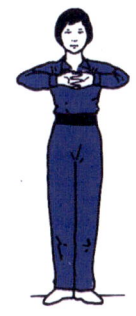 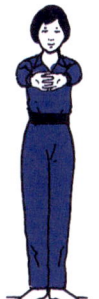 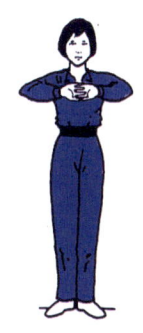

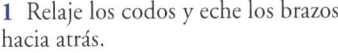
de frente — de lado

5 Con los dedos todavía entrelazados y los codos doblados, lleve las manos a la altura del pecho. Estire los brazos con el dorso de las manos vuelto hacia el cuerpo.

6 Doble los codos y vuelva a llevar las manos al pecho.

7 Vuelva a estirar los brazos.
8 Repita el paso 6.

SEGUNDO GRUPO

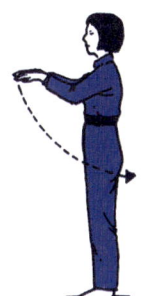 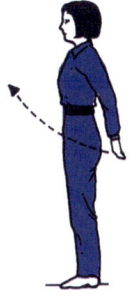

1 Relaje los codos y eche los brazos hacia atrás.

2 Balancee los brazos hacia adelante.
3-8 Repita tres veces los pasos 1-2. Repita cuatro veces los ejercicios.

Puntos que debe recordar
• Al entrelazar los dedos, estire los brazos hacia abajo y afuera tanto como pueda.
• Al balancear los brazos hacia atrás y hacia adelante, relaje los dedos, las muñecas y los brazos.

Efectos físicos: Alivia la rigidez de los brazos, las muñecas y los dedos y es, por lo tanto, especialmente eficaz para las personas que hacen trabajos delicados con los dedos.

电子工人操

Pecho

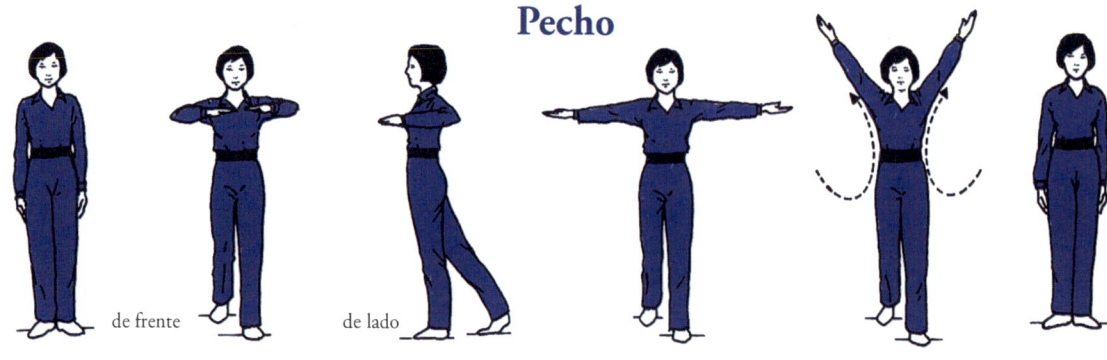

de frente   de lado

Preparación Póngase firme.
1 Dé un paso adelante con la pierna izquierda y pase el peso al pie izquierdo. Levante el talón derecho y lleve las manos al pecho, enfrentadas y con las palmas hacia abajo.
2 Estire los brazos a los costados con las palmas hacia arriba.
3 Manteniendo la cabeza levantada y el pecho afuera, baje y levante

los brazos describiendo curvas.
4 Regrese a la posición inicial.
5-8 Repita los pasos 1-4, pero con el pie derecho adelante.
Repita cuatro veces el ejercicio.

Puntos que debe recordar
• Saque pecho tanto como pueda.
• Al levantar los brazos, manténgalos estirados.

Efectos físicos: Relaja los músculos del pecho, endereza la columna vertebral y regula la respiración. También elimina la fatiga y es especialmente beneficioso para aquellos que tienen que inclinarse mucho.

Piernas

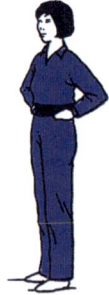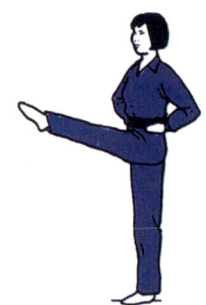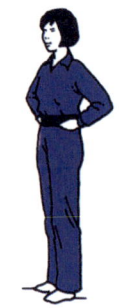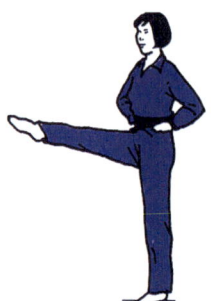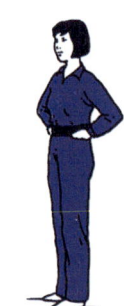

Preparación Colóquese de pie con las manos a la cintura.

1 Levante la pierna izquierda tanto como pueda.
2 Baje la pierna izquierda.

3 Levante la pierna derecha tanto como pueda.
4 Baje la pierna derecha.

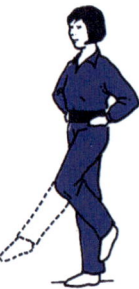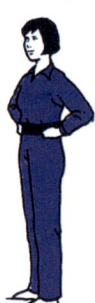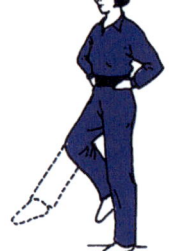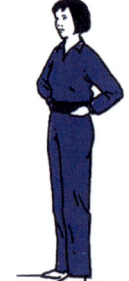

5 Levante la pierna izquierda con la rodilla doblada y dé una patada.
6 Baje la pierna izquierda.
7 Levante la pierna derecha con la rodilla doblada y dé una patada.
8 Baje la pierna derecha.
Repita el ejercicio cuatro veces y

después póngase firme, con los brazos a los lados.

Puntos que debe recordar
• Al dar la patada, mantenga los dedos de los pies formando punta y la pierna estirada.

Efectos físicos: Estimula la circulación de la sangre en los miembros inferiores y ayuda a aliviar la fatiga de los trabajadores que pasan la mayor parte del día sentados.

Costados

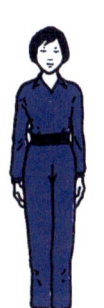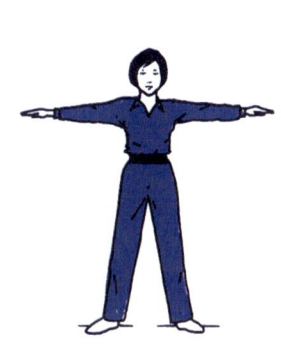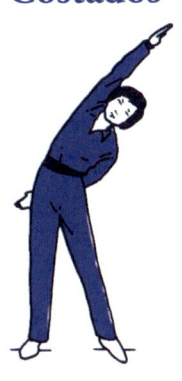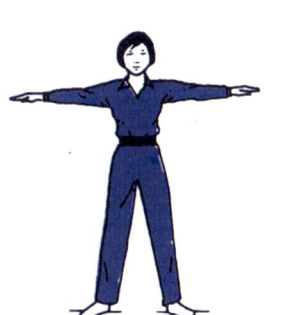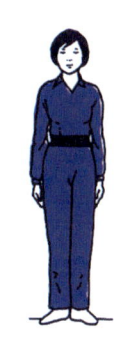

Preparación Póngase firme.

1 Dé un paso a la izquierda y estire los brazos a los lados, con las palmas hacia abajo.

2 Estire el brazo derecho por encima de la cabeza y doble el cuerpo hacia la izquierda. Ponga el brazo izquierdo abajo, detrás de la espalda, y levante el pie izquierdo de modo que solo los dedos toquen el suelo.

3 Repita el paso 1.

4 Regrese a la posición inicial.

5-8 Repita los pasos 1-4, pero en dirección opuesta.

Puntos que debe recordar

• Al inclinarse hacia el costado, mantenga rectos la cabeza y el brazo alzado.

Efectos físicos: Fortalece los músculos de la cintura y aumenta la circulación de la sangre. Elimina la fatiga de los trabajadores que pasan la mayor parte del día sentados.

Girar el cuerpo

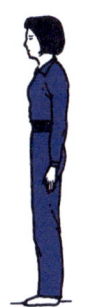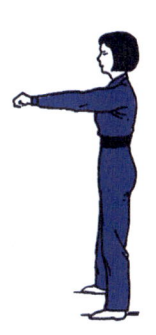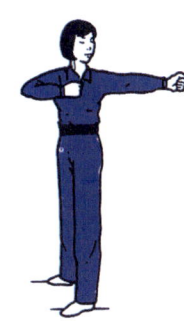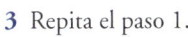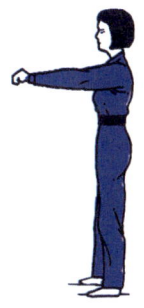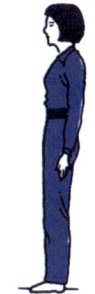

Preparación Póngase firme.

1 Estire los brazos al frente, cierre los puños con las palmas hacia abajo. Al mismo tiempo, dé un paso a la izquierda.

2 Gire el cuerpo hacia la izquierda junto con el brazo izquierdo, con la palma hacia adelante. Al mismo tiempo, doble el brazo derecho con la palma hacia el pecho.

3 Repita el paso 1.

4 Regrese a la posición inicial.

5-8 Repita los pasos 1-4, pero en dirección opuesta.

Puntos que debe recordar

• Al girar el cuerpo, mantenga las piernas estiradas y los pies quietos.

Efectos físicos: Fortalece los músculos del abdomen y la espalda. Ayuda a aliviar la fatiga de las personas que pasan la mayor parte del día sentadas.

电子工人操

Todo el cuerpo

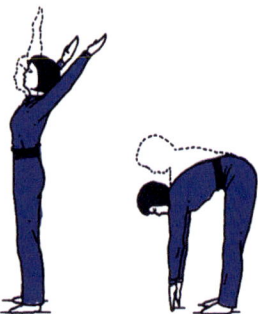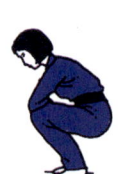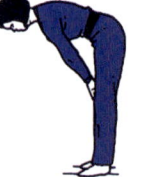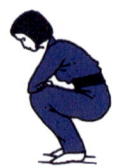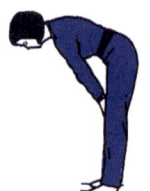

Preparación Póngase firme.
1 Levante los brazos con las palmas hacia afuera. Manteniendo la cabeza alta y el pecho afuera, eche hacia atrás la parte superior del cuerpo y regrese a la posición erguida.
2 Manteniendo los brazos estirados, vuelva a echar hacia atrás la parte superior del cuerpo.
3 Sin doblar las rodillas, échese hacia adelante y toque el suelo.

4 Levante ligeramente la parte superior del cuerpo y vuelva a tocar el suelo.
5 Manteniendo las rodillas juntas y los pies bien apoyados en el suelo, coloque las manos en las rodillas y póngase en cuclillas.
6 Estire las piernas, mantenga el cuerpo inclinado y tóquese las rodillas.
7-8 Repita los pasos 5-6.

Repita el ejercicio cuatro veces y regrese a la posición inicial.

Puntos que debe recordar
• Cuando se eche hacia atrás, mantenga estirados brazos y piernas.

Efectos físicos: Aumenta la circulación y relaja el cuerpo.

Precalentamiento

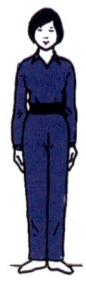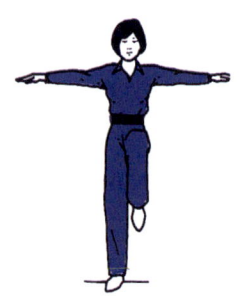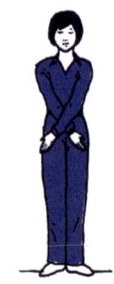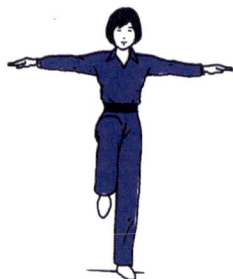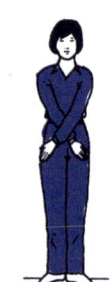

Preparación Póngase firme.
1 Estire los brazos a los costados, con las palmas hacia abajo y levante la rodilla izquierda.

2 Regrese a la posición inicial y cruce los brazos frente al cuerpo.

3 Estire los brazos a los lados, con las palmas hacia abajo, y levante la rodilla derecha.
4 Repita el paso 2.

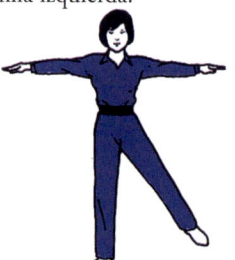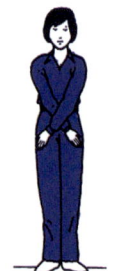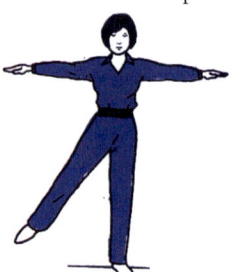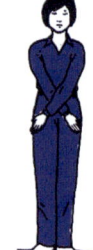

5 Estire los brazos a los costados, con las palmas hacia abajo y balancee la pierna izquierda hacia un lado.
6 Repita el paso 2.
7 Estire los brazos a los costados, con las palmas hacia abajo, y balancee la pierna derecha hacia un lado.
8 Repita el paso 2.
Repita el ejercicio dos veces y regrese a la posición inicial.

Puntos que debe recordar
• Todos los miembros deben estar completamente relajados.
• Marche dos veces en el lugar, antes y después del ejercicio, contando hasta ocho cada vez.

Efectos físicos: Relaja los músculos de todo el cuerpo, regula la respiración y por lo tanto permite a los trabajadores volver al trabajo con renovada energía.

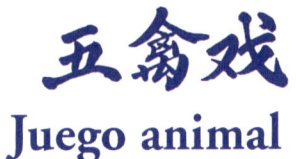

五禽戏
Juego animal

A través del tiempo se ha desarrollado una gran variedad de formas de los cinco ejercicios de juego animal. Los tres grupos que se describen aquí son los más populares entre los trabajadores. Sin embargo, para obtener los mayores beneficios posibles de los ejercicios es preciso respetar las siguientes reglas. Relaje todo el cuerpo y haga los ejercicios regularmente y concentrándose en la parte inferior del abdomen. La respiración debe ser natural y, si es necesario, en un lugar donde haya mucho aire fresco. Como estos movimientos se originaron en los de los animales, es importante imitar sus gestos y maneras. No los haga dentro de la hora siguiente a las comidas. Tienen varios efectos físicos: el juego del tigre fortalece el cuerpo; el juego del ciervo relaja los músculos; el juego del mono aumenta la agilidad de los miembros; el juego del oso es bueno para los órganos internos; y el juego de la grulla es bueno para los pulmones y ayuda a la circulación.

Ejercicios simplificados

Estos ejercicios son apropiados para principiantes, personas mayores y enfermos.

La imagen del tigre

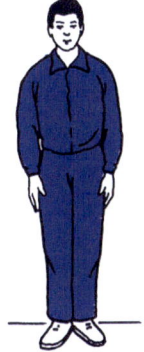

Preparación Póngase firme, pero no intente sacar pecho. Relaje todo el cuerpo en esta posición durante unos momentos.

1 Doble las rodillas lentamente y baje el cuerpo, cargando el peso sobre la pierna derecha. Levante el talón izquierdo para tocar el tobillo derecho y al mismo tiempo lleve los puños a la cintura, con las palmas hacia arriba y mirando hacia la izquierda.

2 Dé un paso adelante hacia la izquierda, siga con el pie derecho hasta que la distancia entre los talones sea de unos 30 cm y mantenga el peso sobre la pierna derecha. Al mismo tiempo, lleve los puños a la altura del pecho y empuje hacia adelante con las palmas abiertas y los ojos mirando el índice izquierdo.

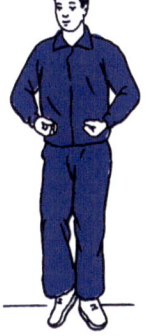

3 Con el pie izquierdo, dé medio paso adelante y tóquese el tobillo izquierdo con el talón derecho, con las rodillas ligeramente dobladas. Al mismo tiempo, lleve los puños a la cintura,

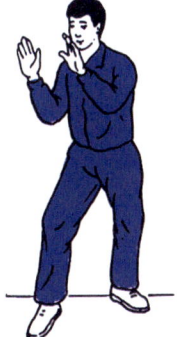

con las palmas hacia arriba y los ojos mirando hacia la derecha.

4 Repita el paso 2, pero en dirección opuesta.

Repita el ejercicio muchas veces hacia la izquierda y hacia la derecha, de manera calma y compuesta, similar a la del confiado tigre preparándose para la lucha.

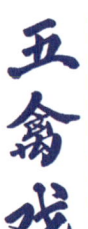

LA IMAGEN DEL OSO

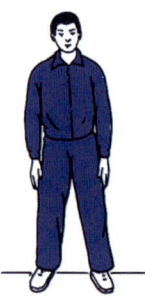

Preparación Colóquese de pie con naturalidad, con los pies separados por la misma distancia que la que media entre los hombros y los brazos a los costados. Respire profundamente de tres a cinco veces.

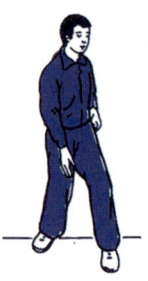

1 Doble la rodilla derecha y balancee el hombro derecho hacia adelante y abajo, con el brazo colgando; al mismo tiempo, eche hacia atrás el hombro izquierdo y levante ligeramente el brazo izquierdo.

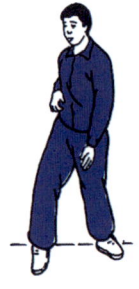

2 Repita el paso 1, pero en dirección opuesta.
Repita el ejercicio muchas veces.

LA IMAGEN DEL MONO

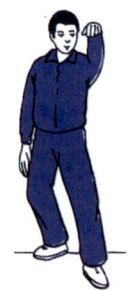

Preparación Póngase firme y relaje el cuerpo en esta posición durante algunos momentos.

1 Doble lentamente las rodillas y dé un paso adelante con el pie izquierdo; al mismo tiempo, levante la mano izquierda por el pecho a la altura del hombro, proyéctela hacia adelante como si estuviera cogiendo un objeto y, con la muñeca doblada, forme una garra con la mano.

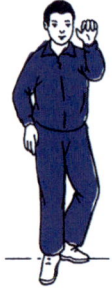

3 Dé un paso atrás con el pie izquierdo y siga con el pie derecho, cuyo tobillo deberá estar despegado del suelo; al mismo tiempo, levante la mano izquierda por el pecho a la altura del hombro, proyéctela hacia adelante como si estuviera cogiendo un objeto y, con la muñeca doblada, forme una garra con la mano. Retire la mano derecha con el codo doblado.

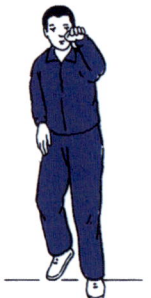

5-6 Repita los pasos 2-3, pero en dirección opuesta.

2 Dé un paso adelante con el pie derecho y siga con el pie izquierdo, levantando el talón del suelo; al mismo tiempo, levante la mano derecha por el pecho a la altura del hombro, proyéctela hacia adelante como si estuviera cogiendo un objeto y, con la muñeca doblada, forme una garra con la mano. Retire la mano izquierda con el codo doblado.

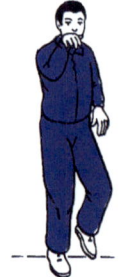

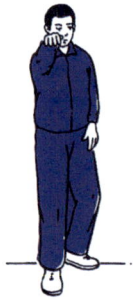

4 Dé un paso adelante con el pie derecho y al mismo tiempo levante la mano derecha por el pecho a la altura del hombro, proyéctela hacia adelante como si estuviera cogiendo un objeto y, con la muñeca doblada, forme una garra con la mano. Retire la mano izquierda con el codo doblado.

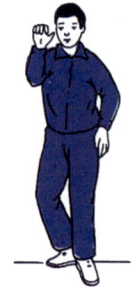

La imagen del ciervo

Preparación Póngase firme y relaje el cuerpo en esta posición durante unos momentos.

1 Doble la pierna derecha y estire la pierna izquierda hacia adelante con la rodilla ligeramente doblada. Ponga su peso sobre la pierna derecha.

2 Estire hacia adelante el brazo izquierdo, con el codo ligeramente doblado y coloque la mano derecha en posición tal que su palma quede frente al codo izquierdo.

3 Haga rotar los brazos en dirección opuesta a las agujas del reloj, asegurándose de que el círculo dibujado por la mano izquierda es más grande y que la rotación de los brazos

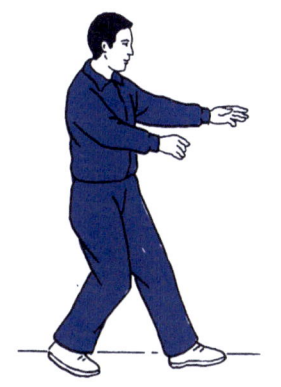

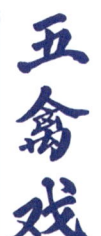

es producida por un movimiento circular de las caderas y la cintura y no por el movimiento de las articulaciones de los hombros. Repita algunas veces el movimiento.

4-6 Repita los pasos 1-3, pero estire adelante la pierna y el brazo derecho; coloque la mano izquierda en la posición en que su palma enfrente el codo derecho y haga rotar los brazos en el sentido de las agujas del reloj. Repita muchas veces el ejercicio hacia la izquierda y hacia la derecha.

Efectos físicos: Especialmente bueno para los riñones, la circulación de la parte inferior del cuerpo y para ayudar a fortalecer los músculos de las piernas.

La imagen de la grulla

Preparación Colóquese de pie con naturalidad y relájese durante unos momentos.

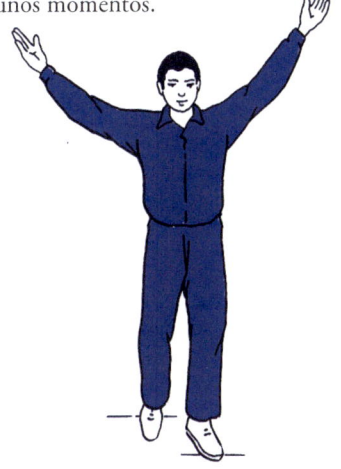

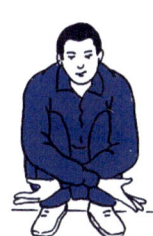

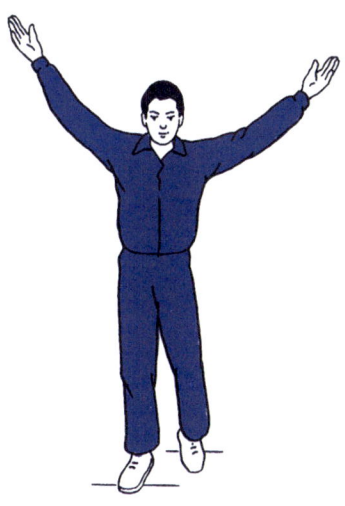

1 Dé un paso adelante con el pie izquierdo, dé medio paso adelante con el pie derecho, levantando el talón del suelo; al mismo tiempo, eleve las manos al frente, ábralas hacia los costados e inspire.

2 Dé medio paso adelante con el pie derecho, baje los brazos, agáchese, abrace sus rodillas y espire.

3 Póngase de pie, adelántese con el pie derecho, dé medio paso adelante con el izquierdo y el talón levantado; al mismo tiempo, eleve las manos al frente, ábralas hacia los costados e inspire.

4 Repita el paso 2, pero adelante el pie izquierdo.

Efectos físicos: Fortalece el corazón, los pulmones, los riñones y la cintura.

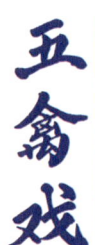

20 variantes

Pruebe a hacer por lo menos cien de los pasos que se explican abajo, alternando los movimientos a izquierda y derecha.

Muévase lentamente y mantenga su postura.
Estos ejercicios deben hacerse en un fluir continuo. Las flechas explican la

acción que conduce a la posición de la figura siguiente y hay que seguirlas con atención.

Precalentamiento

PRIMER MOVIMIENTO

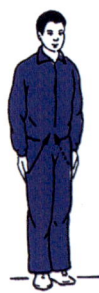 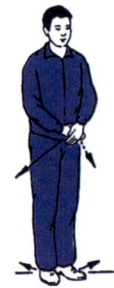 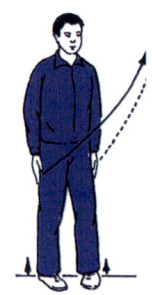 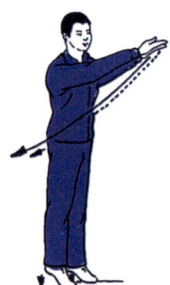 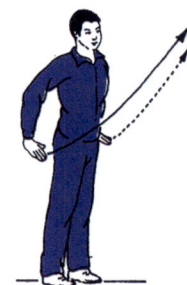

Preparación Póngase firme.
1 Coloque las manos contra el abdomen y relaje todo el cuerpo.
2-3 Mueva los pies a los lados hasta que las piernas estén separadas por el mismo ancho que media entre los

hombros. Con los dedos juntos y los brazos a los lados, gire ligeramente los pies hacia adentro.
4-5 Balancee los brazos hacia atrás y hacia adelante treinta veces; al balancearlos hacia adelante, lleve las

palmas hacia arriba, levante los talones e inspire; al balancearlos hacia atrás, mantenga adelantados la cabeza y el pecho y empuje hacia abajo con las manos, con el dorso hacia arriba, baje los talones y espire.

SEGUNDO MOVIMIENTO
Preparación Colóquese de pie con los pies separados por el mismo espacio que media entre los hombros, con los pies ligeramente vueltos hacia adentro y las rodillas dobladas.
1 Balancee hacia adelante el brazo izquierdo, con el brazo derecho atrás y las palmas hacia arriba e inspire.
2 Balancee el brazo derecho hacia adelante, con el brazo izquierdo atrás, las palmas hacia arriba, y espire.

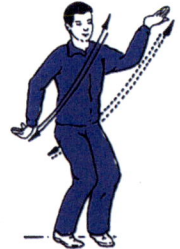

Haga el ejercicio treinta veces y luego repítalo empezando con el brazo derecho.

TERCER MOVIMIENTO
Preparación Colóquese de pie con los pies separados por el ancho de los hombros, los pies ligeramente hacia adentro y las rodillas hacia afuera.

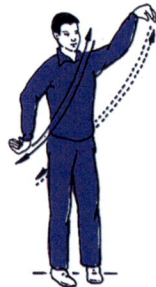 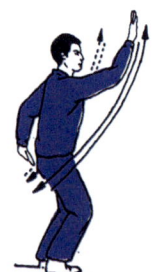

1 Doble las muñecas, balancee hacia arriba el brazo izquierdo, con la palma hacia abajo y el brazo derecho atrás, con la palma hacia arriba, e inspire.

2 Enderece las muñecas, doble las rodillas y repita el movimiento alternando los brazos.
Haga el ejercicio 30 veces y luego repítalo empezando con el brazo derecho.

CONCLUSIÓN

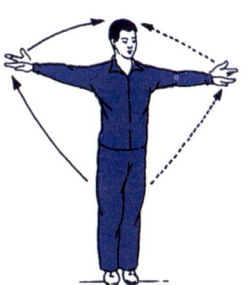

Este ejercicio debería hacerse después de cada movimiento.
1 Colóquese de pie con naturalidad, estire los brazos a los costados y vuelva las palmas hacia arriba.

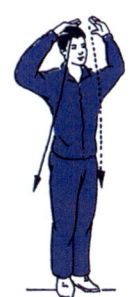

2 Levante los talones, lleve los brazos sobre la cabeza, baje las manos y espire profundamente.

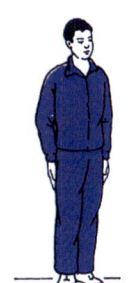

3 Baje los talones y regrese a la posición inicial.

Primeras cinco variantes

EL TIGRE

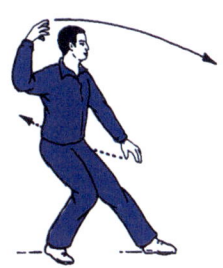

Preparación Colóquese de pie.
1 Dé un paso adelante con el pie izquierdo, doble la rodilla derecha; levante y eche hacia adelante el brazo derecho, con la mano dispuesta como

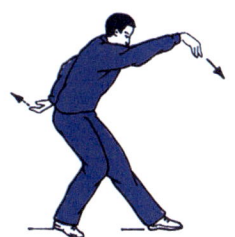

la garra de un tigre, la palma hacia abajo, y eche hacia atrás el brazo izquierdo, con la palma hacia arriba.
2 Estire los brazos algunas veces en esta posición.

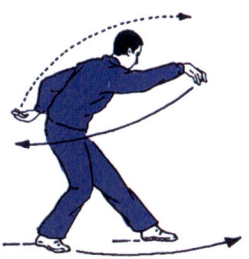

3 Baje el brazo derecho, levante el izquierdo, dé un paso adelante con el pie derecho y repita el ejercicio sobre el otro lado.

EL CIERVO

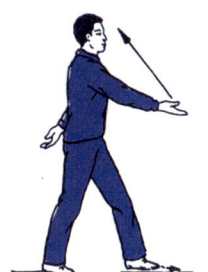

Preparación Colóquese de pie con naturalidad.
1 Dé un paso adelante con el pie izquierdo y échese hacia atrás.

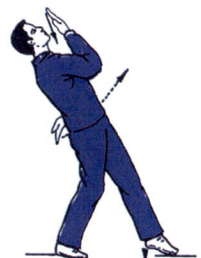

2 Levante la mano derecha hasta la cara, manteniendo los ojos fijos en la palma; lleve la mano izquierda detrás de la espalda, con la palma hacia arriba y, manteniendo alto el pecho, estire el cuello.

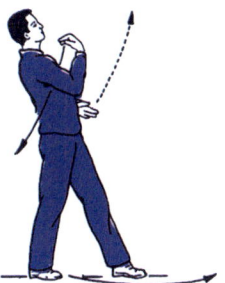

3 Baje el brazo derecho, levante el izquierdo, adelante el pie derecho y repita el ejercicio sobre el otro lado.

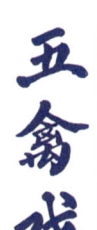

EL MONO

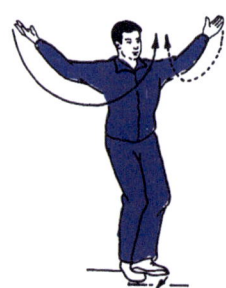 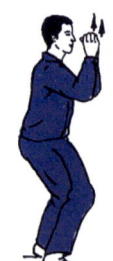 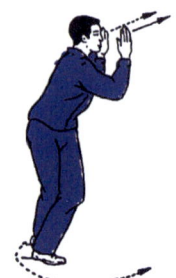

Preparación Colóquese de pie con naturalidad.
1 Cruce la pierna izquierda sobre la derecha, con los dedos de los pies apuntando hacia la izquierda; abra los

brazos tanto como pueda, cierre los puños y júntelos a la altura de los ojos.
2 Vuelva la cabeza hacia la izquierda y agáchese; al mismo tiempo, abra los puños, mantenga las puntas de los

dedos a la altura de la frente y guiñe los ojos por lo menos tres veces.
3 Cruce la pierna derecha sobre la izquierda y repita el ejercicio sobre el otro lado.

EL OSO

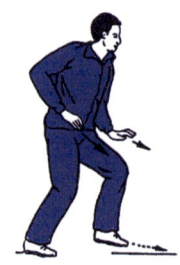 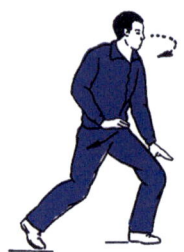 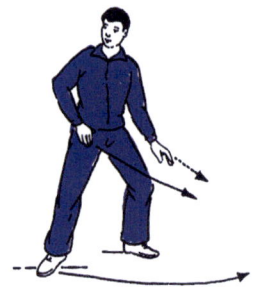

Preparación Colóquese de pie.
1 Dé un paso adelante con el pie izquierdo y doble ambas rodillas. Mantenga los brazos cerca del cuerpo y estire la mano izquierda hacia

adelante, con la palma hacia abajo, manteniendo la mano derecha en la cintura, con la palma hacia abajo.
2 Con el brazo derecho cerca del cuerpo, vuélvase a la derecha.

3 Adelante el pie derecho, estire hacia adelante la mano derecha tanto como pueda, empuje hacia abajo con el brazo izquierdo y repita el ejercicio sobre el otro lado.

LA GRULLA

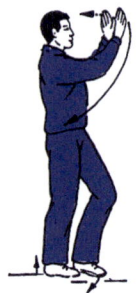 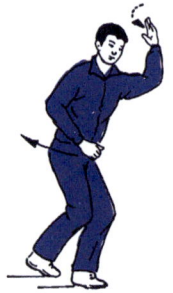 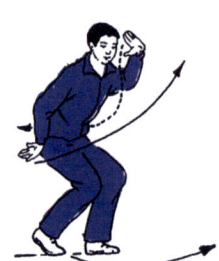

Preparación Colóquese de pie con naturalidad.
1 Cruce la pierna izquierda sobre la derecha y doble ligeramente las rodillas. Levante y cruce los brazos, con las palmas hacia afuera.

2 Gire hacia adentro la palma izquierda y ponga la mano derecha detrás de la espalda, con la palma hacia arriba.

3 Agáchese y gire el cuerpo a la derecha. Cruce la pierna derecha sobre la izquierda, levante el brazo derecho y baje el izquierdo, y repita el ejercicio sobre el otro lado.

Segundas cinco variantes

EL TIGRE

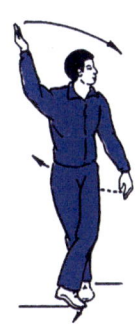 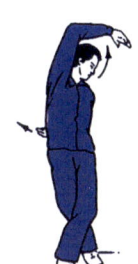 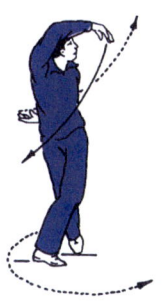

Preparación Colóquese de pie con naturalidad.
1 Cruce la pierna izquierda sobre la derecha, levante la mano derecha y muévala describiendo una curva hacia la izquierda, con la palma hacia abajo;

al mismo tiempo, ponga la mano izquierda detrás de la espalda, con la palma hacia arriba.
2 Gire el cuerpo hacia la izquierda y mírese el talón derecho.
3 Levante la cabeza y mire adelante

durante un momento, imitando la mirada del tigre en busca de la presa. Baje la mano derecha, levante el brazo izquierdo, cruce la pierna derecha por encima de la izquierda y repita el ejercicio sobre el otro lado.

EL CIERVO

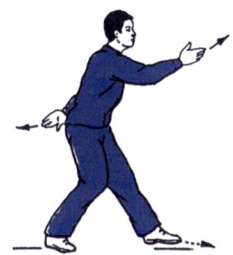 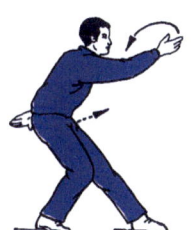 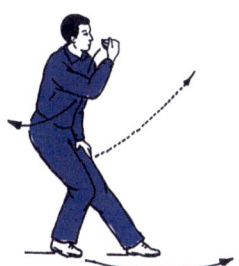

Preparación Colóquese de pie con naturalidad.
1 Dé un paso adelante con el pie izquierdo y doble la rodilla derecha; al mismo tiempo, estire la mano derecha, con la palma hacia la

izquierda y el pulgar a la altura de la nariz, y lleve la mano izquierda detrás de la espalda, con la palma hacia la derecha y el pulgar hacia abajo.
2 Baje el cuerpo; adelante la mano izquierda y doble el brazo derecho

contra el cuerpo, a la altura del pecho.
3 Lleve el brazo derecho detrás de la espalda, levantando el izquierdo, con el pie derecho adelante, y repita el ejercicio sobre el otro lado.

EL MONO

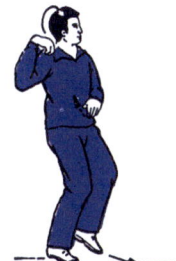 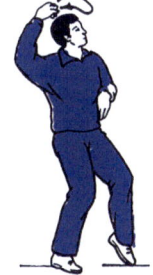 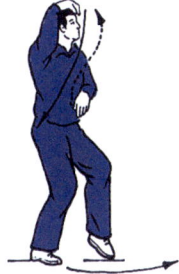

Preparación Colóquese de pie con naturalidad.
1 Doble ligeramente las rodillas, levante el talón izquierdo y dé un paso adelante; al mismo tiempo, lleve el brazo izquierdo cerca del pecho, con los dedos colgando, y eleve el brazo

derecho con los dedos y la muñeca doblados, de modo que quede a la altura del hombro.
2 Levante el brazo derecho con el codo doblado por encima de la cabeza e imprímale un movimiento circular desde la parte de atrás de la cabeza

hacia el frente, con los dedos pulgar, índice y medio doblados como los de un mono cuando coge fruta de los árboles.
3 Baje el brazo derecho y levante el brazo izquierdo, y repita el ejercicio sobre el otro lado.

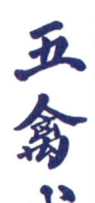

El oso

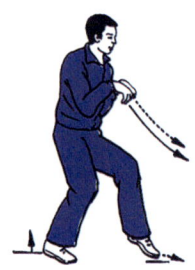 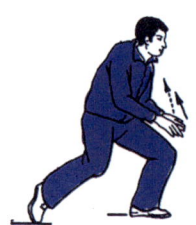 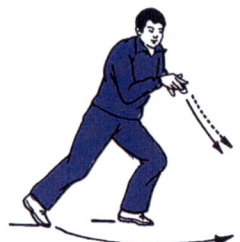

Preparación Colóquese de pie con naturalidad.
1 Dé un paso adelante con el pie izquierdo, el talón levantado, la rodilla doblada y el abdomen contraído.

2 Al mismo tiempo, doble la rodilla derecha ligeramente, levante el talón y estire las manos hacia abajo, con el pie izquierdo firmemente apoyado en el suelo.

3 Baje las manos, dé un paso adelante con el pie derecho y repita el ejercicio sobre el otro lado.

La grulla

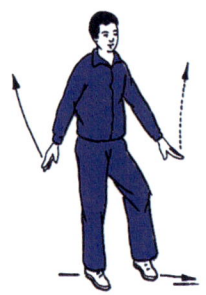 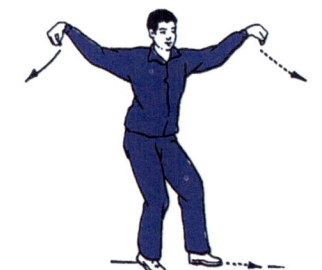 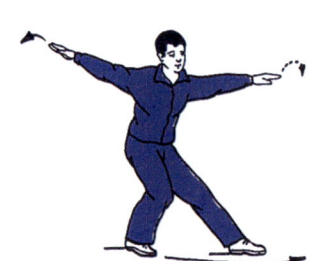

Preparación Colóquese de pie con naturalidad.
1 Dé un paso corto adelante con el pie izquierdo, doble ligeramente la rodilla derecha y abra los brazos a los lados.

2 Levante los brazos con las muñecas dobladas y los dedos colgando.

3 Baje ligeramente el cuerpo, estirando la pierna izquierda y los brazos. Adelante el pie derecho, baje los brazos y repita el ejercicio sobre el otro lado.

Terceras cinco variantes

El tigre

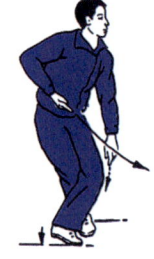 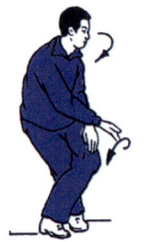 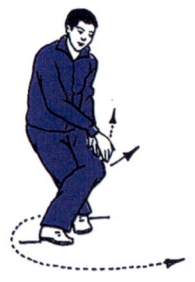

Preparación Colóquese de pie.
1 Cruce la pierna izquierda sobre la derecha y agáchese; a la vez, baje la mano izquierda, doble el codo derecho y baje la mano derecha tanto como pueda.

2 Ponga la mano izquierda en la rodilla izquierda y vuelva la mano derecha, con la palma hacia abajo, girando la cabeza a la derecha.

3 Cruce la pierna derecha sobre la pierna izquierda, baje la mano derecha, doble el codo izquierdo, eche hacia abajo la mano izquierda y repita el ejercicio sobre el otro lado.

EL CIERVO

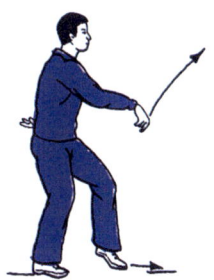 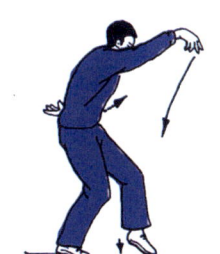 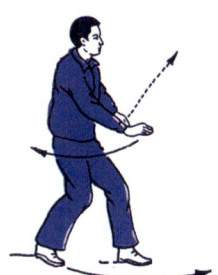

Preparación Colóquese de pie con naturalidad.
1 Dé un paso adelante con la pierna izquierda, con el talón levantado, e inclínese hacia adelante; al mismo tiempo, doble ligeramente la rodilla derecha y levante el brazo derecho

con la muñeca doblada y los dedos colgando. Mantenga el brazo izquierdo detrás de la espalda, con los dedos hacia arriba.
2 Baje el brazo derecho y adelante el izquierdo.

3 Coloque el brazo derecho detrás de la espalda, levante el brazo izquierdo y repita el ejercicio sobre el otro lado.

EL MONO

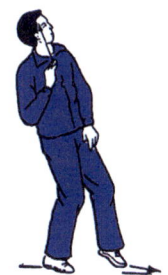 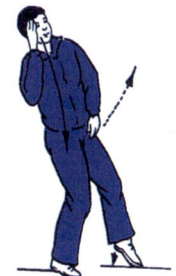 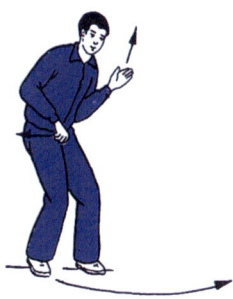

Preparación Colóquese de pie con naturalidad.
1 Adelante un paso la pierna izquierda, con el talón levantado y ligeramente vuelto hacia afuera, y échese algo hacia atrás.

2 Al mismo tiempo, manteniendo el brazo izquierdo cerca del cuerpo, con los dedos colgando, levante la mano derecha y apoye los dedos sobre la frente, por encima de la ceja derecha; mire hacia la izquierda y arriba.

3 Levante el brazo izquierdo, bajando el derecho tanto como pueda, y repita el ejercicio sobre el otro lado.

EL OSO

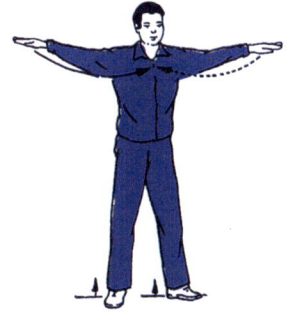 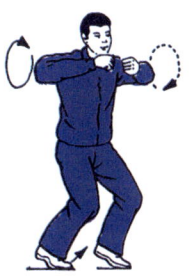 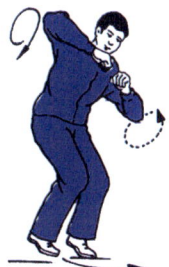

Preparación Colóquese de pie con naturalidad.
1 Doble las rodillas, levante los talones, estire los brazos a los lados, con las palmas hacia abajo.

2 Doble los codos, cierre los puños y llévelos a la altura del pecho, bajo la barbilla.

3 Dé un paso a la izquierda y haga movimientos circulares con ambos codos.
4 Dé un paso a la derecha y haga movimientos circulares con los codos.

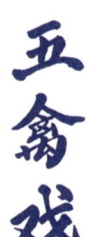

LA GRULLA

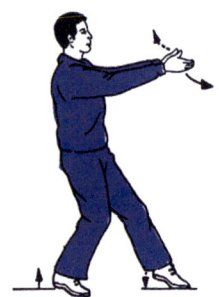 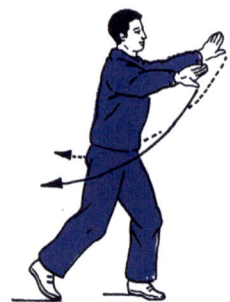 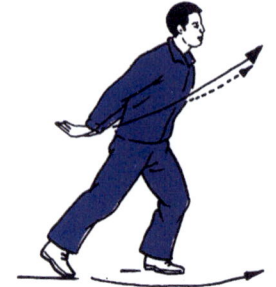

Preparación Colóquese de pie con naturalidad.

1 Dé un paso adelante con la pierna izquierda, doble ligeramente la rodilla derecha y extienda los brazos al frente, con las palmas enfrentadas.

2 Vuelva las palmas hacia afuera, lleve los brazos detrás de la espalda describiendo una curva, con las palmas hacia arriba.

3 Adelante el pecho, eche hacia atrás los hombros y, con el talón derecho

levantado, coloque su peso sobre el pie izquierdo.

4 Extienda los brazos hacia adelante, dé un paso al frente con el pie derecho y repita el ejercicio sobre el otro lado.

Cuartas cinco variantes

EL TIGRE

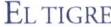

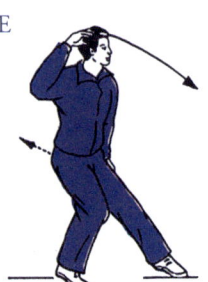 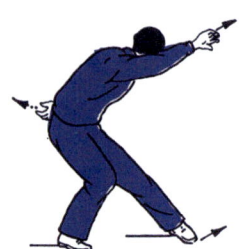 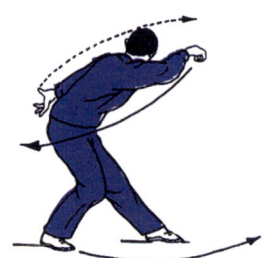

Preparación Colóquese de pie con naturalidad.

1 Dé un paso adelante con el pie izquierdo, levante el talón y gire hacia adentro los dedos de los pies; al mismo tiempo, doble la rodilla derecha, ponga las manos como

garras y lleve la mano derecha a la altura de la cabeza.

2 Adelante el brazo derecho, con la palma hacia afuera, gire el cuerpo hacia la izquierda y eche el brazo izquierdo detrás de la espalda, con la palma hacia arriba. Al girar el cuerpo, abra mucho

los ojos y la boca y saque la lengua imitando el fiero rostro del tigre.

3 Lleve el brazo derecho detrás de la espalda, con el brazo izquierdo a la altura de la cabeza, el pie derecho adelantado, y repita el movimiento sobre el otro lado.

EL CIERVO

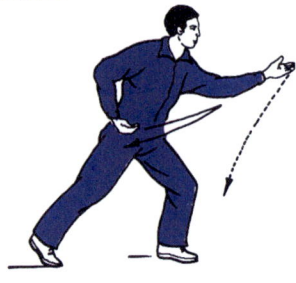 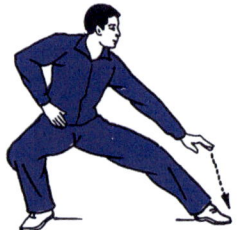 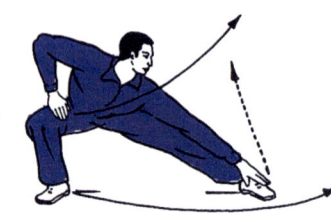

Preparación Colóquese de pie.

1 Dé un paso adelante con el pie izquierdo, extienda las manos al frente con las palmas hacia arriba; lleve atrás el brazo derecho y empuje hacia abajo

con la mano izquierda cuanto pueda.

2 Al mismo tiempo gire a la derecha el pie y la rodilla del lado derecho y, con la pierna izquierda estirada, baje el cuerpo. Mantenga la mano derecha

justo por encima de la rodilla y golpee el pie izquierdo con la mano izquierda, tres veces.

3 Levante los brazos y repita el ejercicio sobre el otro lado.

EL MONO

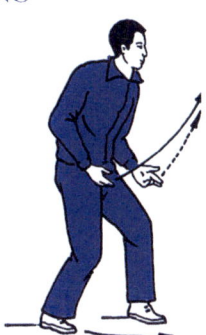
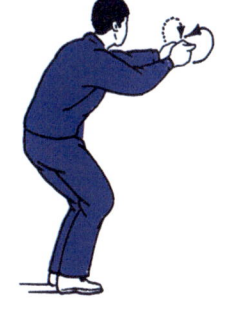
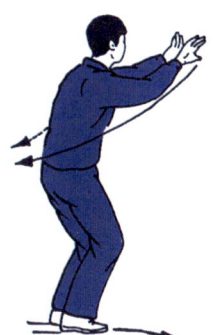

Preparación Colóquese de pie con naturalidad.

1-2 Dé un paso a la izquierda, junte los pies y doble las rodillas; al mismo tiempo levante los brazos describiendo una curva, con las palmas hacia arriba. Cierre los dedos imitando a un mono que coge fruta.

3 Con las palmas abiertas, balancee los brazos hacia atrás describiendo una curva.

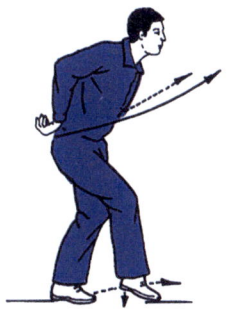
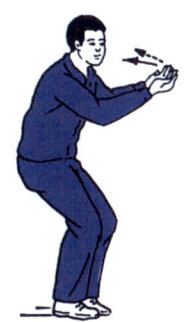
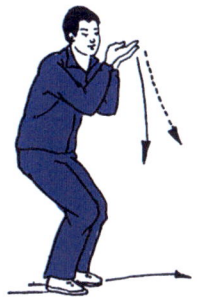

4-6 Dé un paso a la derecha, junte los pies y doble las rodillas; al mismo tiempo levante los brazos describiendo una curva, con las palmas abiertas y hacia arriba, en imitación de un mono ofreciendo frutas.

EL OSO

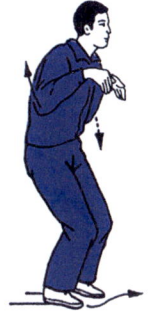
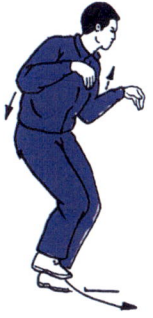
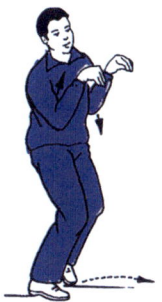

Preparación Colóquese de pie con naturalidad.

1 Levante los antebrazos con las muñecas dobladas y los dedos colgando, mantenga los brazos cerca del cuerpo y doble las rodillas.

2 Dé un paso a la izquierda, levante ligeramente el pie derecho, incline la parte superior del cuerpo y gire la cabeza hacia la izquierda.

3 Dé un paso a la derecha y repita el ejercicio sobre el otro lado.

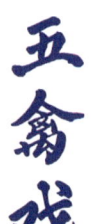

La grulla

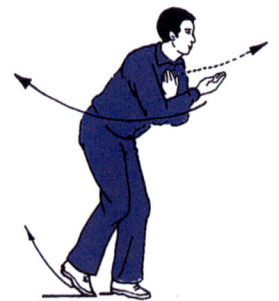

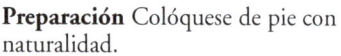

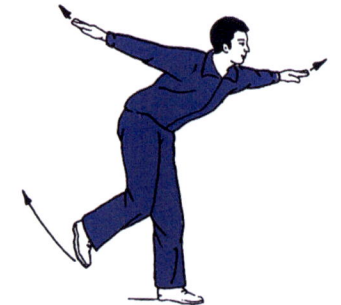

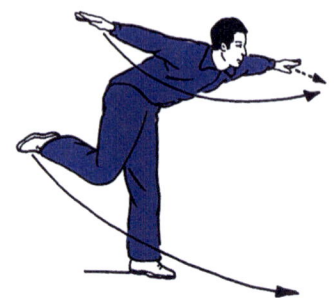

Preparación Colóquese de pie con naturalidad.

1 Dé un paso adelante con la pierna izquierda, doble la rodilla derecha y levante el talón izquierdo. Al mismo tiempo, cruce los brazos frente al pecho e inclínese hacia adelante.

2 Estire los brazos a los lados, con las palmas hacia abajo; al mismo tiempo doble la rodilla derecha un poco más, de modo que la planta del pie quede hacia arriba. Estire el cuello, adelante la cabeza y haga girar suavemente los ojos.

3 Vuelva a cruzar los brazos, adelante el pie derecho y repita el ejercicio sobre el otro lado.

Conclusión

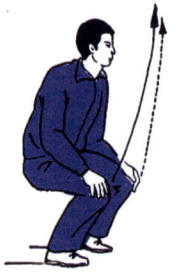

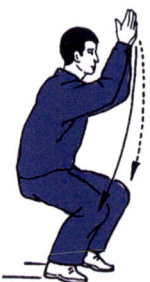

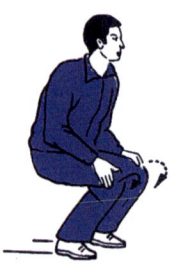

Preparación Colóquese de pie con naturalidad y relájese, porque el objeto de este movimiento es aliviar la fatiga provocada por los ejercicios anteriores.

1 Mire hacia adelante y doble las rodillas para adoptar la posición de un jinete. Palmee las nalgas y los muslos.
2 Levante las manos y dé una palmada.

3 Descanse las manos en las rodillas.
4 Sacuda los hombros y las rodillas.

Ejercicios avanzados

Preparación Colóquese de pie con naturalidad, con los pies separados por el mismo ancho de los hombros y paralelos entre sí; deje los brazos sueltos a los costados.

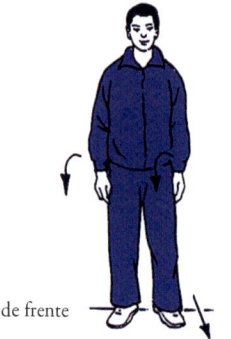

de frente

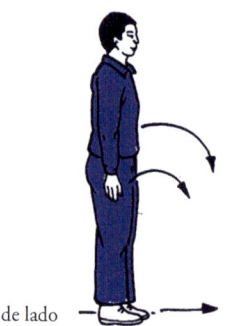

de lado

El juego del tigre

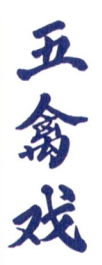

OTEAR HACIA LA DERECHA

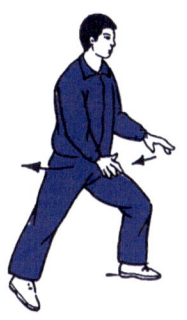
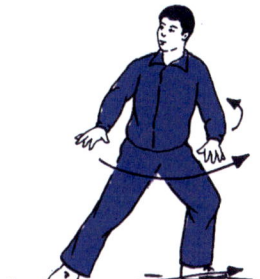

1 Dé un paso adelante con el pie izquierdo, manteniendo estirada la rodilla derecha, y doble la rodilla izquierda; al mismo tiempo, inclínese hacia adelante, y doble los codos y mantenga las manos por encima del muslo izquierdo, con los dedos separados y hacia abajo, como las garras del tigre.

2 Vuélvase lentamente y tanto como pueda hacia la derecha, siguiendo el movimiento con ojos vigilantes e investigadores como un tigre hambriento.
3 Vuelva lentamente a la posición anterior, siguiendo el movimiento con los ojos.

OTEAR HACIA LA IZQUIERDA

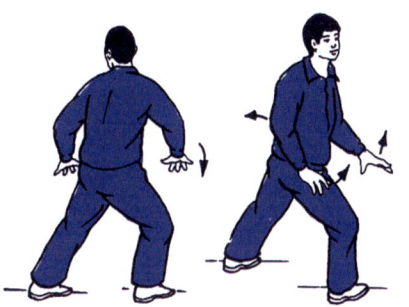

Repita los pasos 1-3, pero en dirección opuesta. Otee hacia la izquierda y hacia la derecha por lo menos dos veces.

Puntos que debe recordar
• Muévase como si fuera un tigre feroz y hambriento, de cuerpo ligero y ágil.
• Mueva juntos el cuello y el torso, respire normalmente y mantenga una mirada vigilante.

DAR ZARPAZOS HACIA LA IZQUIERDA

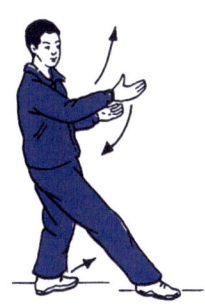
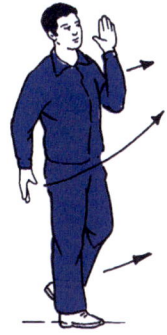
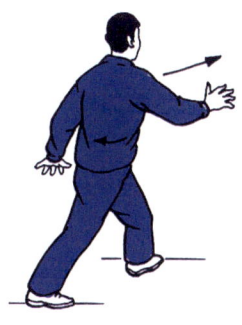

1 Siguiendo las flechas del paso 3 de «Otear hacia la izquierda», levante lentamente los brazos, con la palma izquierda frente a la muñeca derecha, inclínese hacia atrás, de modo que el peso caiga sobre la pierna izquierda.

2 Inclínese hacia adelante y cambie el peso sobre la pierna derecha; al mismo tiempo, levante el pie izquierdo, alce la mano izquierda a la altura de los ojos y deje caer el brazo derecho al costado.

3 Apoye con firmeza el pie derecho, dé un paso adelante con el izquierdo y, manteniendo estirada la pierna derecha, doble la pierna izquierda. Doble las manos como garras, baje la mano izquierda, adelante el brazo derecho y mueva el cuerpo hacia la izquierda, en un ángulo de 45 grados.

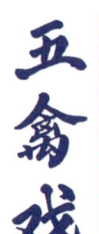

DAR ZARPAZOS HACIA LA DERECHA

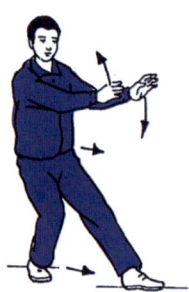
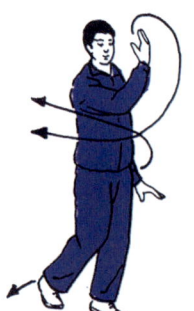
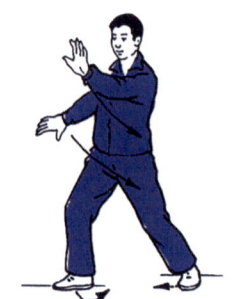

Repita los pasos 1-3 del ejercicio anterior, pero en dirección opuesta.

ATACAR HACIA LA IZQUIERDA

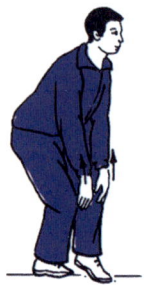
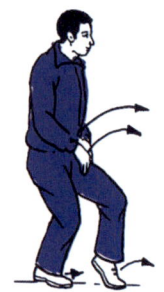
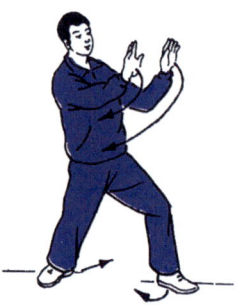

1 Siguiendo las flechas del paso 3 del ejercicio anterior, apóyese en la eminencia metatarsiana del pie derecho, con el talón doblado hacia afuera 45 grados, y gire 90 grados a la izquierda; al mismo tiempo, levante el pie izquierdo y coloque sus dedos

frente al pie derecho; mantenga entrado el pecho y el abdomen contraído, y coloque las manos sobre la rodilla izquierda.
2 Enderece lentamente el cuerpo y suba las manos.

3 Pise fuerte con el pie derecho y adelántese con el izquierdo; manteniendo estirada la pierna derecha, doble la pierna izquierda y, al mismo tiempo, eche las manos hacia adelante.

ATACAR HACIA LA DERECHA

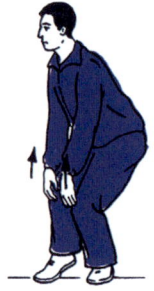
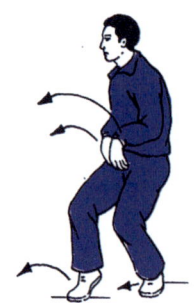
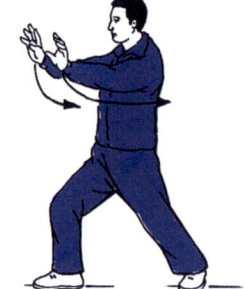

Repita los pasos 1-3 del ejercicio anterior, pero en dirección opuesta.

Puntos que debe recordar
• Cuando adelante las manos, sea vivaz y rápido y abra los dedos para imitar las garras del tigre.
• Al pisar fuerte y adelantarse, ruja como un tigre.

LUCHA: ATAQUE FRONTAL

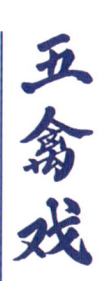

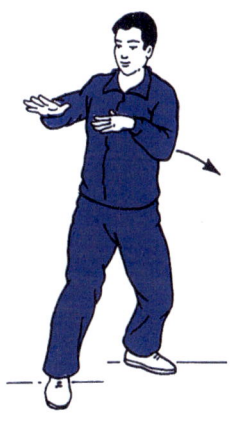

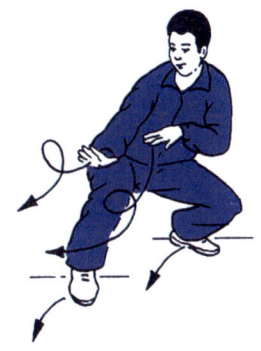

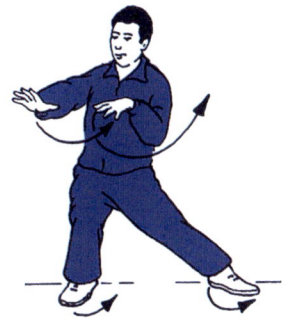

1 Siguiendo las flechas del paso 3 de «Atacar hacia la derecha», apóyese en la eminencia metatarsiana del pie derecho, con el talón vuelto 45 grados hacia afuera, retroceda con el pie izquierdo y coloque el peso sobre la pierna izquierda; al mismo tiempo; estire hacia adelante la mano derecha y lleve la mano izquierda al pecho, con las palmas hacia abajo y los dedos extendidos.

2 Balancee el cuerpo hacia adelante y hacia atrás y, como indican las flechas, dibuje círculos. Al echarse hacia adelante, doble la rodilla derecha y mantenga estirada la pierna izquierda. Al echarse hacia atrás, doble la rodilla izquierda y mantenga estirada la pierna derecha, cambiando el peso hacia atrás y hacia adelante.

3 Repita el paso 2, pero después de balancearse hacia atrás, salte hacia adelante, primero con el pie izquierdo y luego con el derecho, y al mismo tiempo ponga las manos como garras y adelántelas de un golpe como si estuviera atacando.

LUCHA: ATAQUE HACIA ATRÁS

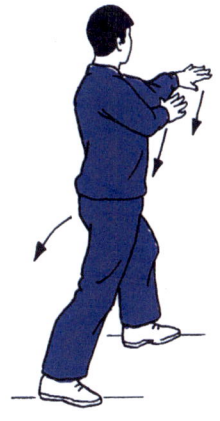

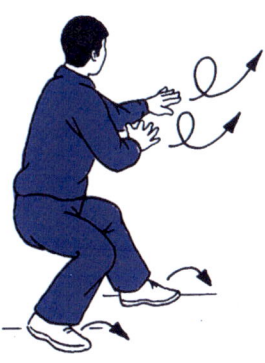

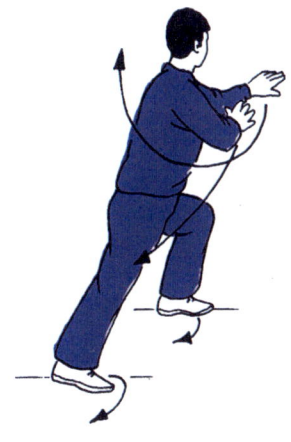

1 Apóyese en las eminencias metatarsianas de ambos pies, vuélvase 180 grados hacia la izquierda y coloque el peso sobre la rodilla derecha; al mismo tiempo, adelante la mano izquierda y lleve la derecha al pecho, con los dedos extendidos.

2 Repita el paso 2 de «Lucha: ataque frontal», pero al balancearse hacia adelante, doble la rodilla izquierda y mantenga estirada la pierna derecha, y al balancearse hacia atrás, doble la rodilla derecha y mantenga estirada la pierna derecha.

3 Repita el paso 3 de «Lucha: ataque frontal», pero salte primero con el pie derecho, después con el izquierdo y ataque con los dedos.

Puntos que debe recordar
• Concéntrese e imagine que está luchando con un enemigo.
• Coordine los movimientos del cuerpo y las piernas.
• Ataque con fuerza, con los dedos abiertos como púas.

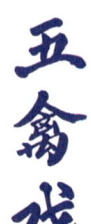

VOLVERSE HACIA LA DERECHA

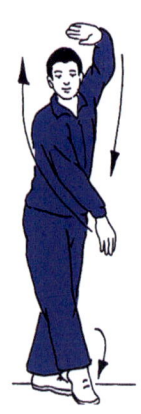

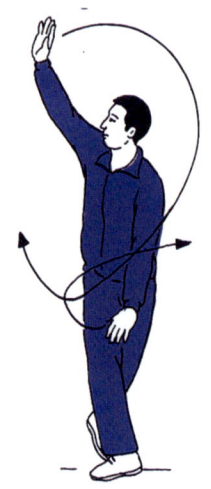

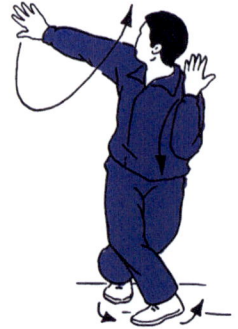

1 Siguiendo las flechas del paso 3 de «Lucha: ataque hacia atrás», apoye el peso sobre el pie derecho. Gire el pie izquierdo unos 140 grados hacia adentro y mantenga derechas ambas rodillas. Pase el peso al pie izquierdo y dé medio paso atrás con el pie derecho, con el talón levantado. Al mismo tiempo, gire el cuerpo hacia la derecha, deje caer la mano derecha frente al abdomen y levante la mano izquierda por encima de la frente, con la palma hacia afuera y manteniendo fijos los ojos en el dorso de la mano.

2 Gire lentamente la parte superior del cuerpo hacia la derecha, unos 90 grados; al mismo tiempo, levante la mano derecha y baje la izquierda hacia la derecha, describiendo una curva.

3 Lleve la mano derecha hacia el pecho, con la palma hacia abajo, y la mano izquierda hacia el abdomen, como si estuviera sosteniendo una pelota; al mismo tiempo, agáchese, estire la mano derecha hacia afuera y doble el codo izquierdo para llevar la mano izquierda a la altura del hombro; mantenga los ojos fijos en la mano derecha.

VOLVERSE HACIA LA IZQUIERDA

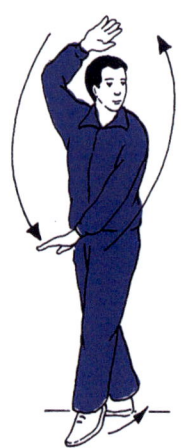

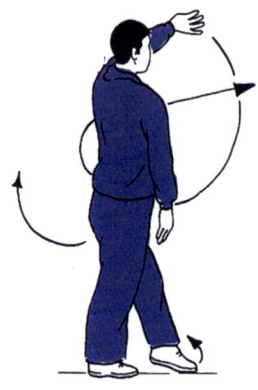

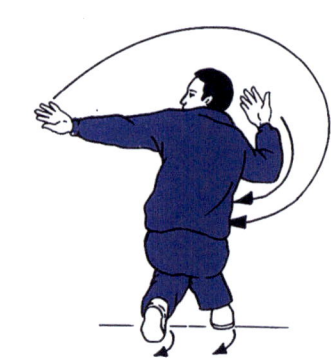

Repita los pasos 1-3 del ejercicio anterior, pero en dirección opuesta.

Puntos que debe recordar
• Al volverse, coordine los movimientos de los miembros y relaje los músculos.

• Al mover los brazos, hágalo con ritmo y en un ángulo amplio.

El juego del ciervo

MIRAR DESDE ARRIBA A LA IZQUIERDA

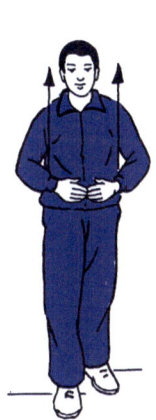 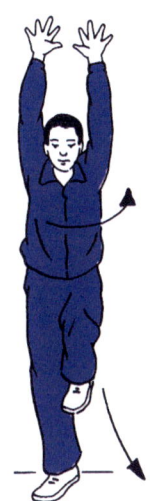 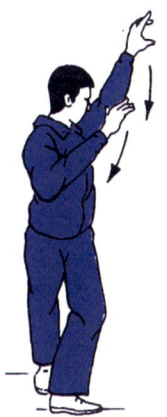 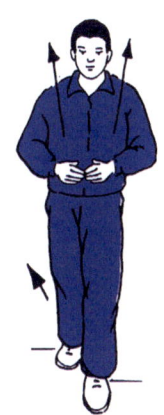

1 Siguiendo las flechas del paso 3 de «Volverse hacia la izquierda», incorpórese y haga un giro completo hacia atrás con el peso cargado sobre el pie izquierdo; adelante ligeramente el pie derecho y coloque ambas manos firmemente contra el abdomen.

2 Levante bien los brazos, con los dedos abiertos y las palmas hacia adelante; al mismo tiempo, pase el peso al pie derecho y levante mucho la rodilla izquierda.

3 Plante el pie izquierdo frente al derecho y gire el cuerpo hacia la izquierda, manteniendo los ojos fijos atrás, a la izquierda.

4 Vuelva el cuerpo a la posición anterior y coloque las manos contra el abdomen, con el pie izquierdo delante del derecho.

MIRAR DESDE ARRIBA A LA DERECHA

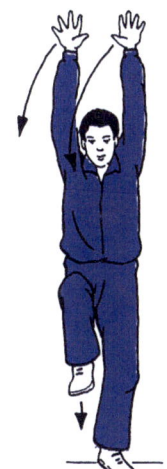 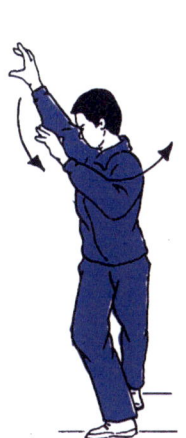 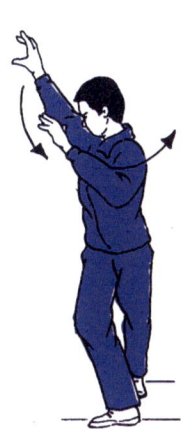 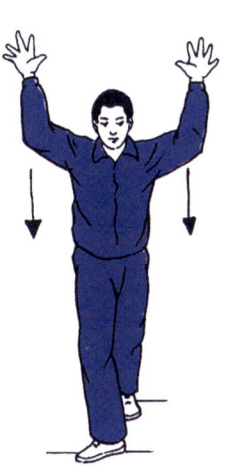 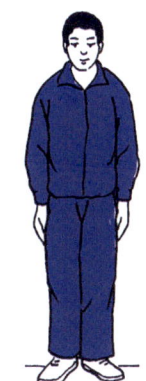

Repita los pasos 2-4 del ejercicio anterior, pero en dirección opuesta, y adopte una posición de vigilancia.

Puntos que debe recordar
• Al levantar los brazos, abra los dedos como la cornamenta del ciervo.
• Al pararse sobre una pierna, mantenga firme el cuerpo.
• Al levantar la rodilla, el muslo debe quedar paralelo al suelo. Mantenga la cabeza alta y una expresión cómoda.

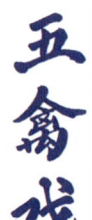

Dar topetazos hacia la izquierda

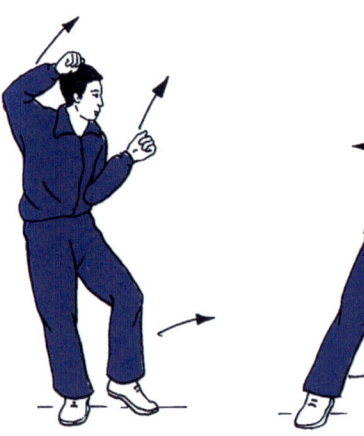 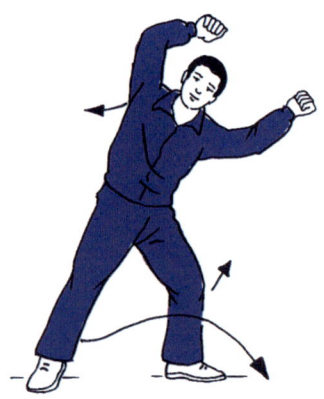 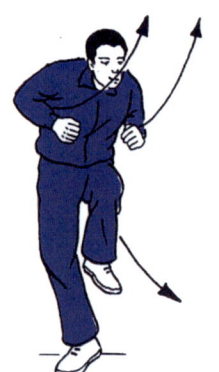 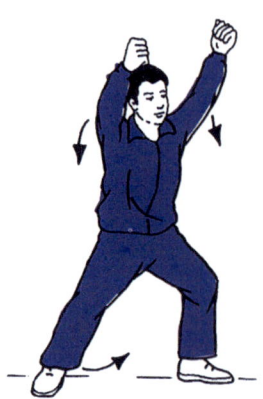

1 Cargue el peso sobre la pierna derecha y levante el talón izquierdo; lleve el puño derecho junto a la cabeza y deje bajo el puño izquierdo, con el codo tocando el abdomen; mantenga los ojos fijos en el puño izquierdo.

2 Adelántese hacia la izquierda y eche la cabeza y los puños hacia este lado.

3 Doble los codos y lleve los brazos hacia la cintura; salte con el pie derecho en dirección al izquierdo; échese hacia adelante y levante la rodilla izquierda.

4 Pise fuerte con el pie izquierdo, dé un paso a la izquierda y levante los puños.

Dar topetazos hacia la derecha

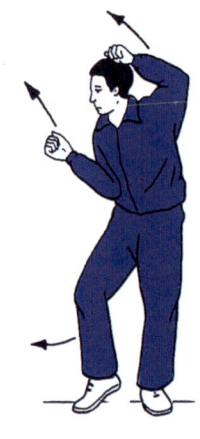 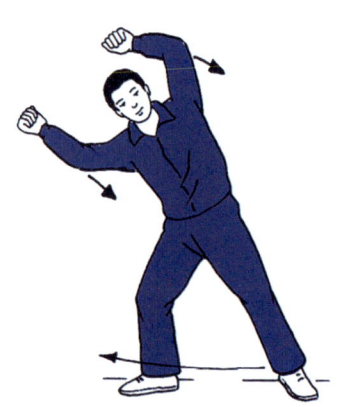 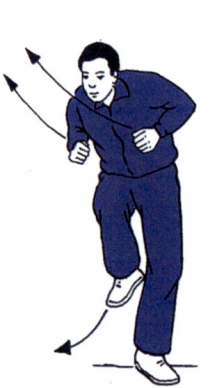 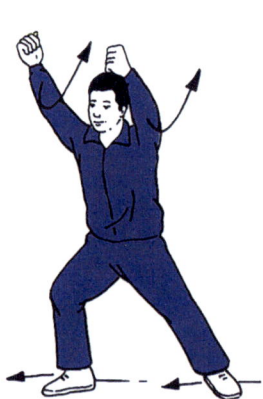

Repita los pasos 1-4 del ejercicio anterior, pero en dirección opuesta.

Puntos que debe recordar
• Al dar topetazos a los lados, mantenga un codo cerca del pecho y levante el otro.
• Al adelantarse y levantar los puños, hágalo con fuerza y estire la parte superior del cuerpo.
• Todos los movimientos deben ser ligeros y rápidos en imitación de la agilidad y elasticidad del ciervo.

GIRAR EN CÍRCULO A LA IZQUIERDA

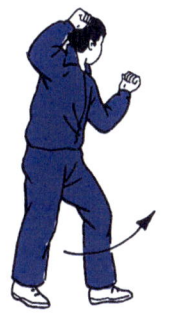 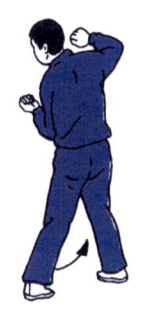 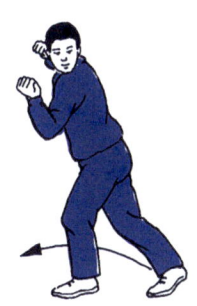 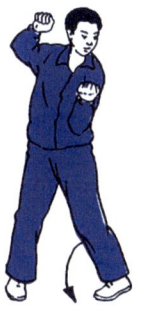 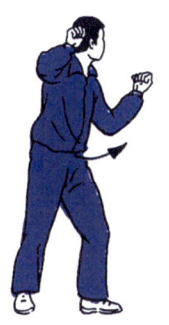

1 Siguiendo las flechas del paso 4 de «Dar topetazos hacia la derecha», gire el cuerpo hacia la izquierda, con el talón derecho hacia afuera, y cargue el peso sobre el pie derecho. Doble el brazo izquierdo en la cintura, coloque el brazo derecho junto a la cabeza y pise fuerte con el pie izquierdo.

2-5 Inclínese hacia la izquierda y camine en círculo, en sentido contrario a las agujas del reloj, dando cuatro pasos y empezando con el pie derecho.

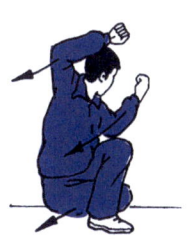 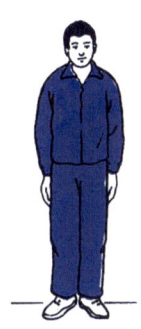

6 Póngase en cuclillas y siéntese sobre el talón derecho; baje la cabeza y mantenga los ojos fijos en los dedos del pie derecho.

7 Póngase firme.

Puntos que debe recordar
• Al formar el círculo, procure que cada paso sea de unos 45 cm de largo; doble ligeramente las rodillas y, con cada paso, doble ligeramente los dedos de los pies hacia el cuerpo.
• Al inclinarse, asegúrese de que el puño interno está bajo, con el codo cerca del pecho, y el exterior alto, con el codo estirado.
• Los ojos deben seguir los movimientos del cuerpo, que deben ser relajados y naturales a lo largo de todo el ejercicio.

GIRAR EN CÍRCULO A LA DERECHA

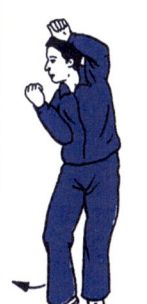 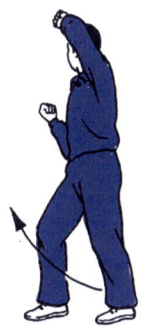 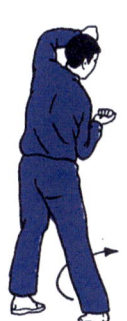 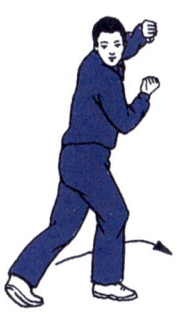 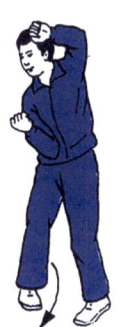 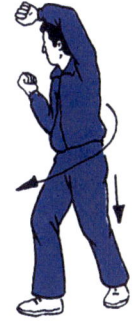 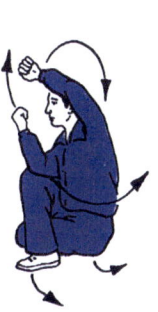

Repita los pasos 1-7 del ejercicio anterior, pero en dirección opuesta.

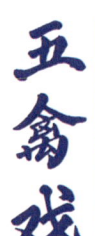

El juego del oso

Oscilar

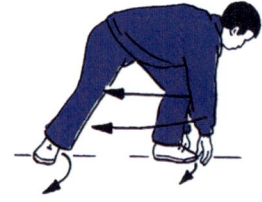
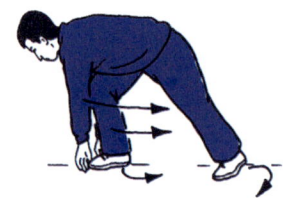

1 Siguiendo las flechas del paso 7 de «Girar en círculo a la derecha», vuélvase hacia la izquierda, poniendo el peso sobre el pie izquierdo. Levante el talón derecho, inclínese hasta tocar el talón izquierdo con la mano izquierda y los dedos con la mano derecha.

2 Haga oscilar el cuerpo hacia la derecha y dé un largo paso con el pie derecho; levante el talón izquierdo, inclínese y toque el talón derecho con la mano derecha y los dedos con la mano izquierda.
3-4 Repita los pasos 1-2.

Puntos que debe recordar
• Al oscilar, hágalo lentamente y con firmeza.
• Los brazos deben estar relajados y colgando y oscilar con los hombros; los ojos deben seguir las manos.

Empujar hacia la izquierda

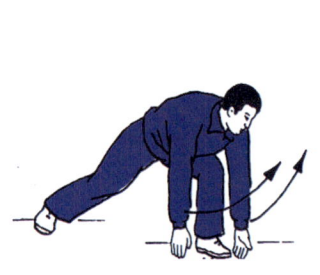
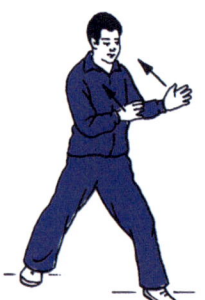
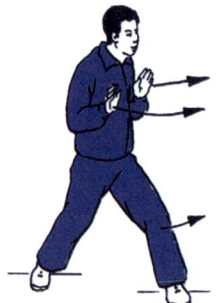

1-2 Siguiendo las flechas del paso 2 del ejercicio anterior, oscile hacia la izquierda y póngase de pie. Cargue el peso en el pie izquierdo y lleve las manos a la altura de la cintura, con las palmas enfrentadas.

3 Enderécese, pase el peso hacia la pierna derecha y retire los brazos hacia el pecho, con los dedos hacia arriba y las palmas hacia adelante.

4 Empuje fuerte con ambas manos, luego con el cuerpo y pase el peso a la pierna izquierda.
5-6 Repita los pasos 3-4.

Empujar hacia la derecha

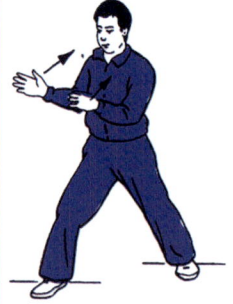
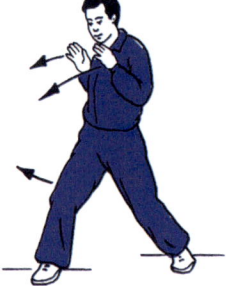
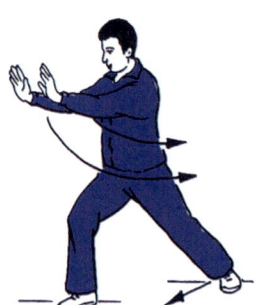

Repita los pasos 2-4 del ejercicio anterior, pero en dirección opuesta, y adopte una posición erguida natural.

Puntos que debe recordar
• Asegúrese de que el movimiento de brazos y piernas es coordinado y rítmico.
• Al pasar el peso de atrás hacia adelante, hágalo de manera natural y respire profundamente, con los hombros bajos y manteniendo los codos tan abajo como sea posible.

TREPAR

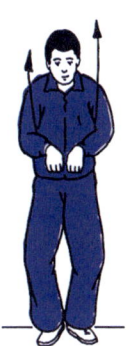 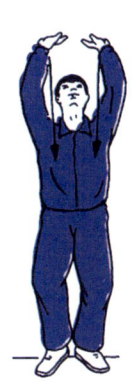 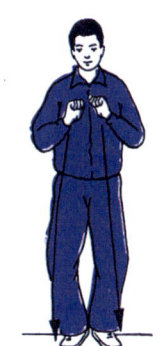 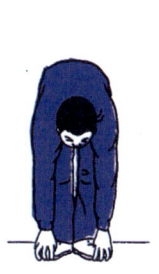 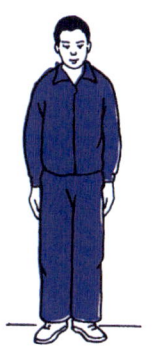

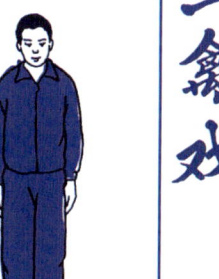

1 Lleve las manos a la altura de la cintura, como si estuviera sujetando una barra.
2 Estire las manos hacia arriba, siguiéndolas con los ojos.
3 Baje las manos lentamente hacia el pecho, como si estuviera sosteniendo una barra.

4 Échese hacia adelante y tire de los dedos de los pies.
5 Enderece lentamente el cuerpo y póngase firme.
Repita el ejercicio dos o más veces.

Puntos que debe recordar
• Al estirar hacia arriba y agacharse para cogerse los dedos de los pies, mantenga las rodillas derechas y las piernas estiradas.
• Concéntrese durante todo el ejercicio y respire normalmente.

El juego del mono

SALTAR A LA IZQUIERDA

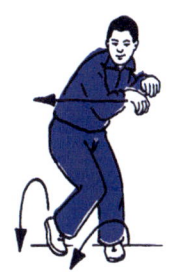 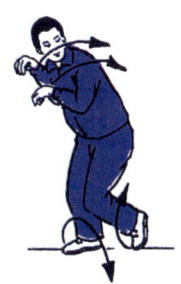 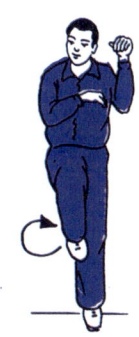 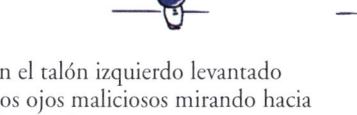 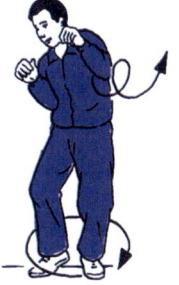 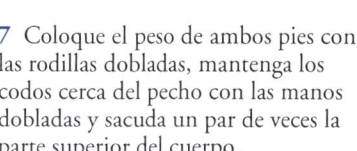

1 Doblando muñecas y manos como las patas de un mono, lleve la mano izquierda al hombro izquierdo y la mano derecha al lado izquierdo del pecho; al mismo tiempo, doble las rodillas y levante el talón derecho, colocando el peso en el pie izquierdo, con los ojos maliciosos mirando hacia la derecha.
2 Salte hacia la derecha con el pie derecho y lleve la mano derecha a la oreja y la izquierda al lado derecho del pecho; traslade el peso al pie derecho,

con el talón izquierdo levantado y los ojos maliciosos mirando hacia la izquierda.
3 Salte a la izquierda y repita el paso 1.
4 Levante el pie derecho y dibuje un pequeño círculo en el sentido de las agujas del reloj.
5 Baje el pie derecho y toque el suelo con los dedos.
6 Apóyese en la eminencia metatarsiana del pie derecho y dé rápidamente una vuelta completa.

7 Coloque el peso de ambos pies con las rodillas dobladas, mantenga los codos cerca del pecho con las manos dobladas y sacuda un par de veces la parte superior del cuerpo.

SALTAR A LA DERECHA
Repita los pasos 1-7 del ejercicio anterior, pero en dirección opuesta.

Puntos que debe recordar
• Con las manos en gancho, los codos levantados y las rodillas dobladas, se asume automáticamente la postura de un mono.
• Todos los movimientos, incluyendo los saltos y giros, deben ser rápidos.

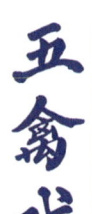

COGER Y OFRECER FRUTA HACIA LA DERECHA

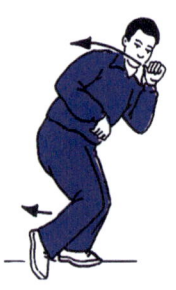 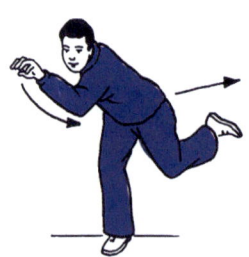 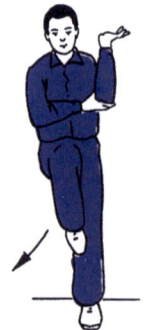 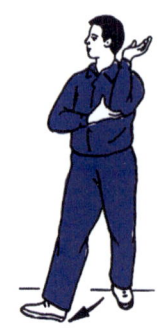

1 Lleve la mano izquierda cerca de la oreja izquierda, y la mano derecha al lado izquierdo del pecho; levante la pierna derecha y cargue el peso en la pierna izquierda, con los ojos maliciosos mirando hacia la derecha.
2 Salte a la derecha, aterrizando sobre el pie derecho, e inclínese hacia adelante; al mismo tiempo, estire la mano izquierda en imitación del mono cogiendo fruta. Estire hacia atrás la pierna izquierda.
3 Enderece el cuerpo y salte hacia la izquierda, aterrizando sobre el pie izquierdo; al mismo tiempo, levante la rodilla derecha y cójase el codo izquierdo con la mano derecha, de modo que el antebrazo izquierdo quede erguido, con la palma hacia arriba, en imitación del mono presentando la fruta.

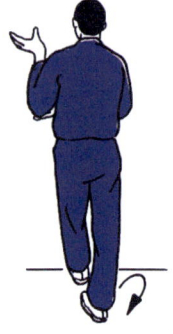 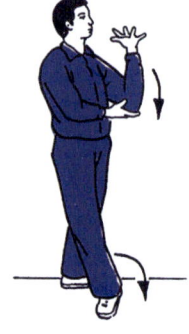

4 Baje el pie derecho y apunte con los dedos del pie a la derecha.
5 Dé un paso adelante con el pie izquierdo, colocándolo frente al derecho, y vuélvase a la derecha y luego atrás.
6 Dé un paso adelante con el pie derecho, doblando los dedos tanto como pueda hacia la derecha, y continúe girando a la derecha.
7 Dé un paso adelante con el pie izquierdo y continúe girando.
8 Junte los pies, deje caer las manos y regrese a la posición erguida.

Puntos que debe recordar
• Los movimientos deben ser rápidos.
• Al saltar para coger fruta, échese hacia adelante y mantenga en equilibrio el cuerpo con la pierna trasera estirada.

COGER Y OFRECER FRUTA HACIA LA IZQUIERDA

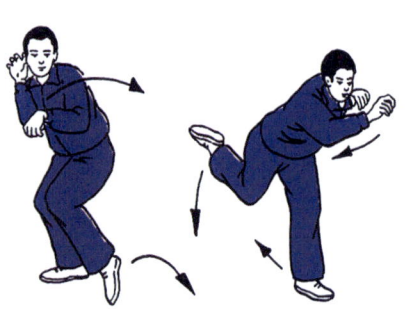 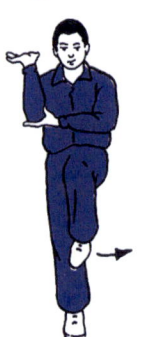 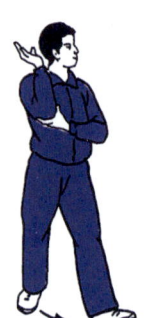 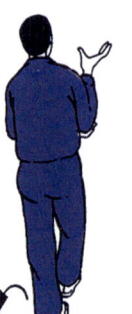 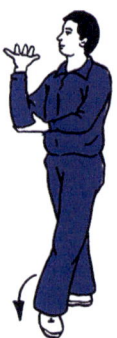 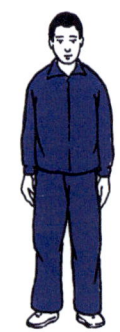

Repita los pasos 1-8 del ejercicio anterior, pero en sentido opuesto.

LA RESPIRACIÓN DEL MONO

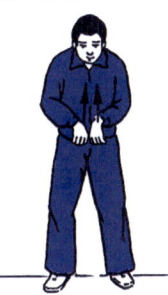 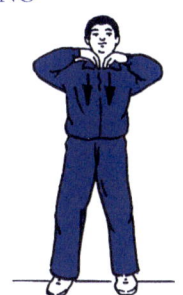 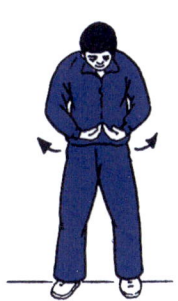

1 Colóquese de pie con los pies separados, junte las manos frente al abdomen y mire el dorso de las mismas.

2 Levante lentamente las manos e inspire, manteniendo los ojos fijos en ellas. A medida que las manos van alcanzando gradualmente la altura de la garganta, sus pulmones estarán llenos de aire.

3 Vuelva las manos, empuje hacia abajo y espire. Al mismo tiempo, inclínese lentamente hacia adelante. A medida que va soltando el aire, diga: jo... ju... si... chuu... chiii... tsui...

Puntos que debe recordar
- Relájese y sea natural.
- La respiración debe ser larga, lenta y pareja.
- Al espirar, diga las seis palabras antedichas. La leyenda afirma que este método respiratorio puede ayudar a prevenir enfermedades de los órganos internos.

EL MASAJE DEL MONO

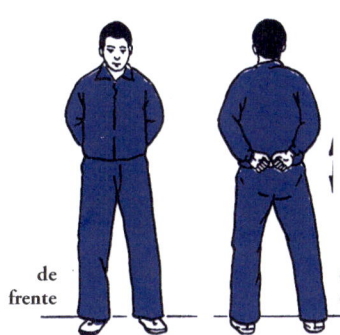

de frente   de espalda

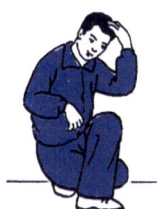 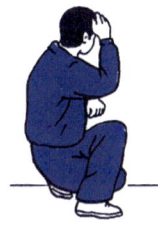 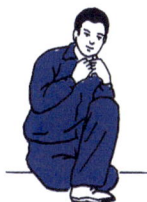 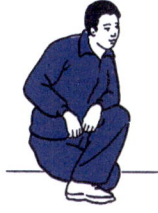

1 Para masajear la cintura, cierre flojamente los puños, frote treinta veces la cintura y la parte baja de la espalda con los nudillos; luego dé golpecitos en la misma zona otras treinta veces y póngase en cuclillas.

2 Dé un paso adelante y a la derecha con el pie izquierdo y siéntese sobre el pie derecho, con la rodilla derecha apoyada en el suelo. Espíe a su alrededor y mientras tanto rásquese.

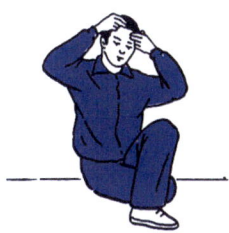

3 Utilice los índices y los dedos corazones para masajear los siguientes puntos: la nuca, la parte superior de la cabeza, el espacio entre las cejas, la zona entre la nariz y el labio superior y el punto que está exactamente debajo del labio inferior.

4 Póngase de pie.

Puntos que debe recordar
- Después de ponerse en cuclillas y sentarse, espíe y rásquese como un mono; después, masajee muchas veces los puntos especificados.

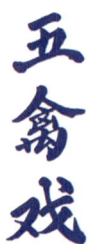

El juego de la grulla

ALETEAR HACIA LA IZQUIERDA

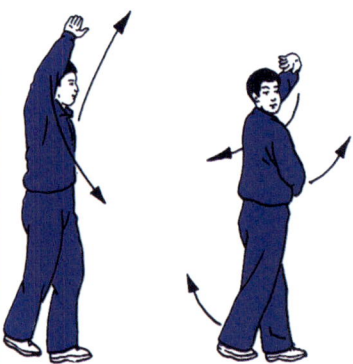 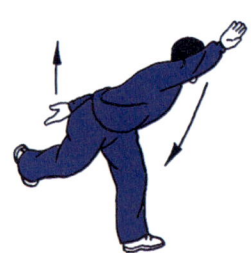 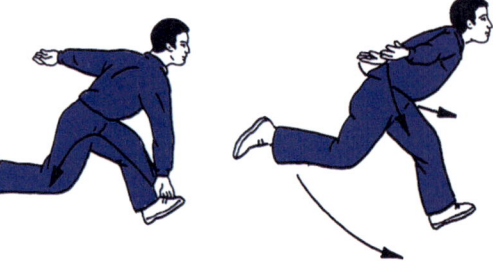

1 Coloque el pie izquierdo frente al derecho y levante el brazo derecho.
2 Deje caer el brazo derecho y póngalo frente al abdomen, con la palma hacia abajo; al mismo tiempo, levante el brazo izquierdo, con la palma hacia arriba.

3 Inclínese hacia adelante y estire la pierna derecha hacia atrás, manteniendo el equilibrio sobre el pie izquierdo; al mismo tiempo, cruce los brazos y estire hacia adelante el brazo derecho, y el izquierdo hacia atrás.
4 Tóquese el pie izquierdo con la mano derecha y estire la mano izquierda hacia la espalda.
5 Estire la mano derecha hacia la espalda. Vuélvase 45 grados a la izquierda, baje el pie derecho y póngase de pie con naturalidad.

ALETEAR HACIA LA DERECHA

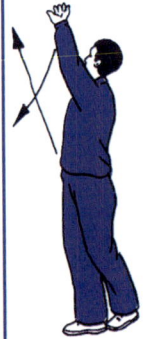 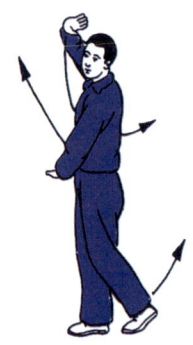 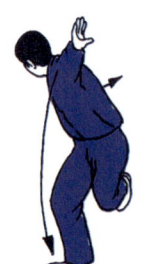 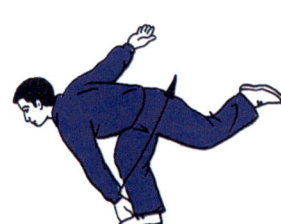 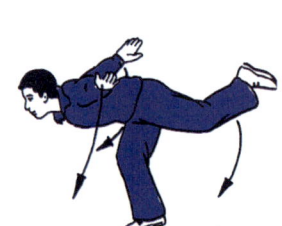

Repita los pasos 1-5 de «Aletear hacia la izquierda», pero en dirección opuesta.

Puntos que debe recordar
• Estire totalmente los brazos.
• Mientras se mantiene en equilibrio mire hacia adelante, relaje los hombros y la cintura y respire naturalmente.

VOLVERSE Y MIRAR HACIA ATRÁS Y A LA IZQUIERDA

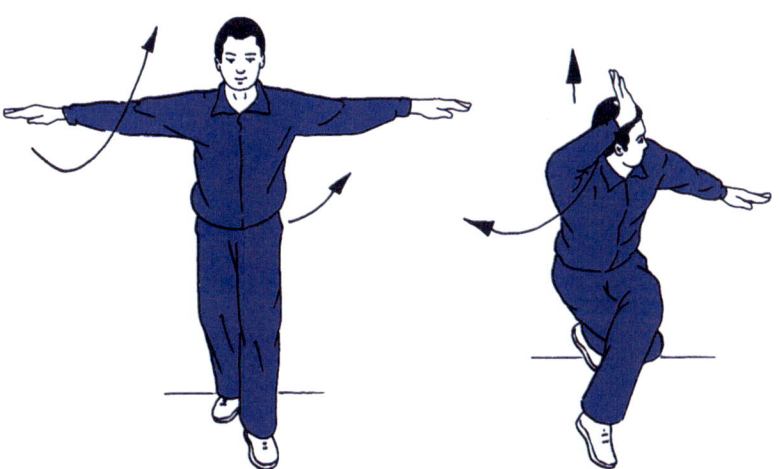

1 Dé un paso adelante hacia la derecha con el pie izquierdo y estire los brazos a los costados.

2 Inclínese hacia adelante y póngase en cuclillas con la rodilla derecha doblada detrás de la rodilla izquierda; al mismo tiempo, doble el brazo derecho a la altura de la cabeza, con la palma hacia arriba, y estire el brazo izquierdo hacia atrás, con los ojos fijos en la mano izquierda.

3 Regrese a la posición del paso 1.

4 Adelántese con el pie derecho, deje caer los brazos y colóquese de pie con naturalidad.

VOLVERSE Y MIRAR HACIA ATRÁS Y A LA DERECHA

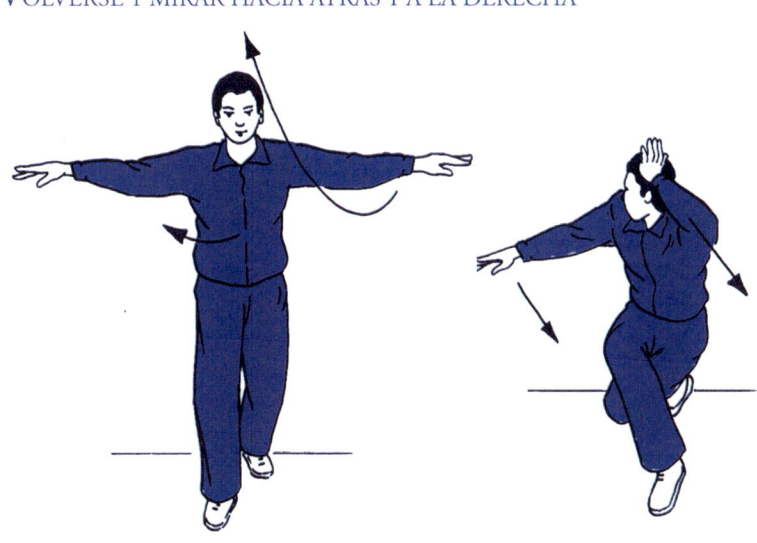

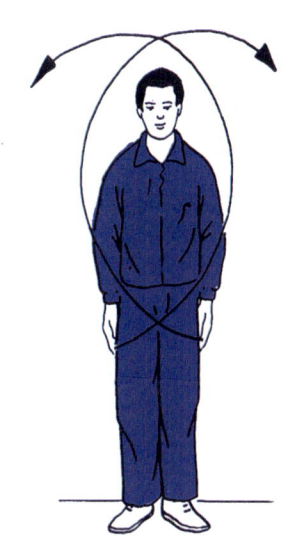

Repita los pasos 1-4 del ejercicio anterior, pero en dirección opuesta.

Puntos que debe recordar

• Al ponerse en cuclillas y volverse para mirar atrás, mantenga un brazo bajo y el otro elevado; vuelva la cabeza hacia atrás tanto como pueda y apoye la rodilla doblada en la rodilla delantera.

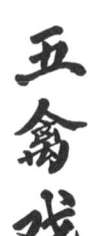

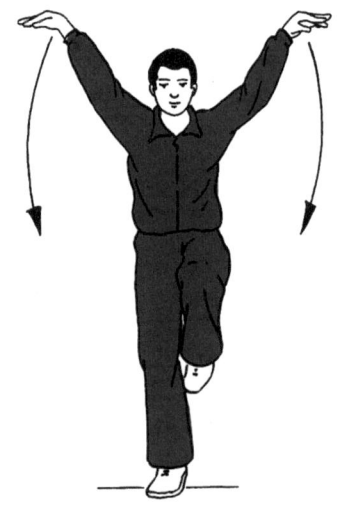

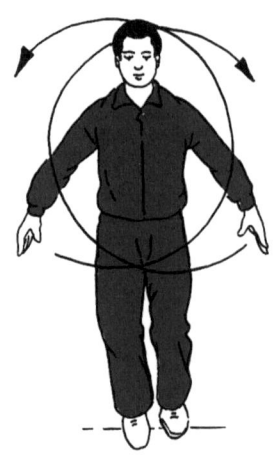

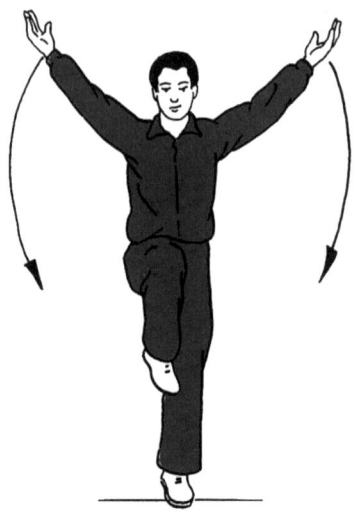

1 Siguiendo las flechas del paso 4 del ejercicio anterior, cruce los brazos frente al pecho y levántelos altos, como alas; al mismo tiempo, alce la rodilla izquierda.

2 Baje gradualmente los brazos y el pie izquierdo.

3 Cruce los brazos frente al pecho y estírelos como alas, con las palmas hacia arriba; al mismo tiempo, levante la rodilla derecha.
4 Baje los brazos lentamente y apoye el pie derecho en el suelo.

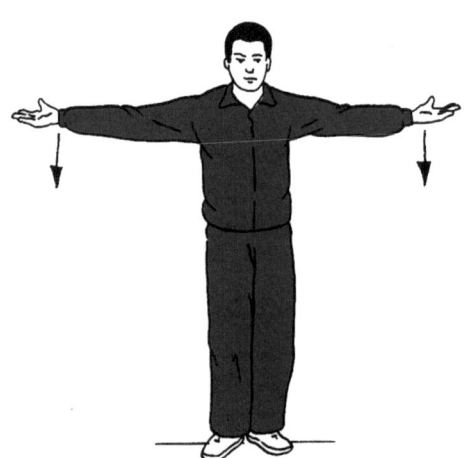

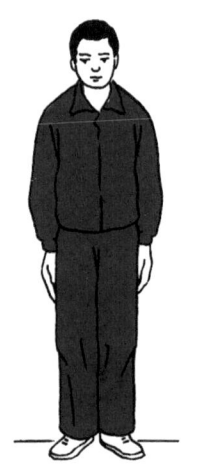

5 Alce los brazos a la altura de los hombros, con las palmas hacia arriba, y luego bájelos; al mismo tiempo, dé una patada con el pie izquierdo o el derecho, una vez, y regrese inmediatamente a la posición de firme.

Puntos que debe recordar
• Muévase de manera coordinada a lo largo de todo el ejercicio e imite el gracioso gesto de la grulla remontándose alto en el cielo.
• Levante los brazos cuando tenga un solo pie apoyado en el suelo y bájelos cuando ambos pies lo estén.

FORMAS INTERNAS
DE EJERCICIO

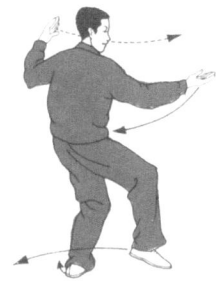

Principios

Las formas internas de ejercicio, que favorecen los movimientos lentos y la tranquilidad mental, son completamente diferentes a las formas externas de ejercicio. La forma más popular de ejercicio interno es el boxeo taichi con un contrincante imaginario, conocido en China con el nombre de *taichiguan.* Se incluye aquí, así como también el juego taichi con espada y el dueto taichi.

El principio subyacente a los ejercicios internos es la idea de que la acción sigue tal pensamiento.

Un ejemplo de ello es la posición inicial en la cual la elevación lenta de los brazos se produce solo después de haber pensado en levantar los brazos. Todos los ejercicios internos están controlados por este tipo de consciencia y, por lo tanto, antes de comenzar cada ejercicio es preciso estar tranquilo y luego poner en juego toda la capacidad de concentración.

La relajación es fundamental. Los músculos y articulaciones deben estar relajados de modo que no exista ninguna rigidez. Hay que mantener el torso erguido con los brazos colgando algo redondeados y las piernas dobladas o curvadas, según sea el caso. Hay que prestar especial atención al equilibrio cuando se pasa de una posición a otra y es esencial la respiración natural. La regla básica «arriba, inhalar; abajo, exhalar» coordina naturalmente la respiración con la acción. Por ejemplo, en la posición inicial la elevación de los brazos corresponde a la inspiración y el descenso con la espiración. Las formas internas de ejercicio tienen varios rasgos distintivos. La ligereza y la flexibilidad los caracterizan a todos. El *taichiquan* debe hacerse lenta y parejamente, porque los movimientos están de acuerdo con los movimientos naturales del cuerpo humano. Después de ejercitarse, uno debería estar relajado y refrescado más que cansado y en consecuencia es especialmente apropiado para los ancianos, los enfermos y los que padecen dolencias crónicas.

La continuidad es importante. El *taichiquan* debe ser, desde el principio al fin, un flujo de movimiento parejo e ininterrumpido. Los movimientos de brazos y manos en curvas y arcos deben seguir las curvaturas naturales de las articulaciones. Esto asegura una ejercitación pareja de todas las partes del cuerpo.

Por último, el *taichiquan* exige una gran coordinación de las partes superior e inferior del cuerpo. También requiere armonía entre los movimientos corporales internos y externos y es preciso vigilar la respiración. Estos movimientos, bien coordinados, eliminan de manera automática cualquier rigidez y contractura.

Al hacer los ejercicios, preste especial atención a ciertas partes del cuerpo. Mueva naturalmente la cabeza junto con el torso, mantenga baja la barbilla y la boca cerrada con la lengua descansando contra los dientes superiores, y respire por la nariz. Los ojos deben seguir la mano que esté al frente y el cuello no debe estar ni demasiado rígido ni demasiado relajado. El pecho debe estar normalmente entrado y los hombros han de quedar bajos.

La fuerza de gravedad actúa a través de las piernas dándole un contacto firme con el suelo, como puede verse por el cambio constante del peso de una pierna a otra. Las articulaciones de la rodilla deben estar relajadas todo el tiempo y aun cuando se indique que las piernas deben estar estiradas, las rodillas no deben estar rígidas. Al avanzar, toque siempre primero el suelo con el talón y, al retroceder, baje primero los dedos del pie. El descenso de los hombros y de los codos es especialmente importante, ya que, cuando estas dos articulaciones están relajadas los brazos y muñecas se curvan naturalmente y los dedos se abren.

太极拳运动

Taichi con contrincante imaginario

Esta forma simplificada de taichi con contrincante imaginario, conocida también como *taichiquan,* fue creada
por el Comité Deportivo Nacional Chino y ha resulta-
do ser muy popular entre los principiantes y las personas muy presionadas por la falta de tiempo. Comienza
con movimientos fáciles y va haciéndose gradualmente
más difícil, eliminando los movimientos repetitivos del
taichiquan convencional (88 movimientos), al mismo
tiempo que mantiene su esencia y sus técnicas definiti-
vas. Se compone de 24 movimientos, cada uno con su
nombre, divididos en ocho grupos, y puede practicarse
completa o por secciones. Asegúrese de que comienza
cada movimiento en una posición orientada al norte.

Primera sección
Preparación
Hacer la raya en la crin del caballo salvaje
La grulla blanca aletea
Segunda sección
Cepillar la rodilla
Tañer el laúd
Curvar los brazos hacia atrás a izquierda y derecha
Tercera sección
Coger la cola del pájaro hacia la izquierda
Coger la cola del pájaro hacia la derecha
Cuarta sección
Un solo látigo
Agitar las manos en las nubes
Un solo látigo

Quinta sección
Palmear el caballo
Patear con el talón derecho
Batir las orejas con ambos puños
Patear con el talón izquierdo
Sexta sección
Dejarse caer a la izquierda sobre una pierna
Dejarse caer a la derecha sobre una pierna
Séptima sección
Pasar el volante a izquierda y derecha
Aguja en el fondo del mar
Finta con el brazo
Octava sección
Girar para golpear, rechazar y tirar puñetazo
Retirada y empujón
Cruzar los brazos
Conclusión

Sin embargo, es preciso recordar siempre que el *taichiquan* es esencialmente un movimiento continuo desde
el principio al fin. Aparece constantemente la frase «al
mismo tiempo», y ello es porque en el *taichiquan* todos
los movimientos de miembros y cuerpo son simultáneos
y coordinados, y no pueden separarse y realizarse aisla-
damente. Cada ilustración es la continuación de la anterior y el prolegómeno de la posterior. Es preciso estudiar cuidadosamente las flechas, y el ejercicio se
volverá más fácil si puede visualizar un flujo continuo
de movimiento.

Primera sección

PREPARACIÓN

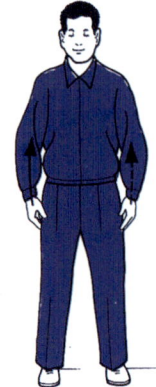 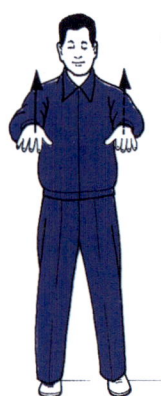 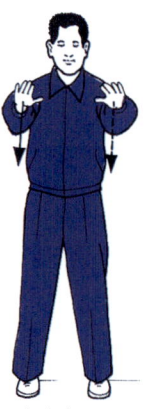 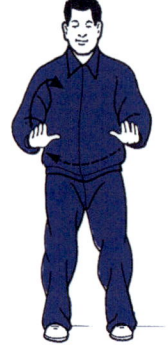

1 Póngase firme. Dé un paso a la
izquierda de modo que los pies
queden separados por un espacio
semejante al que hay entre los
hombros, relaje los brazos y déjelos a
los costados. Mantenga levantados el
cuello y la cabeza, entre el abdomen
y mire al frente.
2 Baje los hombros y levante
lentamente los brazos a su altura, con
las palmas hacia abajo.

3 Baje los codos y muñecas, de modo
que las manos queden erguidas.
4 Mantenga derecho el torso, doble
las rodillas y empuje ligeramente hacia
abajo con las manos; baje los codos en
dirección a las rodillas.

HACER LA RAYA EN LA CRIN DEL CABALLO SALVAJE

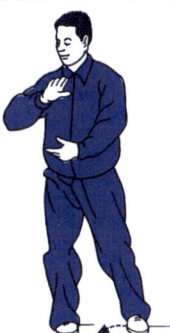 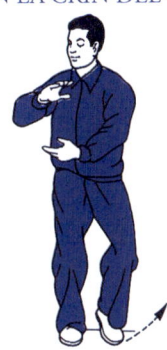 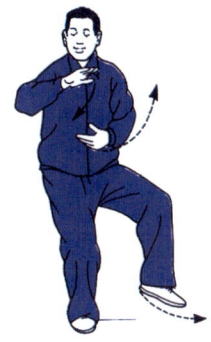 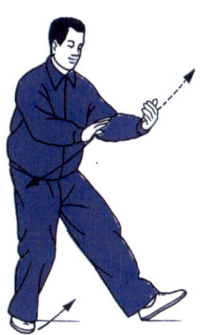 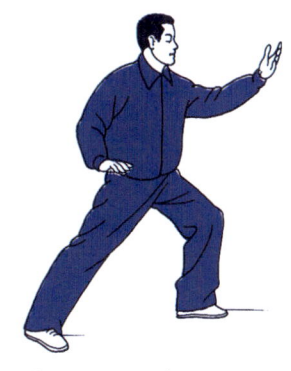

1 Gire ligeramente el torso hacia la derecha y cargue el peso sobre la pierna derecha; al mismo tiempo, levante la mano derecha, con la palma hacia abajo, a la altura del pecho, y mueva la mano izquierda hacia la derecha, con la palma hacia arriba, colocando las manos como si estuviera sosteniendo una pelota.
2 Mueva el pie izquierdo, con el talón levantado, hacia la derecha y mantenga los ojos fijos en la mano derecha.
3 Gire ligeramente el torso hacia la izquierda y dé un paso en la misma dirección con el pie izquierdo y, con la pierna derecha estirada, doble la rodilla izquierda.
4-5 Al mismo tiempo, lleve la mano izquierda a la altura de los ojos, con la palma hacia arriba y el codo

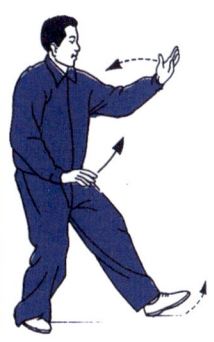 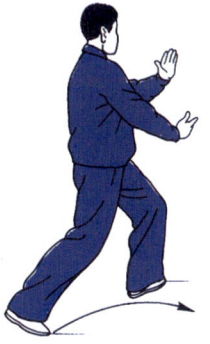 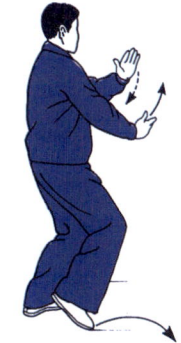 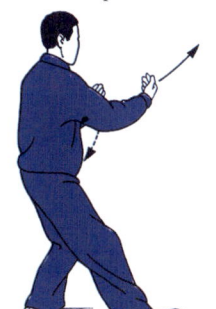 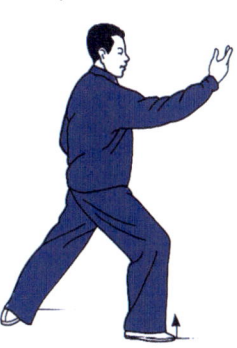

ligeramente doblado; y la mano derecha a la altura de la cintura, con la palma hacia abajo y el codo ligeramente doblado. Mantenga los ojos fijos en la mano izquierda.
6 Lentamente, mueva el torso hacia atrás, pase el peso a la pierna derecha y levante del suelo los dedos del pie izquierdo.
7 Mueva el torso hacia adelante y a la izquierda, pasando el peso a la pierna izquierda; al mismo tiempo, lleve la mano izquierda en dirección al pecho, con la palma hacia abajo, ponga hacia arriba la palma derecha y coloque las manos como si estuviera sosteniendo una pelota.
8 Acerque el pie derecho al izquierdo, levante del suelo el talón derecho y mantenga los ojos fijos en la mano izquierda.

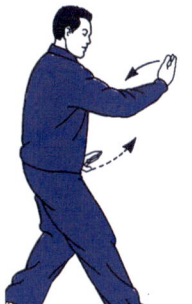 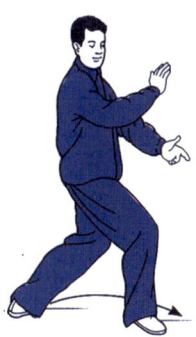 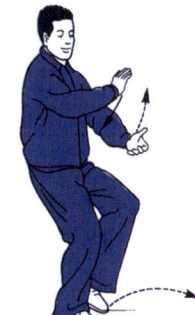 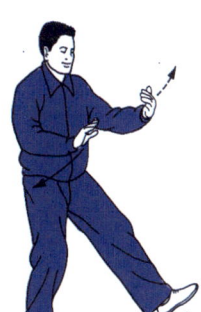 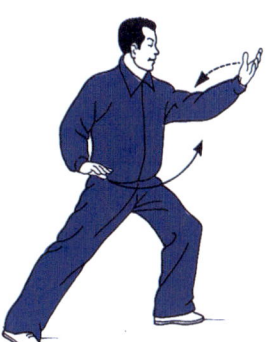

9-10 Adelante el pie derecho a la derecha y, manteniendo estirada la pierna izquierda, doble la rodilla derecha y repita los pasos 4-5, pero en dirección opuesta.
11-15 Repita los pasos 1-5.

La grulla blanca aletea

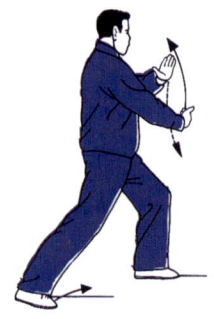 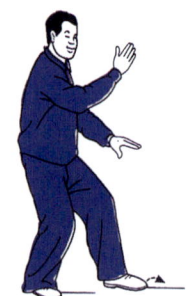 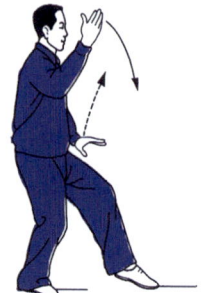

1 Gire ligeramente el torso hacia la izquierda, baje la mano izquierda, con la palma hacia abajo, y adelante la mano derecha en una curva, con la palma hacia arriba, colocando las manos como si sostuviera una pelota; mantenga los ojos fijos en la mano izquierda.

2 Dé medio paso adelante con el pie derecho y vuelva a pasar el peso a la pierna derecha; al mismo tiempo, levante la mano derecha a la altura de los ojos, presione hacia abajo con la mano izquierda y gire el torso hacia la derecha.

3 Adelante el pie izquierdo, levante el talón y gire ligeramente el torso hacia la izquierda; levante la mano, derecha a la altura de la frente, deje caer la mano izquierda, con la palma hacia abajo, junto a la cadera izquierda, y mire al frente.

Segunda sección

Cepillar la rodilla

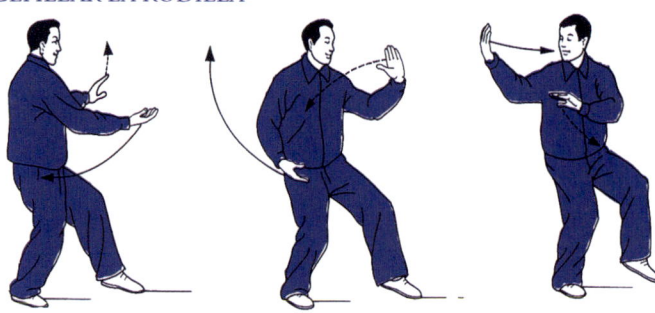 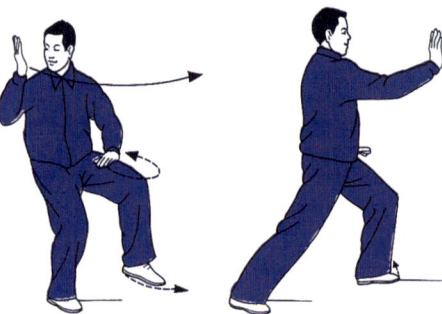

1-3 Gire ligeramente el torso hacia la izquierda y después hacia la derecha, baje la mano derecha y pásela a lo largo de la cadera derecha antes de alzarla describiendo una curva a la altura de los ojos; al mismo tiempo, levante la mano izquierda y luego bájela describiendo

una curva hacia el pecho; al mismo tiempo, apunte al suelo con los dedos del pie izquierdo y mantenga los ojos fijos en la mano derecha.
4-5 Gire el torso hacia la izquierda, dé un paso hacia la izquierda con el pie izquierdo y, manteniendo la pierna

derecha estirada, doble la pierna izquierda; al mismo tiempo, mientras gira el torso, empuje hacia adelante con la mano derecha a la altura de la nariz, frote con la mano izquierda la rodilla izquierda y luego colóquela junto a la cadera izquierda, con la

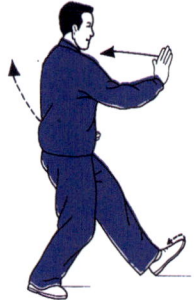 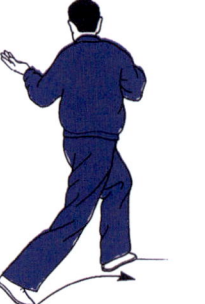 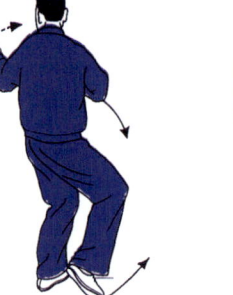

palma hacia abajo; mantenga los ojos fijos en la mano derecha.
6-7 Doble lentamente la rodilla derecha, pase el peso a la pierna derecha y levante del suelo los dedos del pie izquierdo. Gire el torso hacia la izquierda

y pase el peso a la pierna izquierda.
8 Acerque el pie derecho al pie izquierdo y apunte con los dedos del pie derecho hacia el suelo; al mismo tiempo, gire hacia arriba la palma izquierda y muévala hacia la izquierda. Siga el giro

del torso con la mano derecha y llévela al lado derecho del pecho, con la palma hacia abajo; mantenga los ojos fijos en la mano izquierda.
9-10 Repita los pasos 4-5, pero en dirección opuesta.

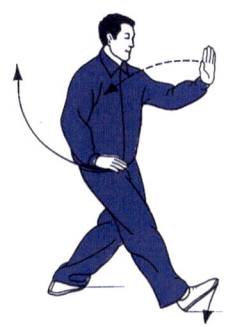 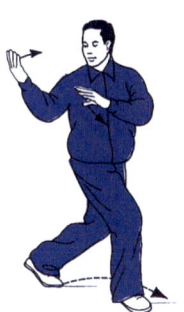 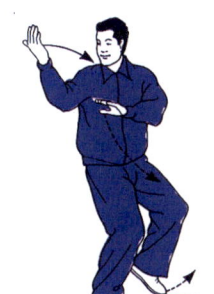 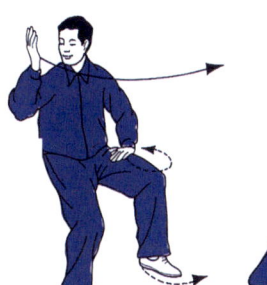 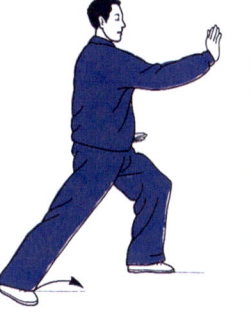

11-13 Repita los pasos 6-8, pero en dirección opuesta.

14-15 Repita los pasos 4-5.

TAÑER EL LAÚD

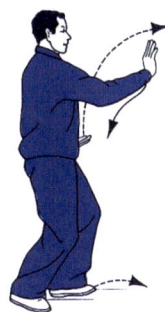 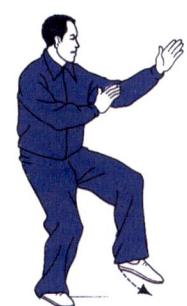 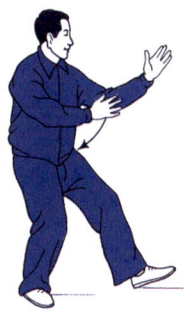

1-3 Dé medio paso adelante con el pie derecho y baje el torso, pasando el peso a la pierna derecha. Gire el torso 90 grados hacia la derecha, levante la pierna izquierda, muévala hacia adelante y bájela hasta el suelo, con los dedos levantados y la rodilla ligeramente doblada; al mismo tiempo, levante la mano izquierda, adelántela y manténgala a la altura de la nariz, con la palma hacia la derecha y el brazo ligeramente doblado, y lleve la mano derecha hacia atrás para que quede frente a la parte interior del codo izquierdo, con la palma hacia la izquierda y manteniendo los ojos fijos en el pulgar izquierdo.

CURVAR LOS BRAZOS HACIA ATRÁS A IZQUIERDA Y DERECHA

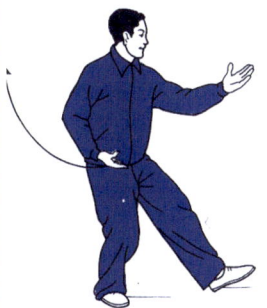 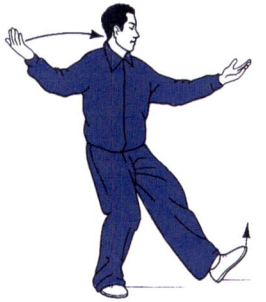 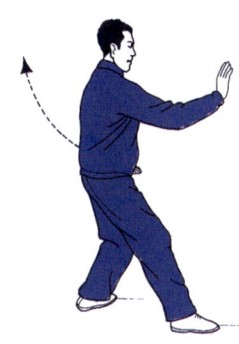

1-2 Gire el torso a la derecha y lleve la mano derecha hacia atrás y arriba en una curva, con la palma hacia arriba y el brazo ligeramente doblado. Al mismo tiempo, levante la palma de la mano izquierda, mantenga los ojos fijos a la derecha a medida que gira el torso y luego vuélvase para mirar la mano izquierda.

3-4 Doble el codo derecho, empuje hacia adelante con la mano derecha, la palma hacia el frente; doble el codo izquierdo y retire la mano izquierda hacia la cintura, con la palma hacia arriba. Al mismo tiempo, levante el pie izquierdo y dé un paso atrás, pase el peso a la pierna izquierda, manteniendo los ojos fijos en la mano derecha. ▶

79

太极拳运动

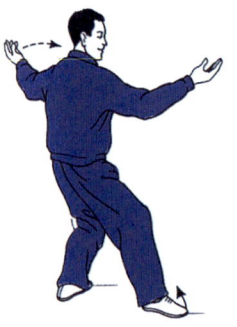 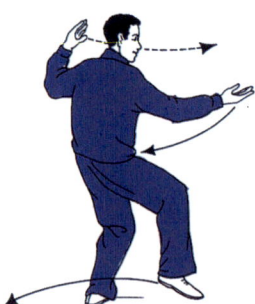 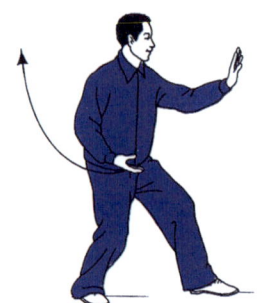 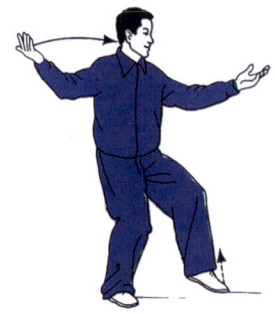

5 Gire ligeramente el torso hacia la izquierda y levante la mano izquierda en una curva hacia atrás, con la palma hacia arriba; al mismo tiempo, ponga hacia arriba la palma derecha, siga el torso con los ojos, primero a la izquierda y luego mirando la mano derecha.

6-8 Repita los pasos 3-5, pero en dirección opuesta.

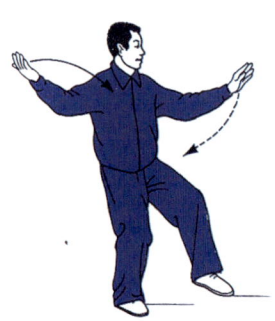 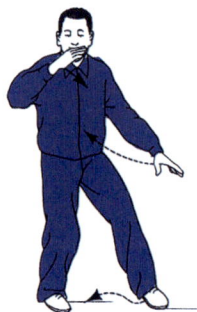 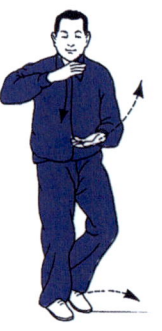 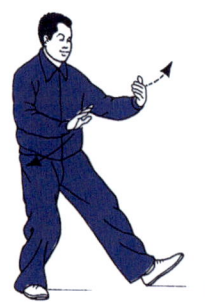 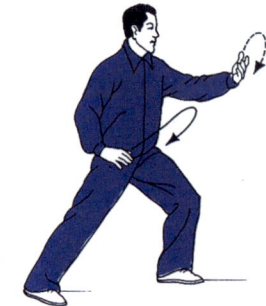

9-10 Repita los pasos 3-4.
11 Repita el paso 5.

12-13 Repita los pasos 3-4, pero en dirección opuesta.

Tercera sección

COGER LA COLA DEL PÁJARO HACIA LA IZQUIERDA

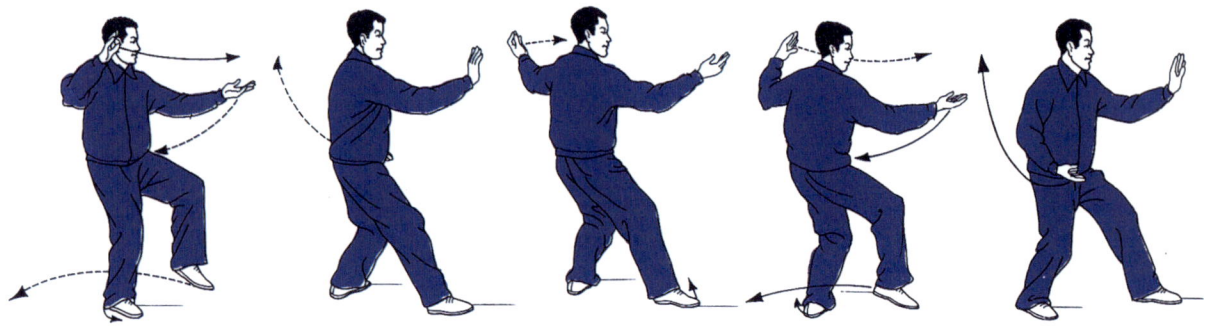

1 Gire ligeramente el torso hacia la derecha y lleve la mano derecha hacia atrás y arriba describiendo una curva. Relaje la mano izquierda, con la palma hacia abajo, y mantenga los ojos fijos en ella.
2-3 Continúe girando el torso hacia la derecha, lleve la mano izquierda abajo, describiendo una curva y colóquela junto a las costillas, con la palma hacia abajo; lleve el brazo derecho frente al pecho, con la palma hacia abajo, y coloque las manos como si estuviera sosteniendo una pelota. Al mismo tiempo, cargue el peso en la pierna derecha, entre el pie izquierdo con los dedos apuntando al suelo y mantenga los ojos fijos en la mano derecha.
4-5 Gire ligeramente el torso hacia la izquierda, dé un paso adelante con el pie izquierdo y, manteniendo la pierna derecha estirada, doble la rodilla izquierda; al mismo tiempo, adelante el antebrazo izquierdo, con la palma orientada al cuerpo, y retire la mano derecha hacia la cadera, con la palma hacia abajo. Mantenga los ojos fijos en la mano izquierda.

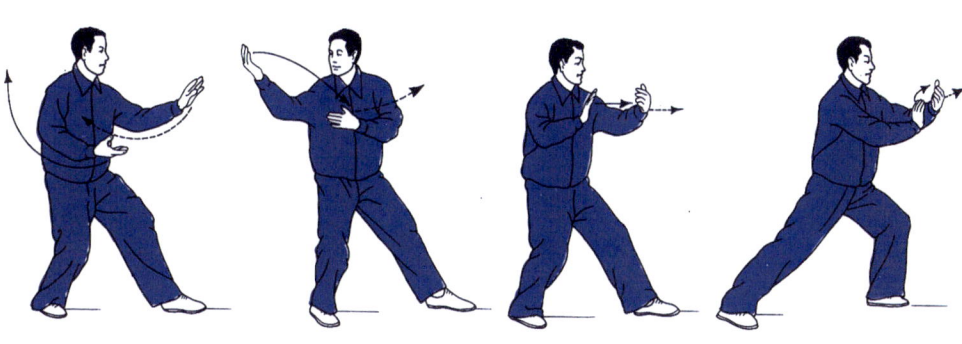

6-7 Lleve la palma de la mano hacia abajo y la de la derecha hacia arriba; gire el torso a la derecha y al mismo tiempo mueva las manos hacia el mismo lado, describiendo una curva. Mantenga la mano derecha a la altura del hombro,

con la palma hacia arriba, y doble el brazo izquierdo frente al cuerpo, con la palma orientada al pecho. Cambie el peso a la pierna derecha y mantenga los ojos en la mano derecha.

8-9 Gire ligeramente el torso hacia la

izquierda, doble el codo derecho y lleve la mano derecha hacia la muñeca izquierda, con las palmas enfrentadas. Mire la muñeca izquierda y, con la pierna derecha estirada, doble la pierna izquierda y apoye en ella su peso.

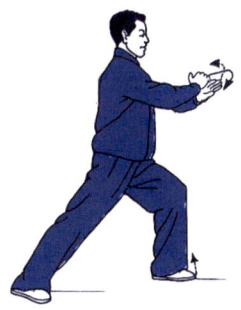
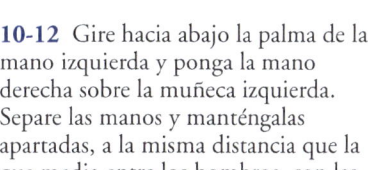
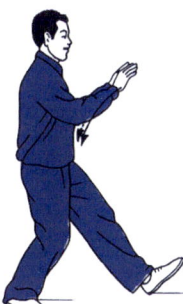
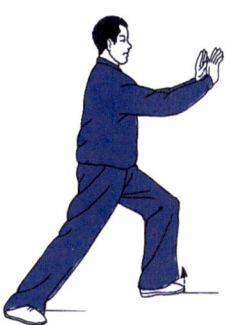

10-12 Gire hacia abajo la palma de la mano izquierda y ponga la mano derecha sobre la muñeca izquierda. Separe las manos y manténgalas apartadas, a la misma distancia que la que media entre los hombros, con las

palmas hacia abajo; al mismo tiempo, doble la rodilla derecha, baje el torso y pase el peso a la pierna derecha con los dedos del pie izquierdo levantados del suelo. Baje los codos, lleve las manos al abdomen y mire al frente.

13 Pase lentamente el peso hacia adelante, mantenga estirada la pierna derecha, doble la rodilla izquierda, empuje hacia adelante con las manos y mire al frente.

COGER LA COLA DEL PÁJARO HACIA LA DERECHA

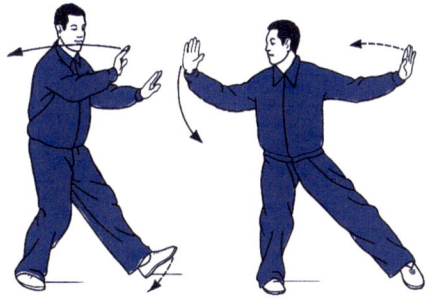
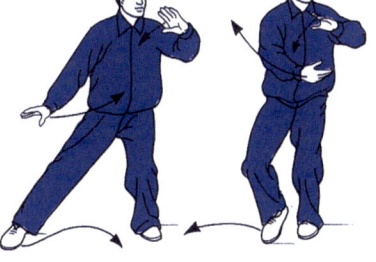
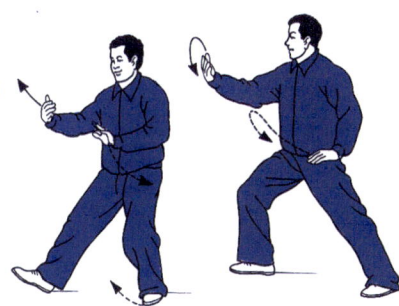

1 Baje el torso, vuélvase hacia la derecha, arrastre consigo el pie derecho y pase el peso a la pierna izquierda; levante del suelo los dedos del pie izquierdo y métalos hacia adentro.
2 Lleve la mano derecha detrás de la espalda, describiendo una curva,

y siguiendo el movimiento con los ojos.
3-4 Pase el peso a la pierna izquierda, baje la mano derecha describiendo una curva, manténgala frente a la parte izquierda de las costillas, lleve la mano izquierda frente al pecho, con la mano hacia abajo, y coloque las

manos como si estuviera sosteniendo una pelota; a la vez, lleve el pie derecho hacia adentro, con los dedos apuntando al suelo, y mantenga los ojos fijos en la mano izquierda.
5-6 Repita los pasos 4-5 de «Coger la cola del pájaro hacia la izquierda», pero en dirección opuesta. ▶

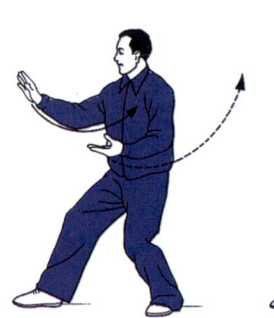 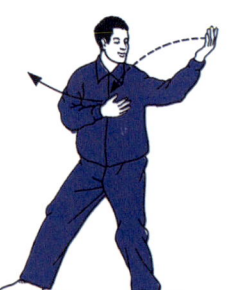 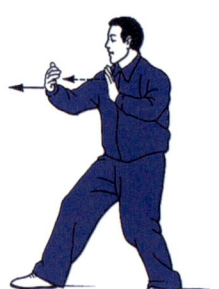 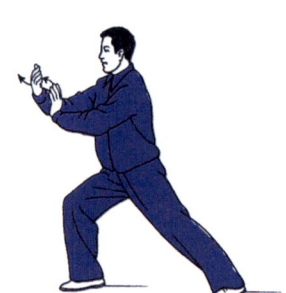

7-10 Repita los pasos 6-9 de «Coger la cola del pájaro hacia la izquierda», pero en dirección opuesta.

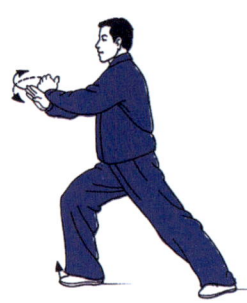 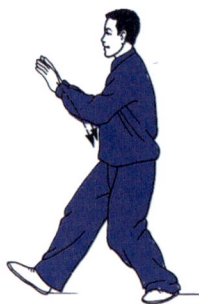 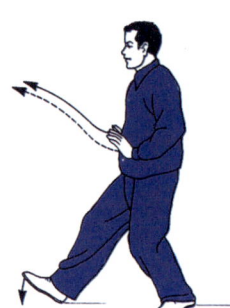 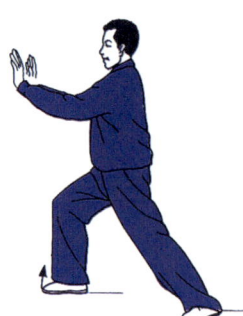

11-14 Repita los pasos 10-13 de «Coger la cola del pájaro hacia la izquierda», pero en dirección opuesta.

Cuarta sección

UN SOLO LÁTIGO

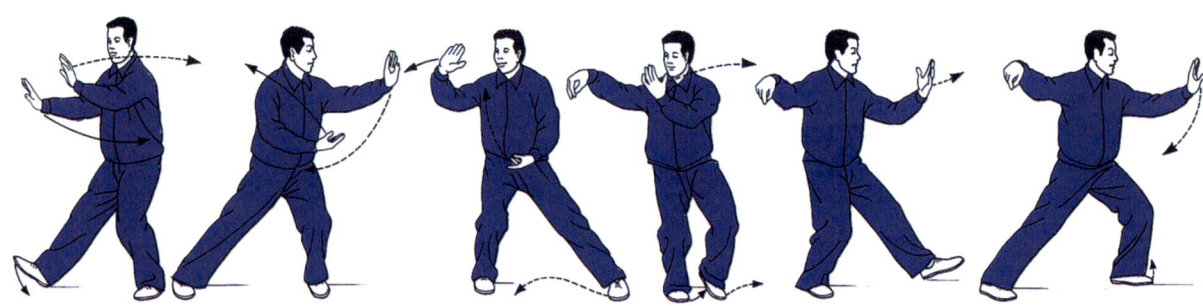

1 Baje el torso, pase el peso a la pierna izquierda y levante los dedos del pie derecho, metiéndolos hacia adentro.
2 Gire el torso hacia la izquierda, mantenga la mano izquierda a la altura del hombro, con la palma hacia el frente, y la mano derecha junto a la parte izquierda de las costillas, con la palma hacia arriba; mantenga los ojos fijos en la mano izquierda.
3-4 Pase lentamente el peso a la pierna derecha al tiempo que gira el torso hacia la derecha y entra el pie izquierdo, con solo los dedos tocando el suelo; al mismo tiempo, levante la mano derecha en una curva hacia la derecha a la altura del hombro, cierre flojamente los dedos alrededor del pulgar y deje colgar la mano desde la articulación de la muñeca. Pase la mano izquierda, que está frente al abdomen, delante del hombro

derecho. Mantenga los ojos fijos en la palma izquierda.
5-6 Gire el torso hacia la izquierda, dé un paso adelante con el pie izquierdo y, manteniendo estirada la pierna izquierda, doble la pierna derecha y pase el peso a la pierna izquierda. Al mismo tiempo, empuje hacia afuera con la palma izquierda, el brazo ligeramente doblado y mantenga los ojos fijos en la mano izquierda.

AGITAR LAS MANOS EN LAS NUBES

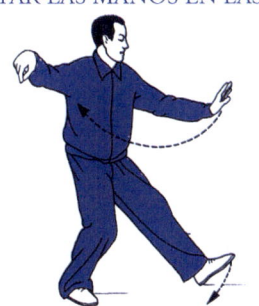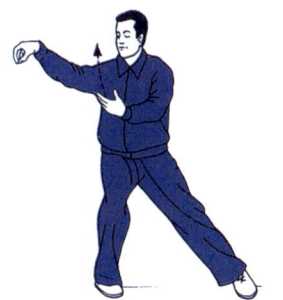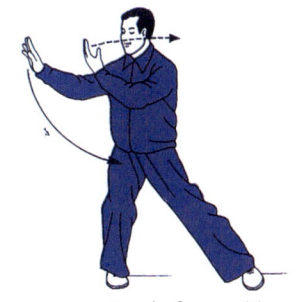

1 Vuelva el peso a la pierna derecha y gradualmente gire el torso hacia la derecha con los dedos del pie

izquierdo levantados y hacia adentro.
2-3 Pase la mano izquierda frente al abdomen, levántela describiendo una

curva y manténgala frente al hombro derecho; al mismo tiempo, abra la mano derecha y gire la palma hacia

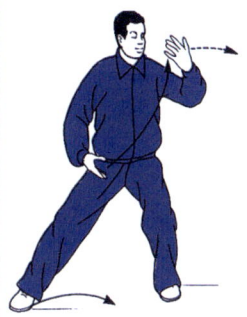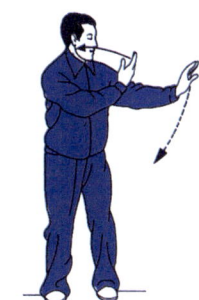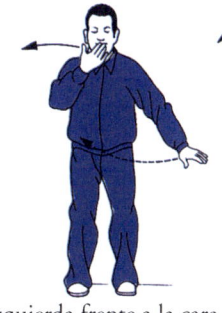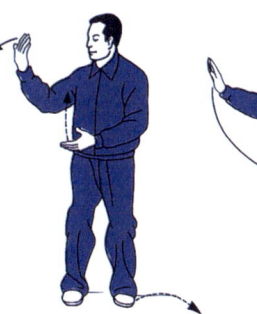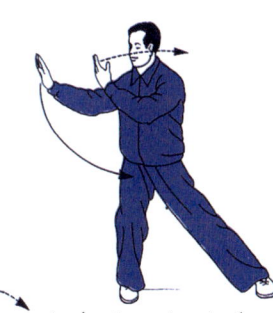

arriba para colocarla mirando al frente, manteniendo los ojos fijos en la palma izquierda.
4-6 Gire ligeramente el torso hacia la izquierda, pase el peso a la pierna izquierda y entre el pie derecho de modo que quede paralelo al pie izquierdo; al mismo tiempo, mueva la

mano izquierda frente a la cara hacia la izquierda, con la palma hacia afuera; baje la mano derecha describiendo una curva y súbala para que quede frente al hombro izquierdo, con los ojos fijos en la palma derecha.
7-8 Gire el torso a la derecha y, manteniendo el peso en la pierna

derecha, estire la pierna izquierda hacia la izquierda; al mismo tiempo, agite la mano derecha a la derecha, con la palma hacia afuera, y baje la mano izquierda describiendo una curva y súbala luego, frente al hombro derecho, manteniendo los ojos fijos frente al hombro izquierdo.

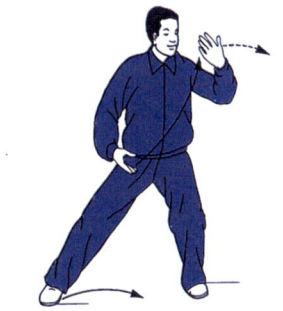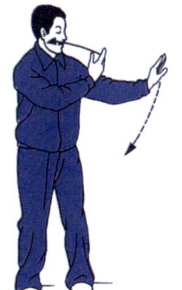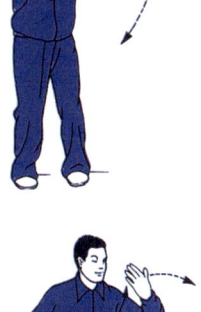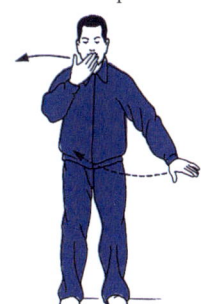

9-11 Repita los pasos 4-6.

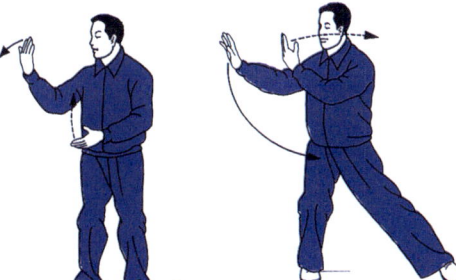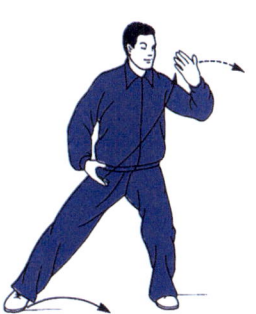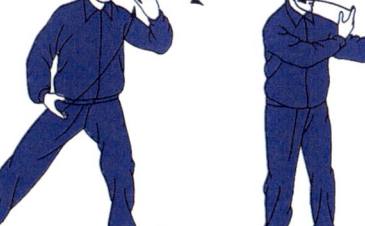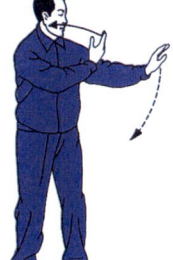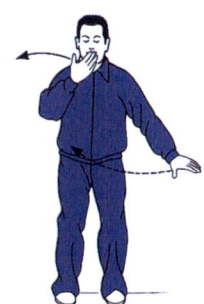

12-13 Repita los pasos 7-8.   **14-16** Repita los pasos 4-6.

UN SOLO LÁTIGO

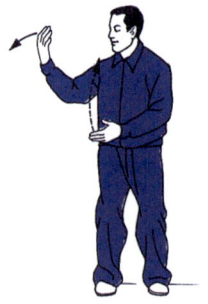
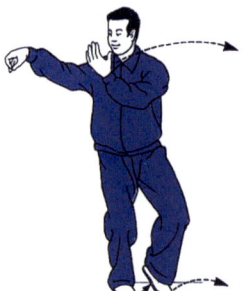
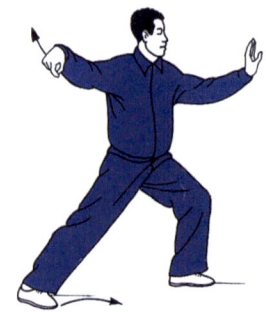

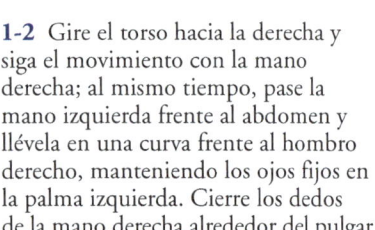

1-2 Gire el torso hacia la derecha y siga el movimiento con la mano derecha; al mismo tiempo, pase la mano izquierda frente al abdomen y llévela en una curva frente al hombro derecho, manteniendo los ojos fijos en la palma izquierda. Cierre los dedos de la mano derecha alrededor del pulgar

y deje colgar la mano desde la articulación de la muñeca. Pase el peso a la pierna derecha y levante el talón izquierdo, de modo que los dedos sigan tocando el suelo.
3-4 Gire gradualmente el torso hacia la izquierda, mantenga la mano izquierda a la altura de los ojos, dé un paso a la

izquierda con el pie izquierdo y, manteniendo la pierna izquierda estirada, doble la rodilla derecha. Cambie el peso a la pierna izquierda y, mientras continúa girando el torso hacia la izquierda, gire la palma izquierda para empujar hacia afuera, adoptando la posición de «Un solo látigo».

Quinta sección

PALMEAR EL CABALLO

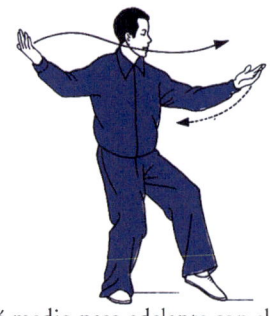
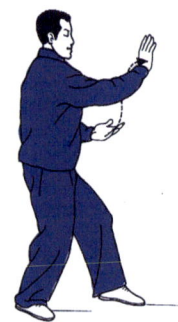

1 Dé medio paso adelante con el pie derecho y gradualmente pase el peso hacia atrás, a la pierna derecha. Abra la mano derecha y gire ambas palmas hacia arriba, con los codos ligeramente doblados; al mismo tiempo, levante el

talón derecho del suelo y gire el torso ligeramente hacia la derecha.
2 Gire ligeramente el torso hacia la izquierda, lleve hacia adelante la mano derecha pasando por la oreja derecha y empuje, manteniendo los dedos a la

altura de los ojos; al mismo tiempo, retire la mano izquierda a la cintura, con la palma hacia arriba, y dé un paso adelante con el pie izquierdo, con el talón levantado del suelo, manteniendo los ojos fijos en la mano derecha.

PATEAR CON EL TALÓN DERECHO

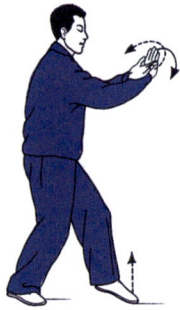
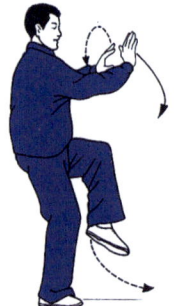
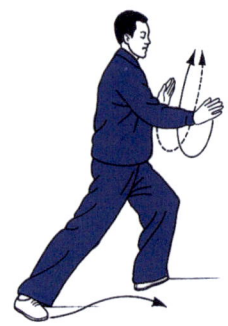

1 Cruce las muñecas pasando la mano izquierda, con la palma hacia arriba, por encima de la mano derecha.

2-3 Descruce las manos en un movimiento descendente, con las palmas hacia abajo, y al mismo tiempo

levante la pierna izquierda y dé un paso hacia afuera y a la izquierda. Mantenga estirada la pierna derecha,

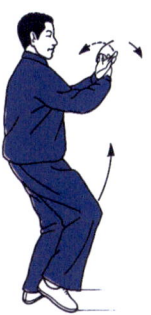 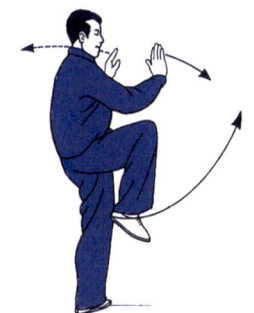 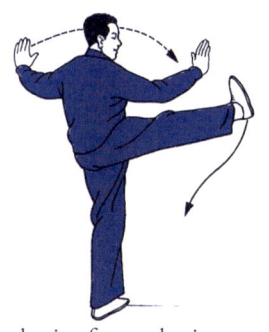

doble la rodilla izquierda y lleve el peso hacia adelante.

4 Levante las manos en una curva, con las palmas hacia arriba, y cruce las muñecas frente al pecho con la mano

derecha arriba y afuera y las palmas hacia adentro; a la vez, meta el pie derecho con los dedos apuntando al suelo.

5-6 Abra los brazos a los lados, con los codos ligeramente doblados y las

palmas hacia afuera; al mismo tiempo, levante la rodilla derecha y estire lentamente la pierna; dé una patada con el talón derecho y mantenga los ojos fijos en la mano derecha.

Batir las orejas con ambos puños

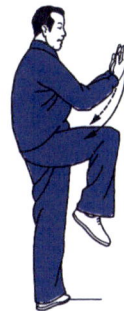 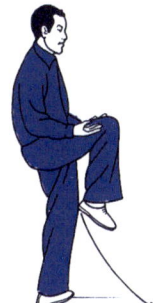 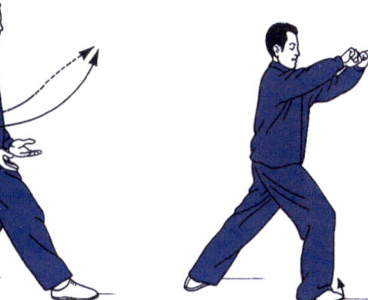

1-2 Vuelva a doblar la pierna derecha, con la rodilla todavía levantada; al mismo tiempo, adelante la mano izquierda cerca de la mano derecha, deje caer las manos junto a la rodilla derecha, con las palmas hacia arriba y mire al frente.

3-4 Adelante el pie derecho y dé un paso adelante. Cambie gradualmente el peso a la pierna derecha, que debe estar doblada, y mantenga la pierna izquierda estirada; al mismo tiempo, cierre lentamente los puños y bájelos primero a los costados, y luego hacia

arriba y adelante a la altura de los ojos. Mantenga los puños enfrentados, a una distancia de 10-20 cm entre sí, con los ojos fijos en el puño derecho.

Patear con el talón izquierdo

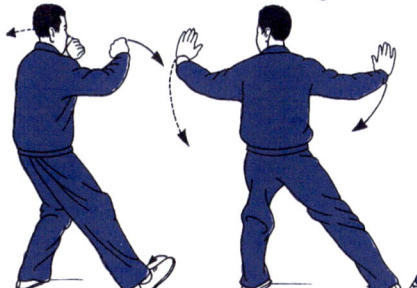 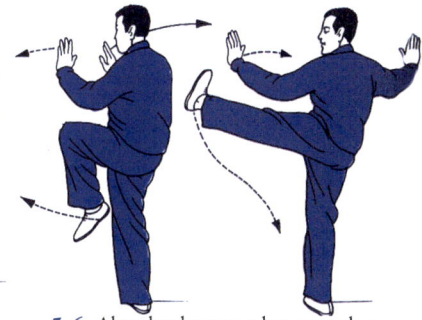

1 Doble la rodilla izquierda, cambie el peso a la pierna izquierda y gire el torso hacia la izquierda, con los dedos del pie derecho elevados y metidos para adentro.

2 Al mismo tiempo, abra los puños y estire los brazos a los costados, con las palmas mirando hacia adelante, y los ojos mirando la mano izquierda.

3-4 Cambie el peso a la pierna derecha y lleve hacia adentro el pie izquierdo, con los dedos apuntando al suelo; al mismo tiempo, mueva las manos hacia abajo y arriba, describiendo una curva, y cruce las muñecas frente al pecho con la mano izquierda del lado de afuera y las palmas hacia adentro.

5-6 Abra los brazos a los costados, con los codos ligeramente doblados y las palmas hacia afuera; al mismo tiempo, levante la rodilla izquierda y estire lentamente la pierna, dando una patada con el talón izquierdo, con los ojos fijos en la mano izquierda.

太极拳运动

Sexta sección

DEJARSE CAER A LA IZQUIERDA SOBRE UNA PIERNA

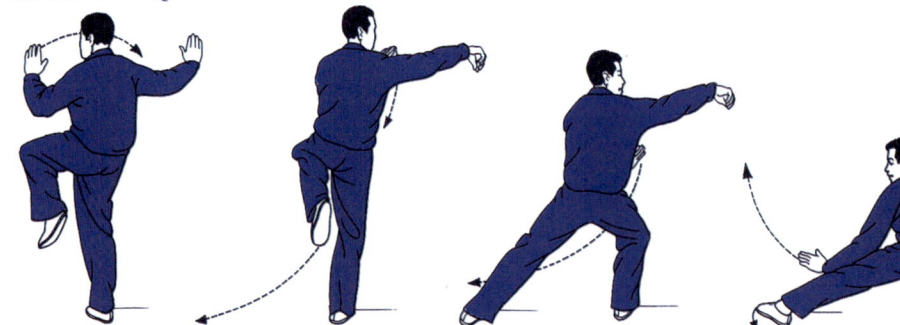

1-2 Vuelva a doblar la pierna izquierda con la rodilla todavía levantada y gire el torso hacia la derecha; al mismo tiempo, haga un gancho con la mano derecha doblando la muñeca, levante la mano izquierda en una curva y

bájela hasta el frente del hombro derecho, con la palma hacia adentro y los ojos mirando la mano derecha.
3 Doble la rodilla lentamente, baje la pierna izquierda y estírela hacia afuera y a la izquierda.

4 Mientras se agacha sobre la pierna derecha, baje la mano izquierda en una curva, más allá del interior de la pierna izquierda, con los ojos fijos en ella.

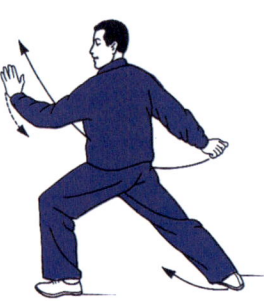

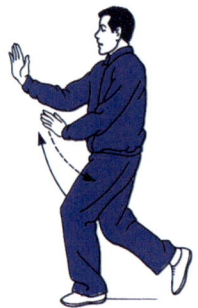

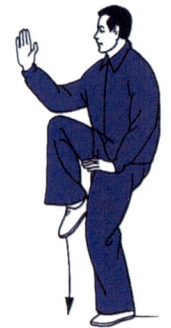

5 Cambie el peso hacia adelante, a la pierna izquierda, que debe estar doblada, y mantenga estirada la pierna derecha; gire hacia afuera los dedos del pie izquierdo y meta adentro los del pie derecho tanto como pueda. Al mismo tiempo, continúe estirando

la mano izquierda hacia adelante, con la palma erguida, y baje la mano derecha, que debe estar formando un gancho, manteniendo los ojos en la mano izquierda.
6-7 Levante lentamente la rodilla derecha y colóquese de pie sobre la

pierna izquierda; al mismo tiempo, levante la mano derecha a la altura de los ojos, con el codo doblado justo por encima de la rodilla derecha y la palma hacia la izquierda. Baje la mano izquierda hacia la cadera, con la palma hacia abajo, y mírese la mano derecha.

DEJARSE CAER A LA DERECHA SOBRE UNA PIERNA

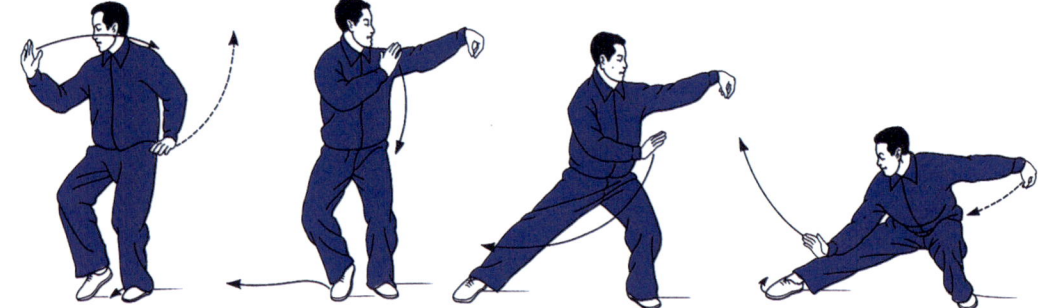

1-2 Coloque el pie derecho frente al izquierdo, manteniendo el talón derecho levantado y apoyándose en la eminencia metatarsiana del pie izquierdo para girar el cuerpo hacia la izquierda. Al mismo tiempo, levante

el brazo izquierdo, dé forma de gancho a la mano izquierda y lleve la mano derecha frente al hombro izquierdo, con la palma hacia adentro y los ojos fijos en la mano izquierda.

3-4 Repita los pasos 3-4 de «Dejarse caer a la izquierda sobre una pierna», pero en dirección opuesta.

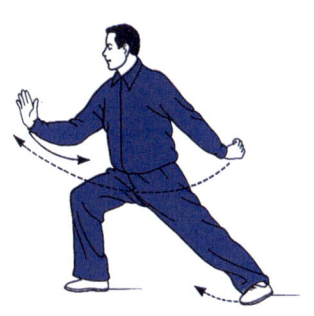 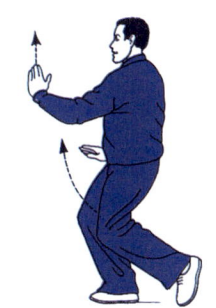 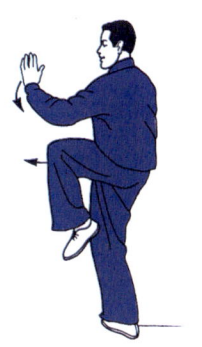

5 Repita el paso 5 de «Dejarse caer a la izquierda sobre una pierna», pero en dirección opuesta.

6-7 Repita los pasos 6-7 de «Dejarse caer a la izquierda sobre una pierna», pero en dirección opuesta.

Séptima sección

PASAR EL VOLANTE A IZQUIERDA Y DERECHA

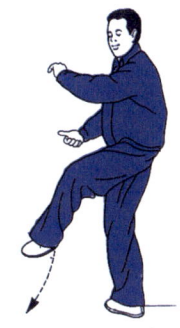 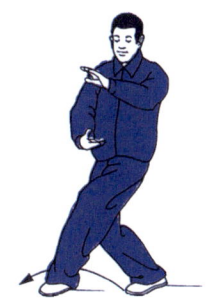 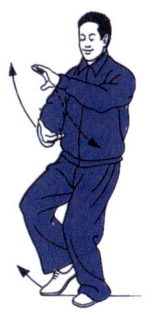

1-2 Gire ligeramente el cuerpo hacia la izquierda y coloque el pie izquierdo frente al pie derecho. Agáchese y levante el talón derecho; al mismo

tiempo coloque las manos frente al pecho como si estuviera sosteniendo una pelota, con la mano izquierda encima de la derecha.

3 Acerque el pie derecho al izquierdo con solo los dedos tocando el suelo y mantenga los ojos en el brazo izquierdo.

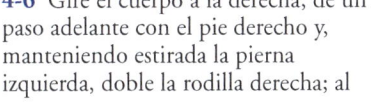 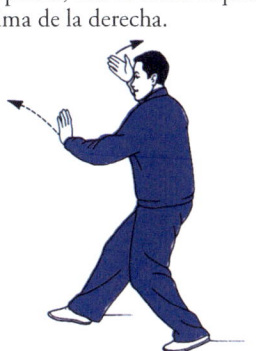 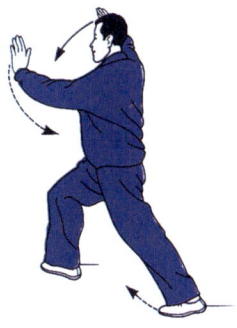

4-6 Gire el cuerpo a la derecha, dé un paso adelante con el pie derecho y, manteniendo estirada la pierna izquierda, doble la rodilla derecha; al

mismo tiempo, levante la mano derecha y llévela al lado derecho de la frente, con la palma hacia arriba. Baje la mano izquierda y empuje hacia

adelante hasta que llegue a la altura de los ojos, con la palma hacia adelante; mantenga los ojos fijos en la mano izquierda. ▶

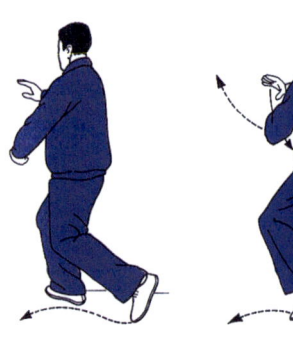 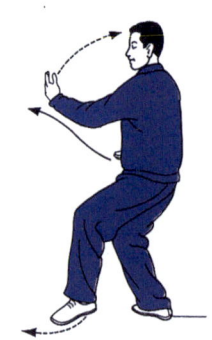 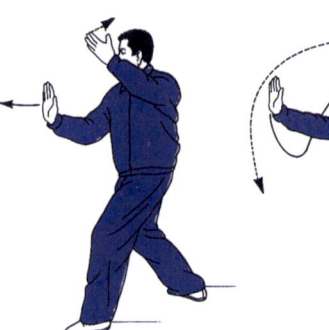

7-8 Lleve el peso ligeramente hacia atrás, de modo que los dedos del pie derecho giren hacia afuera. Ponga el peso en la pierna derecha y lleve el pie izquierdo junto al derecho, con el talón izquierdo levantado; al mismo tiempo, coloque las manos frente al pecho como si estuviera sosteniendo una pelota, con la mano derecha encima de la izquierda, y mantenga los ojos fijos en el brazo derecho.

9-11 Repita los pasos 4-6, pero en dirección opuesta.

AGUJA EN EL FONDO DEL MAR

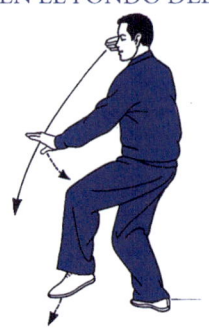 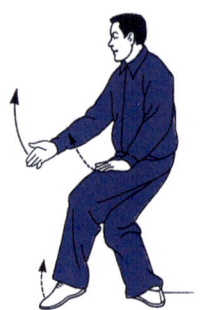

1-2 Dé medio paso adelante con el pie derecho, pase el peso a la pierna derecha, levante el pie izquierdo y apunte al suelo con los dedos; al mismo tiempo, gire ligeramente el cuerpo a la derecha y baje la mano derecha, describiendo una curva, y luego súbala, junto a la oreja derecha. Gire el cuerpo hacia la izquierda, lleve la mano derecha adelante, con la palma hacia la izquierda; al mismo tiempo, baje la mano izquierda hacia adelante, después hacia abajo en una curva y déjela descansar al costado de la cadera izquierda, con la palma hacia abajo; mantenga los ojos fijos en la mano derecha.

FINTA CON EL BRAZO

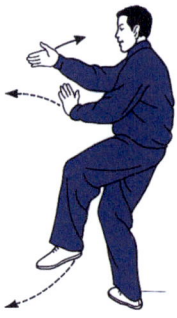 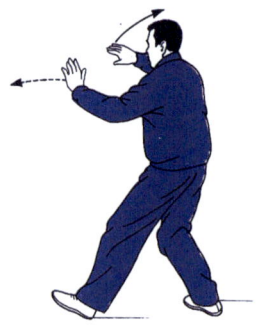 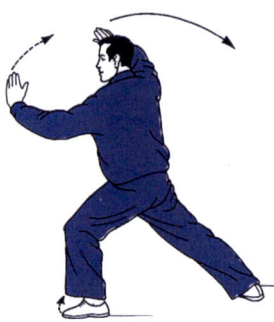

1 Gire ligeramente el torso hacia la derecha y dé un paso adelante con el pie izquierdo, mantenga estirada la pierna derecha y doble la rodilla izquierda.

2 Al mismo tiempo, levante la mano derecha, doble el codo y lleve la mano al lado derecho de la frente, con la palma hacia arriba.

3 Al mismo tiempo, levante la mano izquierda y empuje hacia adelante, a la altura del pecho, con la palma hacia el frente; mantenga los ojos fijos en la mano izquierda.

Octava sección

GIRAR PARA GOLPEAR, RECHAZAR Y TIRAR PUÑETAZO

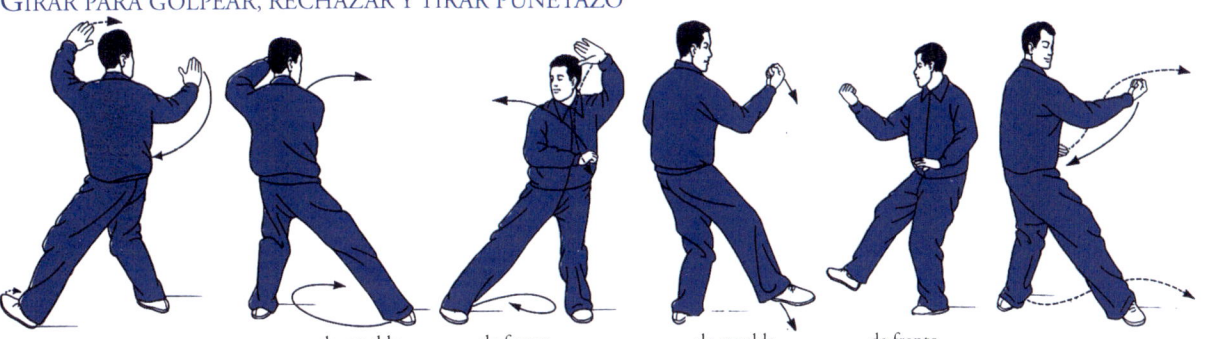

de espalda de frente de espalda de frente

1 Baje el torso, cambie el peso a la pierna derecha y gire el cuerpo a la derecha con los dedos del pie izquierdo levantados del suelo; al mismo tiempo, levante la mano izquierda y manténgala ante la frente con la palma hacia afuera.

2 Vuelva a cambiar el peso a la pierna

izquierda, gire ligeramente el cuerpo hacia la derecha y mueva hacia abajo la mano derecha, describiendo una curva y manteniéndola frente a la parte izquierda de la caja de las costillas, con la palma hacia abajo; mire fijamente a la derecha.

3-4 Gire el cuerpo a la derecha, retire

la pierna derecha y vuelva a dar un paso adelante; al mismo tiempo, haga un movimiento rápido con el puño derecho hacia la derecha, cruzando el pecho, con la palma hacia arriba, y deje caer la mano izquierda junto a la cadera, con la palma hacia abajo. Apoye con firmeza el pie derecho

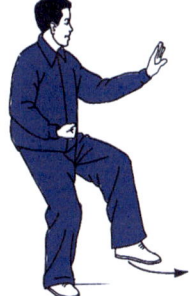

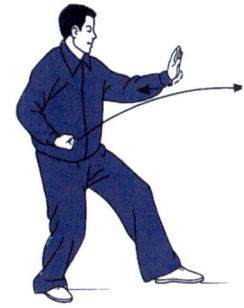

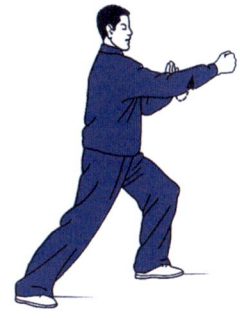

en el suelo, con los dedos hacia afuera, y mantenga los ojos fijos en el puño derecho.

5-6 Cambie el peso a la pierna derecha y dé un paso adelante con el pie izquierdo; al mismo tiempo,

empuje hacia adelante con la mano izquierda y vuelva el puño derecho a la cintura, con la palma hacia arriba, y los ojos fijos en la mano izquierda.

7 Mantenga la pierna derecha

estirada, doble la rodilla izquierda y dé un puñetazo hacia adelante, con el pulgar arriba; sostenga la parte inferior del codo derecho con la mano izquierda, con la mirada fija en el puño derecho.

RETIRADA Y EMPUJÓN

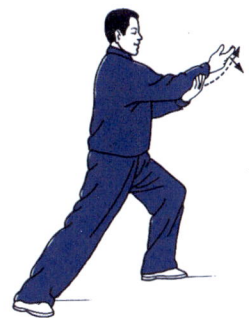

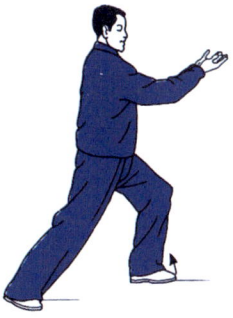

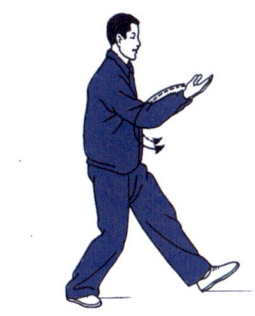

1-2 Estire la mano izquierda, pasándola por debajo de la muñeca derecha, y abra el puño derecho de modo que la palma quede hacia arriba.

3 Baje lentamente los codos y lleve las manos atrás; al mismo tiempo, baje el torso, cambie el peso a la pierna derecha y levante del suelo los dedos del pie izquierdo. ▶

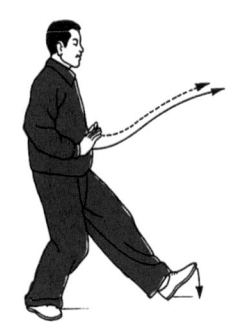 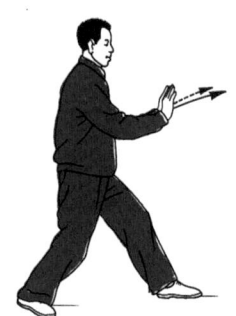 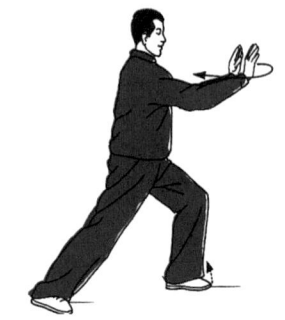

4-6 Vuelva las manos para que queden con el dorso arriba, y empuje hacia adelante desde el

abdomen hasta la altura de los hombros. A la vez, con la pierna derecha estirada, doble la pierna

izquierda, cargue en ella el peso y mire al frente.

CRUZAR LOS BRAZOS

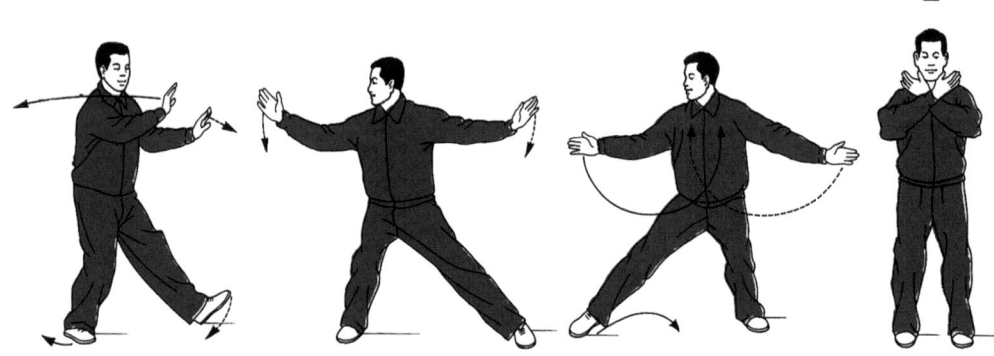

1-2 Doble la rodilla derecha, pase el peso a la pierna derecha, levante el pie izquierdo y vuelva los dedos hacia adentro; al mismo tiempo, gire el cuerpo a la derecha y estire el brazo derecho hacia arriba, de modo que las palmas miren hacia afuera. Doble

ligeramente los codos y mantenga fijos los ojos en la mano derecha.
3-4 Cambie lentamente el cuerpo a la pierna izquierda y retire el pie derecho de modo que quede paralelo al izquierdo, pero separado de este por la misma distancia que la que

hay entre los hombros. Al mismo tiempo, lleve las manos abajo y luego arriba, a la altura de los hombros, y cruce los brazos, quedando la mano derecha del lado de afuera, con las palmas hacia adentro, y mire al frente.

CONCLUSIÓN

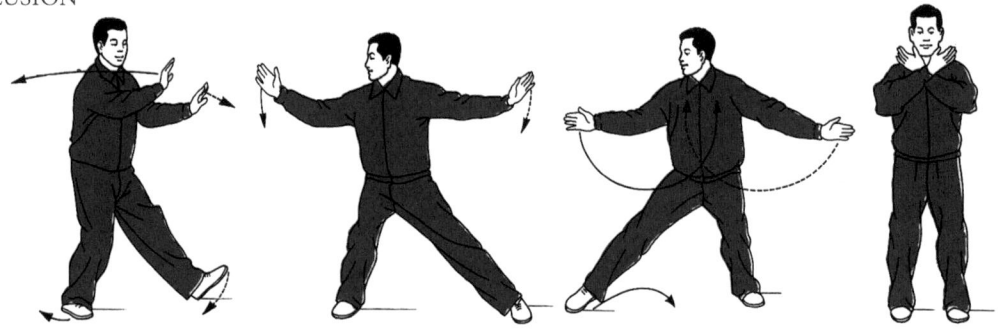

1-3 Vuelva las palmas de las manos hacia afuera, lentamente deje caer los brazos a los costados, con las palmas hacia abajo, y mire

al frente. Al bajar los brazos, relaje todo el cuerpo, espire lentamente, acerque el pie izquierdo al derecho y colóquese derecho.

太极剑

Juego con espada

El juego taichi con espada difiere de los otros juegos con espada en el hecho de que está basado en los principios del *taichiquan*, siendo por lo tanto descansado y apropiado para las personas mayores.

Con excepción de la posición de preparación y la conclusión, el juego taichi con espada contiene 32 movimientos divididos en cuatro secciones. Una vez se ha aprendido, el ejercicio completo dura entre dos y tres minutos y puede practicarse en solitario o en grupo.

Se utilizan los términos chinos para definir los movimientos de la espada, porque no hay equivalentes precisos en castellano.

Las bases

EMPUÑAR LA ESPADA CON LA MANO IZQUIERDA

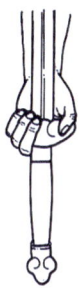

Sostenga el guardamano con el pulgar hacia abajo, el índice estirado y los otros dedos apuntando hacia arriba. Asegúrese de que la espada está cerca del cuerpo y paralela al antebrazo izquierdo, con la hoja apuntando hacia afuera del cuerpo.

EMPUÑAR LA ESPADA CON LA MANO DERECHA

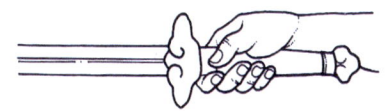

Sostenga la empuñadura con el pulgar y el índice, mantenga los otros tres dedos en una posición más relajada y flexible y controle el movimiento de la espada con la base de la palma. Una manera alternativa de empuñar la espada con la mano derecha es apretar los dedos corazón, anular y pulgar alrededor de la empuñadura y relajar el índice y el meñique.

DEDOS DE ESPADA

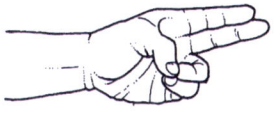

Ya esté empuñando la espada con la mano derecha, ya con la izquierda, forme con la otra mano dedos de espada: estire los dedos índice y corazón y doble el meñique, con el pulgar y el anular sobre la palma de la mano.

PREPARACIÓN

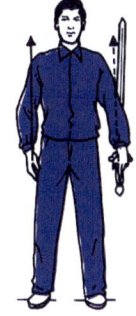

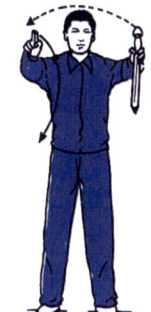

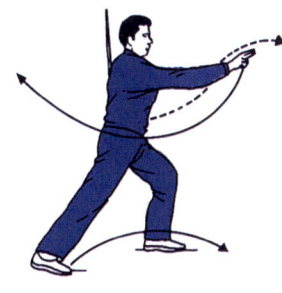

1 Colóquese de pie cómodamente, mantenga el cuerpo derecho con los pies separados por un espacio similar al que hay entre los hombros, los dedos apuntando al frente y los brazos colgando naturalmente. Coja la espada, apuntando hacia arriba, en la mano izquierda, mire al frente y relaje los hombros.

2 Levante lentamente los brazos a la altura de los hombros, doble la mano derecha para formar dedos de espada, con las palmas de ambas manos hacia abajo, y sostenga la espada paralela al suelo.

3-4 Gire ligeramente el torso a la derecha, cambie el peso a la pierna derecha; baje el cuerpo, gire el torso a la izquierda, levante la pierna, dé un paso a la izquierda y, manteniendo la pierna derecha estirada, doble la rodilla izquierda. Al mismo tiempo, mueva a la derecha la mano izquierda y siga el giro del torso hacia abajo, describiendo una curva hacia la izquierda; tenga la mano junto a la cadera izquierda, con la ▶

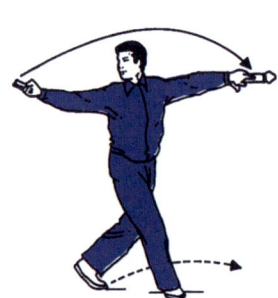

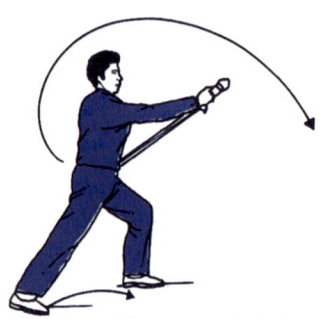

espada apuntando hacia arriba. Simultáneamente, deje caer los dedos de espada, luego llévelos hacia arriba y adelante y apunte con ellos al frente, a la altura de los ojos. Mantenga los ojos fijos en los dedos de espada.

5 Levante la mano izquierda, con la palma hacia abajo, y estírela por encima de la mano derecha. Deje caer lentamente la mano derecha y balancéela hacia abajo y hacia la

espalda, describiendo una curva. Cuando gire el cuerpo hacia la derecha, extienda los brazos a los lados. Al mismo tiempo, levante la pierna derecha y crúcela por encima de la izquierda. Mantenga las rodillas dobladas con el talón izquierdo levantado y los ojos fijos en los dedos de espada.

6 Con el pie derecho y la mano izquierda en posición, dé un paso

adelante con el pie izquierdo y, manteniendo estirada la pierna derecha, doble la rodilla izquierda; al mismo tiempo, gire el torso a la izquierda y levante la mano derecha, formando con ella dedos de espada, por encima de la cabeza, hasta alcanzar la empuñadura de la espada. Mantenga los ojos fijos en los dedos de espada.

Primera sección

DIAN (APUNTAR) CON LOS PIES JUNTOS

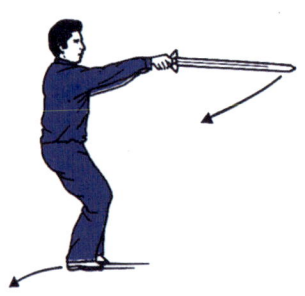

Empuñe la espada con la mano derecha y muévala arriba y abajo describiendo una curva. Apunte al frente con la espada y cójase la muñeca derecha con la mano izquierda formando dedos de espada; al mismo tiempo, adelante el pie derecho, de modo que los pies queden juntos y las rodillas dobladas; mantenga los ojos fijos en la punta.

Puntos que debe recordar
• Al mover la espada arriba y abajo describiendo una curva, use solo las muñecas y no levante los brazos.
• Al apuntar con la espada, concéntrese en la punta, mantenga los hombros relajados y el torso derecho.

CI (LANZAR) PARADO SOBRE UN PIE

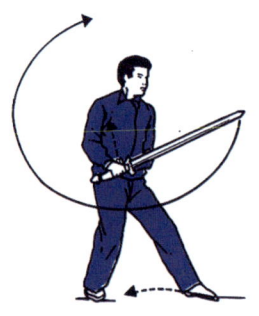

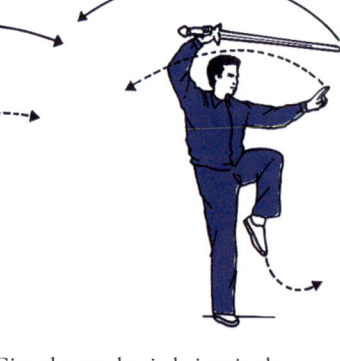

1-2 Dé un paso atrás con el pie derecho y gire el torso a la derecha, luego retire el pie izquierdo con el talón levantado; al mismo tiempo, gire por encima la muñeca derecha y lleve la mano derecha detrás de usted, dibujando un círculo con la punta de la espada. Siga la espada con la mano izquierda formada en dedos de espada, y apoye estos sobre el hombro derecho; mantenga los ojos en la punta del arma.

3 Gire el torso hacia la izquierda, levante la rodilla izquierda y póngase firme sobre el pie derecho. Al mismo tiempo, levante la mano derecha y pase la espada por encima de la cabeza con un movimiento de acometida. Estire hacia adelante la mano izquierda, formando dedos de espada, y mantenga los ojos fijos en los dedos.

Puntos que debe recordar
• No haga ninguna pausa en medio del movimiento.

SAO (BARRER) DE DERECHA A IZQUIERDA

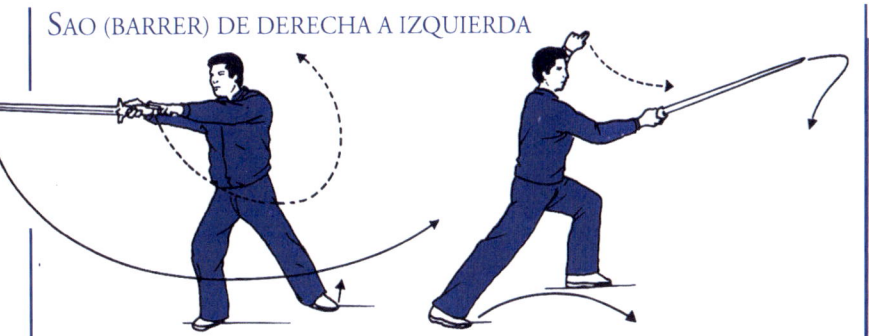
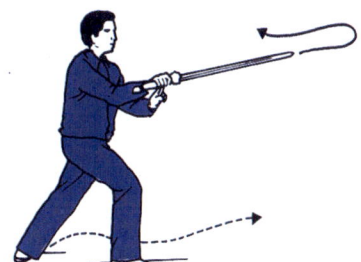

1 Gire el torso hacia la derecha y haga un movimiento de *pi* (tajo), llevando la espada atrás y a la derecha y manteniendo los brazos estirados. Cójase la muñeca derecha con la mano izquierda formando dedos de espada. Al mismo tiempo, manteniendo estirada la pierna izquierda, doble la rodilla derecha, baje la pierna izquierda y estírela hacia atrás; mantenga fijos los ojos en la punta de la espada.

2 Gire el torso hacia la izquierda y balancee la mano izquierda, formando dedos de espada, por encima, abajo y arriba, describiendo una curva,

y manténgala encima de la cabeza, con la palma hacia arriba. Al mismo tiempo, balancee la espada en la misma dirección. Mientras hace el movimiento de barrido y sigue girando el cuerpo, cambie el peso al pie izquierdo y, manteniendo estirada la pierna derecha, doble la rodilla izquierda; mantenga fijos los ojos en la punta de la espada.

Puntos que debe recordar
• Estos dos movimientos son continuos.
• Cuando doble la rodilla derecha o la izquierda, mantenga el torso erguido.

DAI (TOMAR LA INICIATIVA) A LA DERECHA

Levante la pierna derecha, dé un paso adelante y, manteniendo estirada la pierna izquierda, doble la rodilla derecha; al mismo tiempo, estire la mano derecha, gire hacia abajo la palma de la mano que empuña la espada y retírela lentamente con el codo ligeramente doblado frente a las costillas de la derecha. Deje caer la mano izquierda, formando dedos de espada, hacia la muñeca derecha, y mantenga fijos los ojos en la punta del arma.

Puntos que debe recordar
• Retire la espada y doble la rodilla derecha simultáneamente.

DAI (TOMAR LA INICIATIVA) A LA IZQUIERDA

Estire hacia adelante la mano derecha, vuelva hacia abajo la palma de la mano

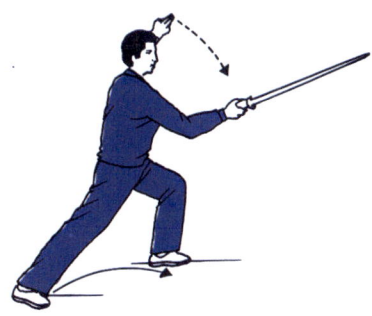

que sostiene la espada y retírela lentamente con el codo ligeramente doblado frente a las costillas del costado izquierdo; al mismo tiempo, baje la mano izquierda, formando dedos de espada, más allá de las costillas del costado izquierdo y luego hacia arriba, describiendo una curva, hacia el lado izquierdo de la frente, con la palma hacia arriba. Al mismo tiempo, dé un paso adelante con el pie izquierdo y, manteniendo estirada la pierna derecha, doble la rodilla izquierda; mantenga fijos los ojos en la punta de la espada.

PI (TAJO) PARADO SOBRE UN PIE

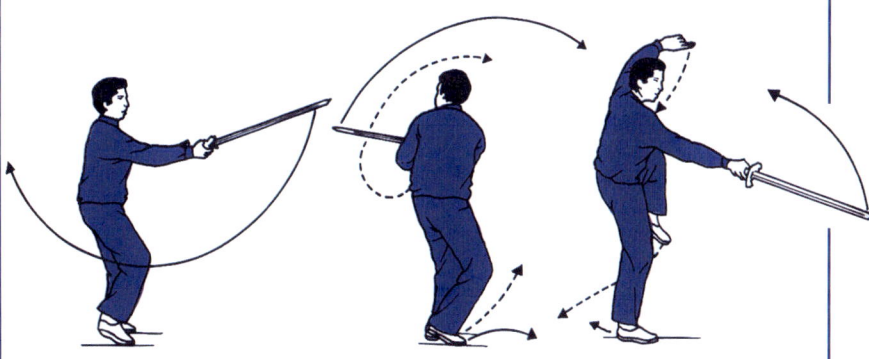

1 Lleve el pie derecho junto al izquierdo, con el talón levantado, y deje caer la mano izquierda, formando dedos de espada, sobre la muñeca derecha.

2 Gire el cuerpo hacia la izquierda y lleve la espada hacia atrás y a la izquierda, describiendo una curva y levantando la muñeca.

3 Balancee por encima de la cabeza, con la palma hacia arriba, la mano izquierda, formando dedos de espada; al mismo tiempo, haga un movimiento de corte con la espada hacia la derecha, dé un paso adelante

con el pie derecho y levante alta la rodilla izquierda, manteniendo fijos los ojos en la punta del arma.

Puntos que debe recordar
• Todos los movimientos son continuos.
• Los ojos deben seguir la punta de la espada.
• Levante la rodilla y haga el movimiento de corte simultáneamente.

RETIRADA Y CHOU (AZOTAR)

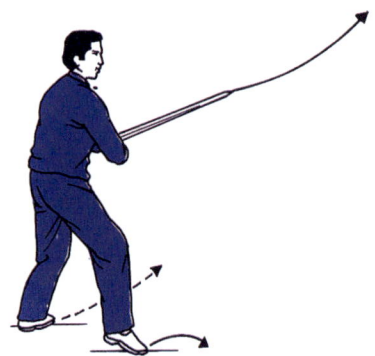

Deje caer el pie izquierdo detrás de la espalda, con la rodilla doblada, y retroceda medio paso en el pie derecho, con el talón levantado; al mismo tiempo haga un movimiento de látigo, llevando la empuñadura de la espada cerca de las costillas del costado izquierdo, con la punta del arma apuntando hacia afuera. Deje caer la mano izquierda, formando dedos de espada, sobre la empuñadura.

Puntos que debe recordar
• Retire el pie derecho y haga el movimiento de látigo simultáneamente.
• Mantenga el torso erguido.

CI (LANZAMIENTO) ASCENDENTE SOBRE UN PIE

Dé un paso adelante con el pie derecho y levante alta la rodilla izquierda; al mismo tiempo, lance la espada hacia arriba, con la palma también hacia arriba. Mantenga la mano izquierda formando dedos de espada sobre la empuñadura y fije los ojos en la punta.

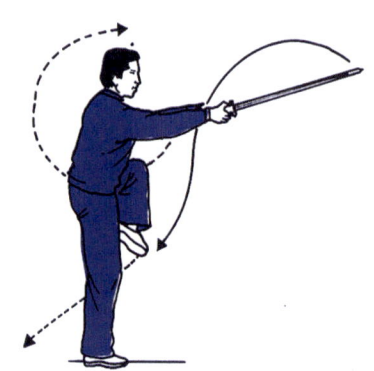

Puntos que debe recordar
• Póngase firme sobre un pie.
• No eche el pecho hacia adelante.

Segunda sección

JIE (CORTAR) HACIA ABAJO

Deje caer el pie izquierdo detrás de la espalda y retire ligeramente el pie

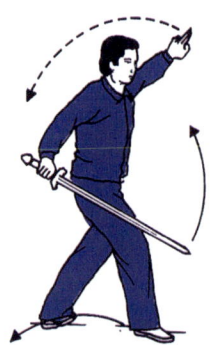

derecho, con el talón levantado; al mismo tiempo, siga girando el cuerpo, primero a la izquierda y después a la derecha, y haga un movimiento descendente de corte con la espada, cuya punta debe quedar a la altura de la rodilla. Baje la mano izquierda, formando dedos de espada, y luego llévela hacia arriba, describiendo una curva, hacia el rincón superior izquierdo de la frente, con la palma hacia arriba. Mire al frente.

Puntos que debe recordar
• Mueva el pie derecho y haga el movimiento de corte simultáneamente.
• Gire el cuerpo a la derecha.

CI (LANZAR) HACIA LA IZQUIERDA

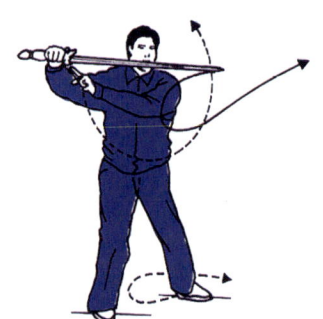 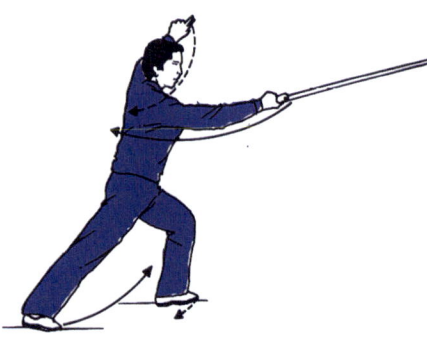

1-2 Retroceda con el pie derecho, después con el pie izquierdo; luego dé un paso al frente y a la izquierda y, manteniendo estirada la pierna derecha, doble la rodilla izquierda. Al mismo tiempo, siguiendo el movimiento del cuerpo, lleve la espada a la altura del hombro, retírela hacia atrás, bájela y haga un movimiento de lanzamiento hacia adelante y a la izquierda, con la palma hacia arriba; al mismo tiempo, deje caer la mano izquierda, formando dedos de espada, hacia abajo, describiendo una curva hacia la derecha, levántela en una curva hacia el rincón superior izquierdo de la frente, con la palma hacia arriba, y mantenga fijos los ojos en la punta de la espada.

Puntos que debe recordar
• Al retirar la espada, gire el antebrazo hacia afuera; al bajar la espada, gire el antebrazo hacia adentro; cuando lance la espada desde la cadera derecha, gire el antebrazo hacia afuera.

GIRAR Y DAI (TOMAR LA INICIATIVA)

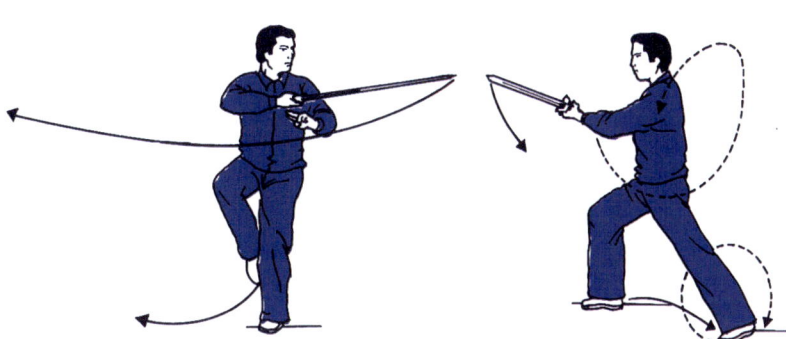

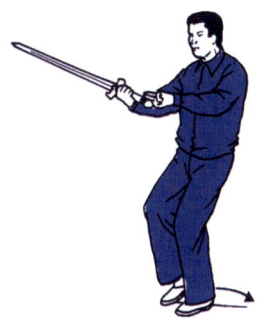

1 Girando sobre el talón izquierdo, vuelva el cuerpo hacia la derecha y levante el pie derecho, poniéndolo en contacto con la pierna izquierda; al mismo tiempo, retire la mano derecha hacia el pecho, con la palma hacia arriba. Mantenga la hoja de la espada paralela al suelo, deje caer la mano izquierda formando dedos de espada hasta que descanse en la muñeca derecha, y mantenga fijos los ojos en la punta de la espada.

2 Gire el cuerpo hacia la derecha, deje caer al suelo el pie derecho y, manteniendo la pierna izquierda

estirada, doble la rodilla derecha; al mismo tiempo y continuando con el giro del cuerpo, haga un movimiento de *dai* hacia la derecha con la espada. Ejerza la fuerza sobre la parte exterior de la hoja, levante la punta de la espada y mantenga la palma hacia abajo. Deje descansar la mano izquierda, formando dedos de espada, sobre la muñeca derecha, y mantenga fijos los ojos en la punta de la espada.

Puntos que debe recordar
• Todos los movimientos deben ser suaves y coordinados.

Levante y baje la pierna izquierda, retire el pie derecho hasta que quede junto al izquierdo, con el talón levantado, mientras cambia el peso al pie izquierdo; al mismo tiempo, haga un movimiento de *dai* hacia la izquierda con la espada, teniendo la palma hacia arriba. Ejerza la fuerza sobre la parte exterior de la hoja y levante la punta de la espada. Baje y lleve hacia atrás la mano izquierda, formando dedos de espada, describiendo una curva, y luego lleve los dedos a descansar sobre la muñeca derecha, manteniendo fijos los ojos en la punta de la espada.

Puntos que debe recordar
• Siga con el cuerpo el movimiento de *dai* hacia la izquierda.

LEVANTAR LA RODILLA Y EMPUÑAR LA ESPADA

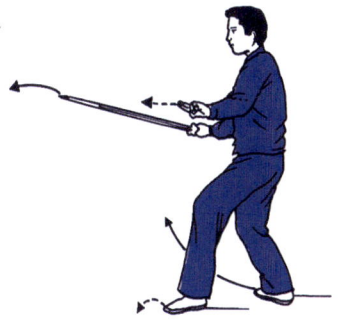

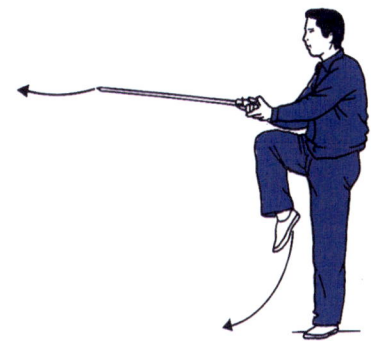

1 Retroceda con el pie derecho y sígalo después con el izquierdo, con el talón levantado; al mismo tiempo, separe las manos, llevando la mano que empuña la espada hacia la derecha, y la mano derecha, formando dedos de espada, hacia la izquierda, ambas con la palma hacia abajo.

2 Deje caer el pie izquierdo al suelo y levante alta la rodilla derecha; al mismo tiempo, abra la mano izquierda para coger la mano derecha y lleve la empuñadura de la espada al pecho, con los brazos ligeramente doblados, la espada apuntando al frente y los ojos mirando fijamente al frente.

Puntos que debe recordar
• Los dos movimientos son continuos.
• Al colocarse de pie sobre una pierna, mantenga el cuerpo erguido.

Brincar y Ci (lanzar)

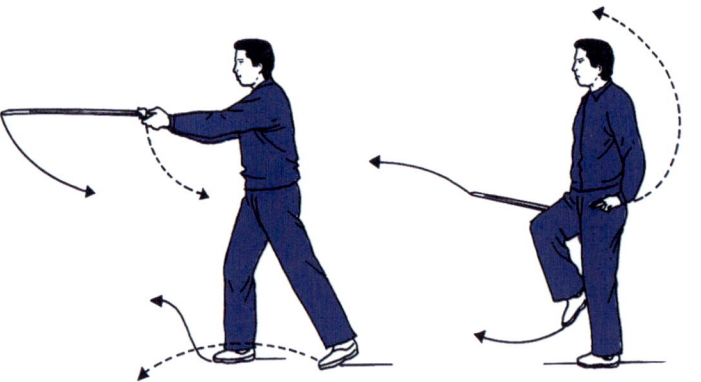
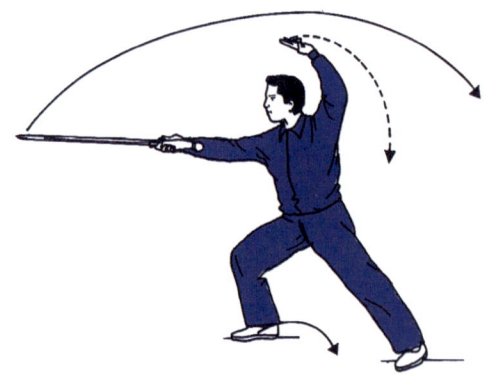

1 Baje el pie derecho, cambie el peso adelante; al mismo tiempo, lance con fuerza la espada hacia adelante.

2 Apoye firmemente los dedos del pie derecho, dé un paso adelante con el pie izquierdo y rápidamente levante el talón derecho al costado de la pierna izquierda; al mismo tiempo, separe las manos y bájelas a los lados, con las palmas hacia abajo, la mano izquierda

formando dedos de espada, y los ojos fijos al frente.

3 Dé un paso adelante con el pie derecho y, manteniendo la pierna izquierda estirada, doble la rodilla derecha; al mismo tiempo, lance la espada hacia adelante, con la palma de la mano hacia arriba, los ojos fijos en la punta de la espada. Lleve sobre la cabeza la mano izquierda, formando

dedos de espada, describiendo una curva hacia atrás y arriba, con la palma hacia arriba.

Puntos que debe recordar

• Antes de lanzar la espada hacia adelante, retire un poco las manos hacia atrás.

• Mueva rápidamente los pies, como si estuviera brincando.

Liao (provocar) hacia la izquierda

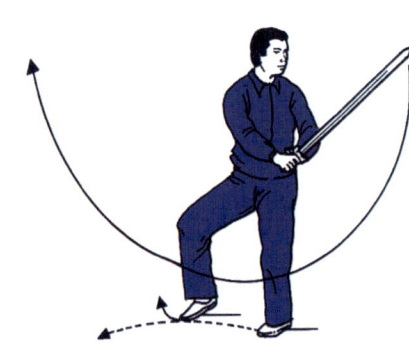
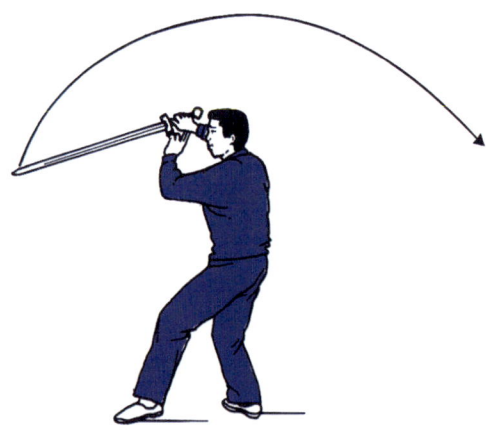

1-2 Gire el torso hacia la izquierda y pase el peso a la pierna izquierda. Retroceda medio paso con el pie derecho y, con el peso cambiado a la pierna derecha, gire el cuerpo a la derecha y dé un paso adelante con el pie izquierdo, con el talón levantado. Al mismo tiempo, siguiendo el giro del cuerpo, haga un movimiento de

provocación —el antebrazo girado hacia adentro y la palma hacia afuera— con la espada, en una curva descendente hacia la izquierda, y después en una curva ascendente hacia la derecha. Detenga la empuñadura de la espada a la altura de los ojos y siga el movimiento de la muñeca derecha con la mano

izquierda formando dedos de espada. Mantenga los ojos fijos en la punta del arma.

Puntos que debe recordar

• Todo el movimiento es continuo y el movimiento de *liao* debería describir un círculo completo.

LIAO (PROVOCAR) HACIA LA DERECHA

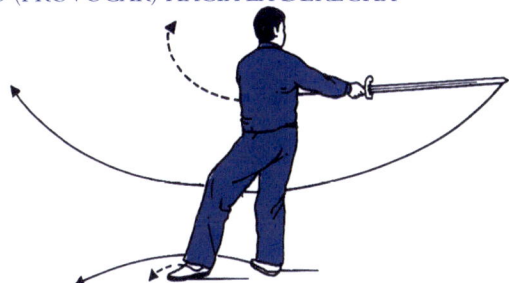 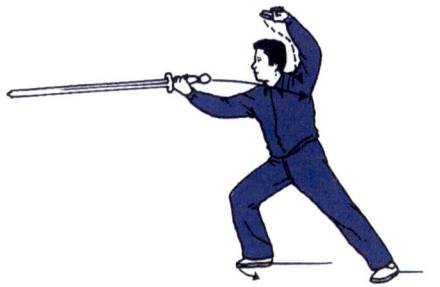

1 Gire el torso hacia la derecha y lleve la espada arriba y abajo hacia la derecha, describiendo una curva, con ambas palmas hacia afuera.
2 Baje el pie izquierdo, dé un paso a la izquierda con el pie derecho y, manteniendo estirada la pierna izquierda, doble la rodilla derecha.

Al mismo tiempo, continúe el movimiento de provocación de la espada abajo y arriba, describiendo una curva hacia la izquierda. Gire el antebrazo derecho hacia afuera, con la palma también hacia afuera. Sujete la espada a la altura del hombro, levante la mano izquierda,

formando dedos de espada, por encima de la cabeza, y mantenga los ojos en la punta del arma.

Puntos que debe recordar
• Todo el movimiento es continuo.
• El movimiento de provocación debe completar un círculo.

Tercera sección

GIRAR HACIA LA IZQUIERDA Y CHOU (AZOTAR)

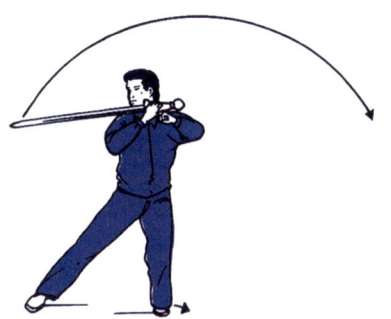 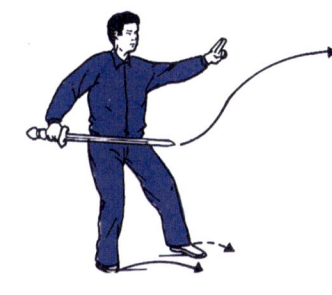

1 Gire el cuerpo hacia la izquierda, llevando el peso hacia atrás, estire la pierna derecha y doble ligeramente la rodilla izquierda; al mismo tiempo, retire la espada frente al pecho con la mano izquierda formando dedos de espada y tocando la muñeca derecha.
2 Continúe girando hacia la izquierda con la rodilla izquierda doblada y haga

con la espada un movimiento de corte, manteniendo los ojos en la punta.
3 Doble ligeramente la rodilla derecha, volviendo a pasar el peso a la pierna derecha y retire el pie izquierdo, con el talón levantado; al mismo tiempo, haga el movimiento de azotar, retirando la espada en dirección a la cadera derecha; lleve al pecho la mano izquierda, formando dedos de espada,

estire otra vez los dedos al frente y mantenga fijos
los ojos en ellos.

Puntos que debe recordar
• Antes de girar el cuerpo, lleve hacia adentro los dedos del pie derecho.
• Antes de hacer el movimiento de corte, doble el codo derecho hacia el pecho.

CI (LANZAR) CON LOS PIES JUNTOS

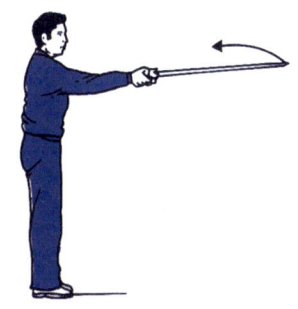

Baje el pie izquierdo, mueva hacia adelante el derecho y colóquese derecho con los pies juntos; al mismo tiempo, abra la mano izquierda para coger la derecha y lance la espada hacia adelante, con las palmas hacia arriba y los ojos fijos en la punta.

Puntos que debe recordar
• Mueva los pies y lance la espada simultáneamente y mantenga los brazos ligeramente doblados.

LAN (RECHAZAR) HACIA LA IZQUIERDA

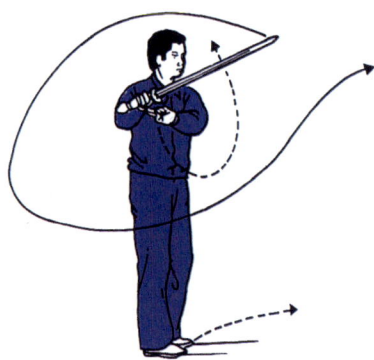 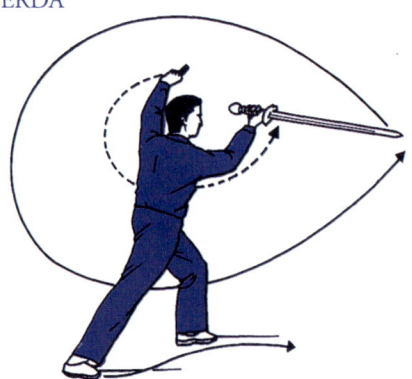 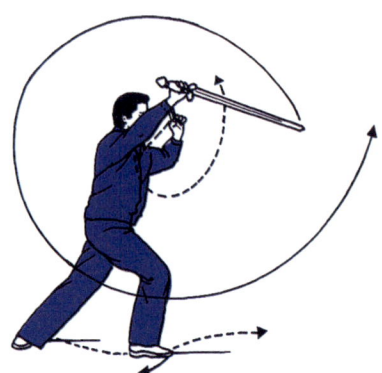

1 Retire la espada, mantenga la mano izquierda, formando dedos de espada, en la muñeca derecha, y gire el torso a la derecha.

2 Siga el giro del cuerpo hacia la espada y haga un movimiento de rechazo con la espada, dibujando una curva hacia atrás, abajo y adelante en dirección izquierda, con el antebrazo derecho vuelto hacia afuera. Levante por encima de la cabeza la mano izquierda formando dedos de espada; al mismo tiempo, dé un paso adelante y a la izquierda con el pie izquierdo y, manteniendo estirada la pierna

derecha, doble la rodilla izquierda y mantenga los ojos fijos en el movimiento de la espada.

Puntos que debe recordar
• Gire el cuerpo primero hacia la derecha y luego hacia la izquierda siguiendo el movimiento de la espada.

LAN (RECHAZAR) HACIA LA DERECHA

Lleve el peso ligeramente hacia atrás mientras gira el torso hacia la izquierda, con los dedos del pie

izquierdo hacia afuera; luego gire el torso hacia la derecha, dé un paso adelante con el pie derecho y, manteniendo estirada la pierna izquierda, doble la rodilla derecha; al mismo tiempo, haga un movimiento de rechazo con la espada dibujando una curva hacia la izquierda, hacia abajo y adelante. Gire hacia adentro el antebrazo derecho, con la palma hacia afuera; al mismo tiempo, lleve la mano izquierda, formando dedos de espada, hacia la muñeca derecha, y siga fijamente el movimiento de la espada.

LAN (RECHAZAR) HACIA LA IZQUIERDA

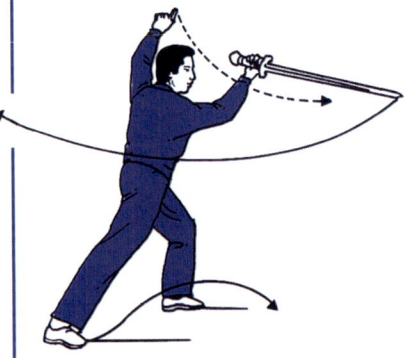

Cambie el peso ligeramente hacia atrás mientras gira hacia afuera los dedos del pie derecho. Dé un paso adelante con el pie izquierdo y, manteniendo estirada la pierna derecha, doble la rodilla izquierda y gire el torso hacia la izquierda; al mismo tiempo, haga un movimiento de rechazo con la espada en una curva hacia atrás, abajo y adelante. Gire hacia afuera el antebrazo derecho y levante por encima de la cabeza la mano izquierda, formando dedos de espada.

ACERCARSE Y CI (ATRAVESAR)

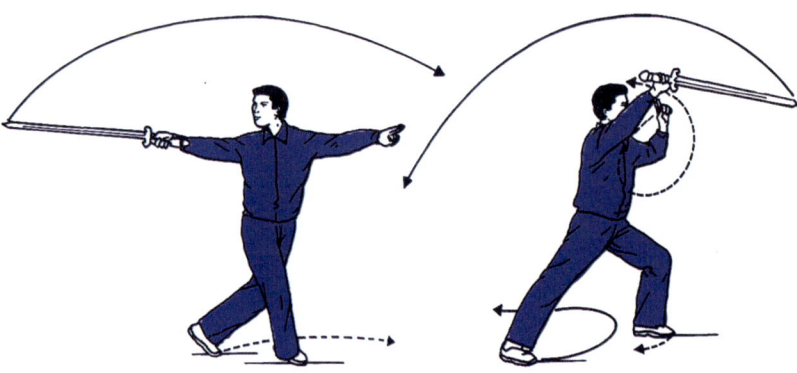

1 Gire el cuerpo a la derecha y cruce la pierna derecha por encima de la izquierda, levantando el talón; baje la punta de la espada, deje caer hacia la muñeca derecha la mano izquierda, formada en dedos de espada, abra los brazos a los costados y haga con la espada un movimiento de atravesar hacia la derecha, con la palma hacia el frente y mirando la punta de la espada.

2 Gire el cuerpo a la izquierda, dé un paso adelante con el pie izquierdo y, manteniendo estirada la pierna derecha,

doble la rodilla izquierda; al mismo tiempo baje en una curva hacia la izquierda la punta de la espada, con el antebrazo derecho vuelto hacia adentro y la palma hacia afuera; deje descansar la mano izquierda, formando dedos de espada, sobre la muñeca derecha, y los ojos fijos en la punta de la espada.

Puntos que debe recordar
• Los dos movimientos son continuos.
• Al doblar la rodilla izquierda, no se eche demasiado hacia adelante.

GIRAR HACIA ATRÁS Y PI (TAJO)

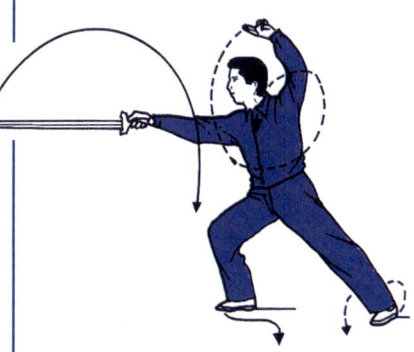

Ponga el peso sobre el pie derecho mientras gira hacia adentro los dedos del pie izquierdo; levante la pierna derecha y pase el peso a la izquierda. Gire el cuerpo hacia la derecha, dé un paso adelante con el pie derecho y, manteniendo la pierna izquierda estirada, doble la rodilla derecha; al

mismo tiempo, haga un movimiento de corte con la espada, en la misma dirección, mientras el cuerpo va girando; levante la mano izquierda, formando dedos de espada, por encima de la cabeza en una curva arriba y abajo. Mantenga los ojos fijos en la punta de la espada.

DIAN (APUNTAR) CON LOS DEDOS DEL PIE DERECHO HACIA ADELANTE

Mientras gira el torso hacia la izquierda, levante el pie izquierdo; luego bájelo y levante el derecho, bajándolo frente al izquierdo con el talón levantado; al mismo tiempo, levante la espada describiendo una curva y apunte hacia adelante y abajo. Ponga la mano izquierda en posición de dedos de espada y llévela, describiendo un círculo, a descansar sobre la muñeca derecha; mantenga fijos los ojos en la punta de la espada.

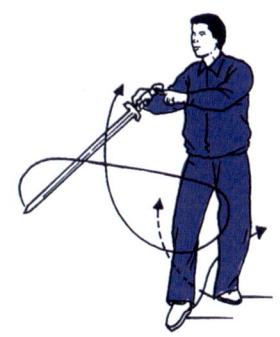

Puntos que debe recordar
• Al apuntar hacia adelante, ejerza la fuerza en la muñeca y en la punta de la espada. Este movimiento debe ser simultáneo con el descenso al suelo del pie derecho.

Cuarta sección

TUO (SOSTENER) MANTENIÉNDOSE SOBRE UN PIE

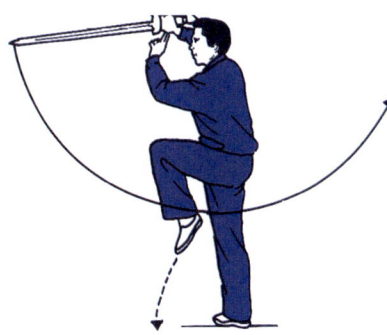

Ponga el pie derecho detrás del izquierdo y, apoyándose en las eminencias metatarsianas de ambos pies, gire el cuerpo hacia la derecha y levante la rodilla izquierda; al mismo tiempo, dibuje un círculo con la espada (izquierda, abajo y arriba) y sosténgala arriba, hacia la derecha, ligeramente por encima de la cabeza. Ponga la mano izquierda en posición de dedos de espada, llévela a la muñeca derecha y mire al frente.

Puntos que debe recordar
• Levante la rodilla izquierda y sostenga la espada al mismo tiempo.
• Póngase firme sobre la pierna derecha.

GUA (FLOTAR) Y PI (TAJO)

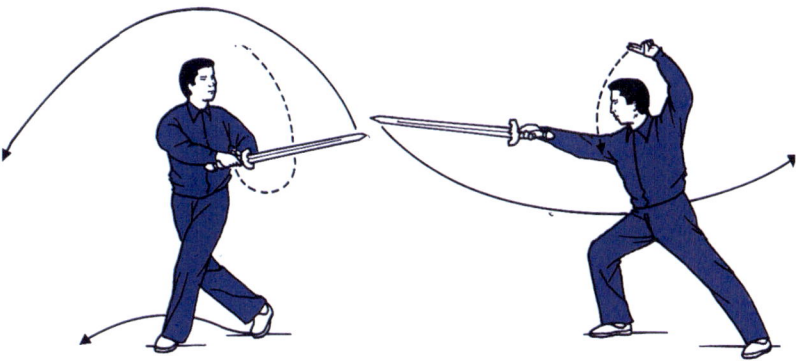

1 Deje caer el pie izquierdo a un lado y gire el cuerpo hacia la izquierda, con las rodillas cruzadas y dobladas, y el talón derecho levantado; al mismo tiempo, haga un movimiento de flotación con la espada hacia atrás, mantenga la mano izquierda, formando dedos de espada, sobre la muñeca derecha, y siga con los ojos la punta del arma.
2 Haga un movimiento de corte con la espada hacia la derecha; levante la mano izquierda, formando dedos de espada, por encima de la cabeza y, al mismo tiempo, dé un paso adelante con el pie derecho; manteniendo estirada la pierna izquierda, doble la rodilla derecha, con la mirada fija en la punta de la espada.

Puntos que debe recordar
• Los dos movimientos son continuos; gire el cuerpo primero hacia la izquierda y luego hacia la derecha.

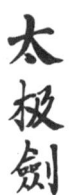

LIAO (PROVOCAR) Y PI (TAJO)

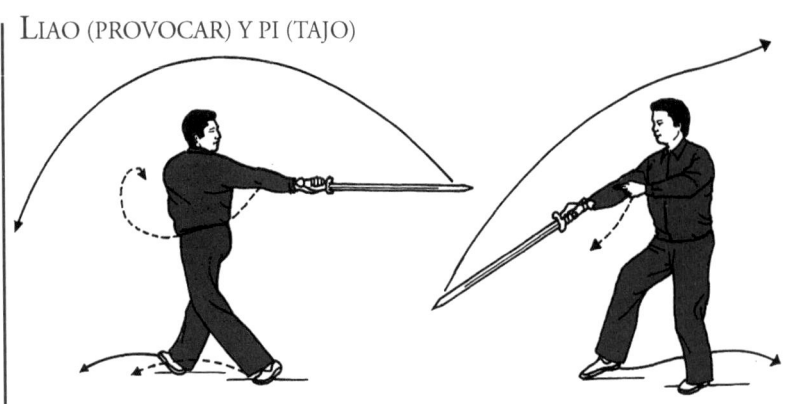

1 Ponga el peso ligeramente atrás y gire el cuerpo hacia la izquierda, con las rodillas cruzadas y levantando el talón izquierdo; al mismo tiempo, haga un movimiento de provocación con la espada en una curva descendente y ascendente hacia la derecha; lleve la mano izquierda, formando dedos de espada, al hombro derecho, y mantenga los ojos fijos en la punta de la espada.

2 Dé un paso adelante con el pie izquierdo, gire el cuerpo hacia la izquierda y luego dé un paso adelante con el pie derecho, que tendrá el talón levantado; al mismo tiempo,

haga un movimiento de corte hacia adelante con la espada, primero hacia atrás, después hacia adelante, manteniendo la punta del arma a la altura de la rodilla. Mueva la mano izquierda, formando dedos de espada, primero hacia abajo describiendo una curva y luego hacia arriba, para descansar sobre el antebrazo derecho; mantenga los ojos en la punta de la espada.

Puntos que debe recordar
• Los dos movimientos son continuos y no hay que hacer ninguna pausa entre ellos.

RETROCESO Y JI (GOLPE)

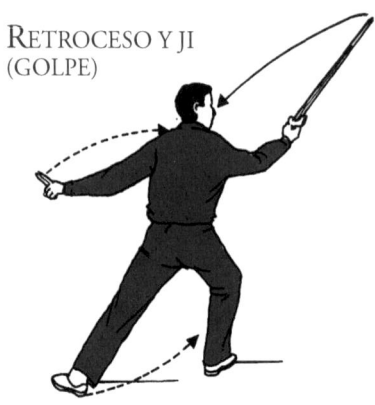

Gire el cuerpo hacia la derecha y dé un largo paso atrás con el pie derecho y, manteniendo la pierna izquierda estirada, doble la rodilla derecha; al mismo tiempo, haga un movimiento de golpe con la espada hacia atrás y arriba, siguiendo el giro del cuerpo, y lleve la punta del arma a la altura de los ojos. Apunte hacia la izquierda con la mano izquierda, formando dedos de espada, y mantenga los ojos fijos en la punta del arma.

Puntos que debe recordar
• Retroceda con el pie derecho y luego estire la pierna izquierda.

ADELANTARSE Y CI (LANZAR)

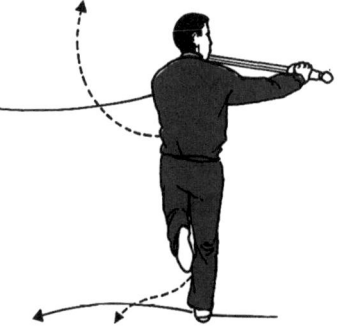
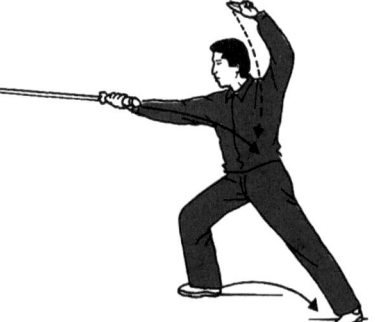

1 Levante la pierna izquierda y bájela junto a la derecha; al mismo tiempo, gire la mano, con el dorso hacia arriba, lleve la espada frente al hombro derecho, apuntando hacia la izquierda; lleve la mano izquierda, formando dedos de espada, hacia el hombro derecho y mire al frente.

2 Haga un giro hacia la izquierda, coloque el pie izquierdo en el suelo, dé un paso adelante con el pie derecho y, manteniendo la pierna izquierda estirada, doble la rodilla derecha; al mismo tiempo, al girar el cuerpo lance la espada hacia adelante con fuerza, con la palma hacia arriba. Levante por encima de la cabeza la mano izquierda, formando dedos de espada.

RETIRADA Y CHOU (AZOTAR)

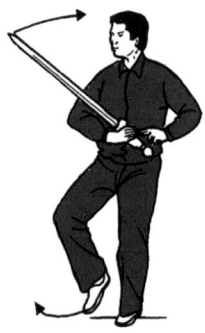

Cambie el peso hacia atrás y retroceda con el pie derecho hasta ponerlo junto al izquierdo, con el talón levantado; a la vez, doble el codo derecho y retire la espada, con la palma hacia adentro y la empuñadura junto a las costillas del costado izquierdo. Deje caer sobre la empuñadura la mano izquierda, formando dedos de espada, y mantenga fijos los ojos en la punta del arma.

Puntos que debe recordar
• Retire el pie derecho y la espada al mismo tiempo.

MA (GOLPEAR) REVOLVIENDO EL CUERPO

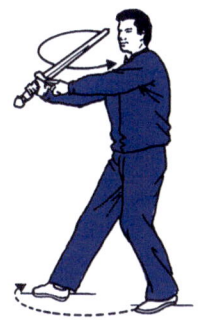

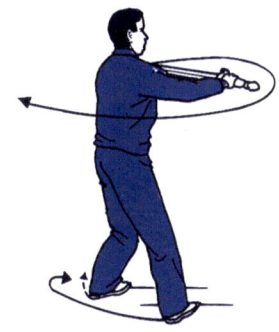

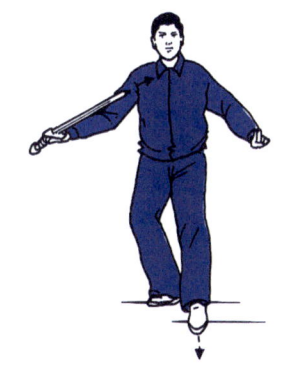

1 Levante el pie derecho y dé un paso adelante, con los dedos del pie hacia afuera; al mismo tiempo, gire ligeramente el torso hacia la derecha y estire los brazos, de modo que la espada esté colocada frente al pecho.
2-3 Lleve el peso a la pierna derecha y siga girando en esa misma dirección; pase el pie izquierdo frente al derecho, con los dedos delante de los del otro pie; apoyándose en la eminencia

metatarsiana del pie izquierdo, continúe girando el cuerpo hacia la derecha hasta que el pie derecho quede un paso detrás del izquierdo; retroceda medio paso con el pie izquierdo, con los dedos apuntando al suelo.
Al mismo tiempo y siguiendo el giro del cuerpo, haga un movimiento de barrido con la espada paralela al suelo y separe las manos, con las palmas hacia abajo.

Puntos que debe recordar
• Todos los movimientos deben hacerse en un fluir continuo.
• Mantenga el torso erguido durante todo el ejercicio.

CI (ATRAVESAR) HACIA ADELANTE

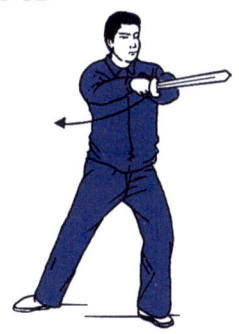

Dé medio paso adelante con el pie izquierdo y, manteniendo la pierna derecha estirada, doble la rodilla izquierda; al mismo tiempo, haga un movimiento de ataque con la espada lanzándola hacia adelante. Mantenga la mano izquierda, formando dedos de espada, descansando sobre la muñeca derecha y mire al frente.

Puntos que debe recordar
• Doble la pierna izquierda y haga el movimiento de ataque al mismo tiempo.

CONCLUSIÓN

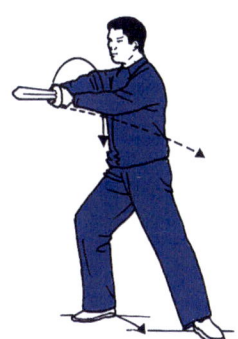

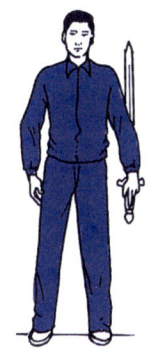

1 Cambie el peso hacia atrás y gire el cuerpo a la derecha; al mismo tiempo, retire la espada, con la palma hacia adentro, y coloque la mano izquierda sobre el guardamano de la empuñadura, con la palma enfrentada a la otra. Mantenga los ojos fijos en la espada.
2 Gire el cuerpo a la izquierda, cambiando el peso a la pierna izquierda, y ponga el pie derecho

paralelo al izquierdo, pero separado de este por el mismo espacio que el que media entre los hombros; al mismo tiempo, coja la espada con la mano izquierda y déjela caer naturalmente al costado, manteniendo la hoja paralela al antebrazo. Retire la mano derecha atrás y arriba, describiendo una curva, y déjela colgar al costado. Relaje todo el cuerpo y mire al frente.

太极推手

El dueto taichi

El dueto taichi, conocido también como *taichi tuishou*, es una forma altamente desarrollada de taichi con contrincante imaginario y exige la participación de dos personas, creando por lo tanto un elemento de confrontación. Mientras practican, las dos personas pueden aprender la una de la otra y mejorar sus propias técnicas básicas de taichi con contrincante imaginario. Los principiantes pueden practicar ambas formas de taichi al mismo tiempo.

Deben comenzar con las técnicas básicas de una sola mano, seguir con las técnicas de ambas manos y *tuishou* sobre pies móviles. Los principiantes deben ser muy pacientes y pasar gradualmente de los ejercicios más simples a los más complicados.

Como en todas las formas de taichi, los movimientos son fluidos y continuos, y el cuerpo, los brazos y las piernas deben estar relajados. Los participantes no deben entrar en conflicto directo entre sí ni tampoco evitarse. El principio básico del dueto taichi es el de aprovechar la fuerza hacia adelante y neutralizarla: cuando **A** avanza, **B** se retira; cuando **B** avanza, **A** se retira, y así sucesivamente. Estudie cuidadosamente las ilustraciones y siga las flechas para comprender los movimientos de manos y pies. La figura de la izquierda es **A** y la de la derecha, **B**.

Movimientos básicos

PREPARACIÓN

Colóquense enfrentados, con los cuerpos totalmente relajados. Midan la distancia entre los dos levantando los brazos y tocándose los puños.

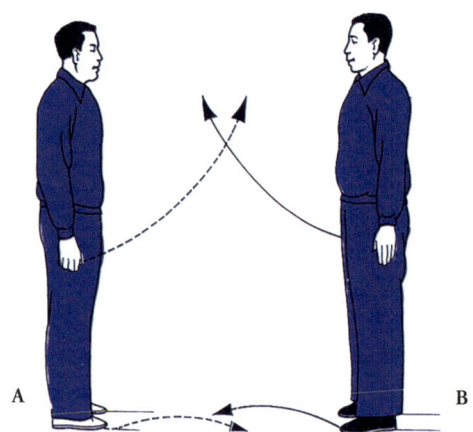

TÉCNICAS BÁSICAS PARA UNA SOLA MANO

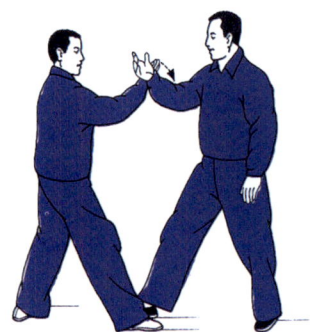
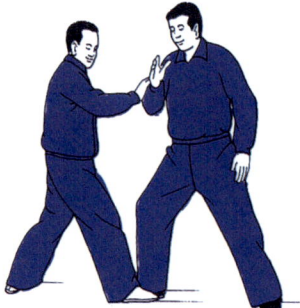
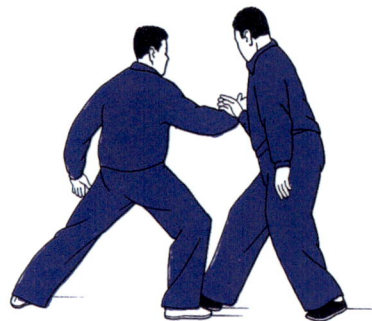

Posición inicial Ambos se vuelven a medias hacia la izquierda y dan un paso adelante con el pie derecho, de modo que el interior de los pies de ambos quede enfrentado a una distancia de 10-20 cm. Ambos levantan la mano derecha con el codo doblado, se tocan ligeramente con el dorso de la mano y se aseguran de que la fuerza contraria no es demasiado fuerte ni demasiado débil. Dejan colgar con naturalidad la mano izquierda.

1 A hace girar la mano derecha, utilizando la palma para empujar la muñeca de **B**. Al mismo tiempo, **A** dobla la rodilla derecha, cambia un poco el peso hacia adelante y trata de alcanzar con la mano derecha el costado derecho del pecho de **B**.

2 B resiste la presión de **A** y dobla el brazo hacia el pecho; al mismo tiempo, dobla la rodilla izquierda y lleva un poco el peso hacia atrás, gira el torso hacia la derecha y aparta la mano de **A** de su pecho con la palma de la mano derecha.

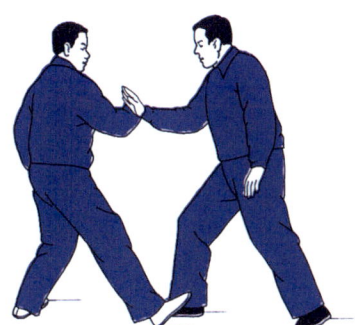
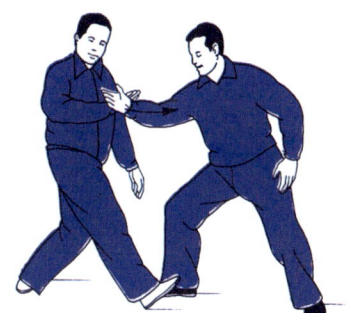

3 B vuelve la mano, utiliza la palma. para empujar la muñeca de **A** y trata de alcanzar el costado derecho del pie de **A**.

4 A no resiste la presión de **B** y dobla la rodilla izquierda, cambia el peso hacia atrás y gira el torso a la derecha,

utilizando la palma derecha para apartar la mano derecha de **B**.

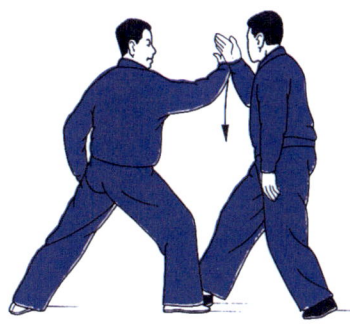
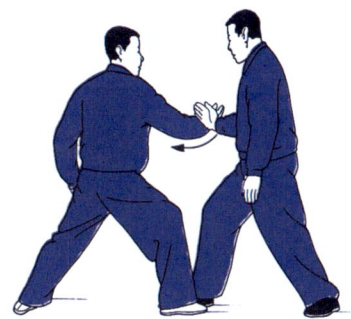

5 Regresar a la posición inicial. **A** vuelve la mano derecha y utiliza la palma para empujar la muñeca de **B** hacia adelante y arriba y tratar de alcanzar el rostro de **B**; al mismo tiempo, dobla la rodilla derecha y

lleva el peso un poco hacia adelante. **B** no resiste la fuerza de **A** y aprovecha la situación levantando el brazo. Dobla la rodilla izquierda, cambia un poco hacia atrás el peso, gira el torso a la derecha y lleva la

mano de **A** a la parte derecha de su cabeza.

6 B presiona lentamente la mano derecha hacia abajo y adelante y trata de llegar a la parte derecha de las costillas de **A**.

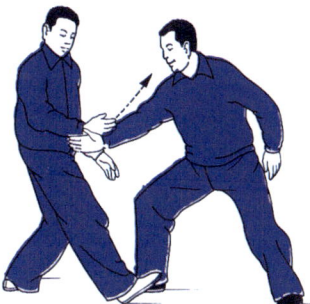
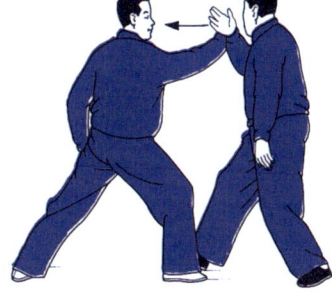

7 A no resiste la fuerza de **B** y retira el brazo derecho; al mismo tiempo, dobla la rodilla izquierda, cambia el peso un poco hacia atrás, gira el torso

a la derecha y aparta la mano de **B** hacia la derecha de su cuerpo.
A adelanta la mano derecha hacia el rostro de **B** y **B** gira a la derecha para

llevar la mano de **A** hacia la parte derecha de su cabeza. ▶

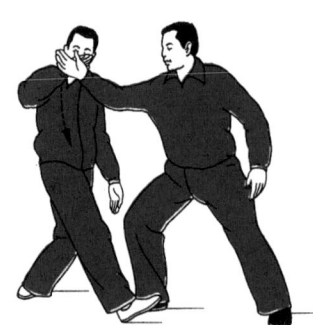

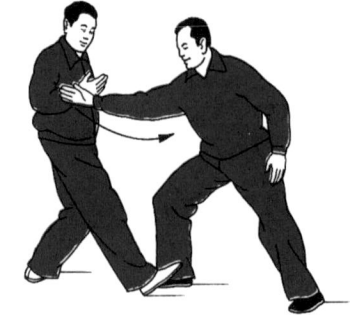

9-10 B se aprovecha de la situación llegando al rostro de **A**. **A** dobla un poco la rodilla izquierda, gira a la derecha para neutralizar la fuerza de **B**, continúa empujando abajo y adelante con la palma y alcanza el lado derecho de las costillas de **B**. Repitan el ejercicio muchas veces, alternando la mano y la pierna derechas con la mano y la pierna izquierdas.

Puntos que deben recordar
• La idea de esta técnica es que cuando una persona usa la fuerza para presionar hacia adelante, la otra debe girar la cintura para neutralizar esa fuerza. El primero no debe inclinarse hacia adelante y el segundo no debe echarse hacia atrás al cambiar el peso en esa dirección.
• Los movimientos de brazos y piernas no deben ser rígidos y deben estar coordinados a lo largo de todo el ejercicio.

TÉCNICAS BÁSICAS PARA LAS DOS MANOS

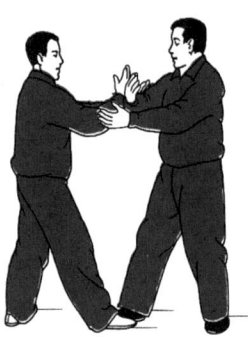

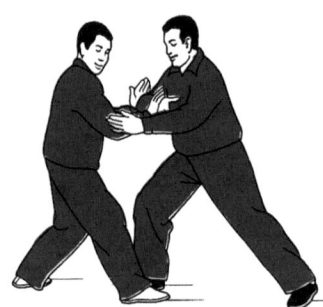

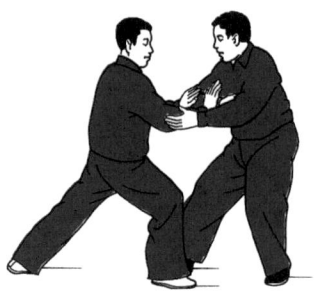

Posición inicial Se colocan de pie frente a frente. Ambos dan media vuelta hacia la izquierda y un paso adelante con el pie derecho. Ambos levantan la mano derecha, con el codo doblado y los dorsos de las manos tocándose ligeramente. La palma de la mano izquierda de cada uno toca el codo derecho del otro.
1-2 A vuelve la mano derecha, de modo que la palma toque la muñeca derecha de **B** y fuerza a **B** a retirar el brazo hacia el pecho en un movimiento hacia adelante y abajo; al mismo tiempo, adelanta la mano

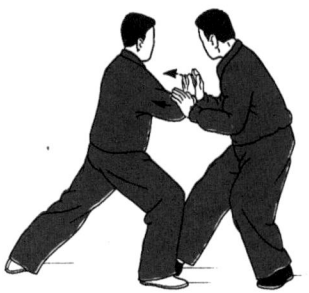

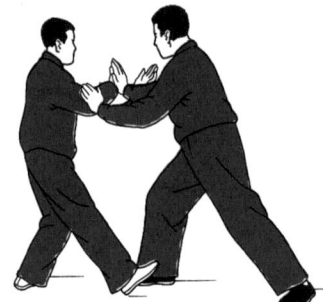

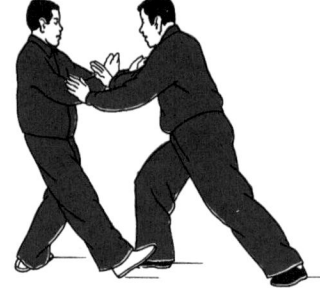

izquierda en la misma dirección del codo de **B**.
3 B acepta la fuerza hacia adelante de **A** con el brazo y retrocede con la mano izquierda descansando en el codo derecho de **A**. Dobla ligeramente la pierna izquierda, cambia el peso hacia atrás, gira el torso a la derecha y utiliza el brazo derecho para desviar el empujón a la derecha de **A**, neutralizando así su fuerza.
4-5 B vuelve la mano derecha, de modo que la palma toque la muñeca derecha de **A**; al mismo tiempo, empuja hacia adelante con ambas palmas, forzando a **A** a retirar su brazo derecho hacia el pecho; al mismo tiempo, adelanta la mano izquierda en la misma dirección del codo de **A**.
6 A repite el paso 3 y usa la misma técnica para neutralizar la fuerza de **B**. Repitan muchas veces el ejercicio.

Thuishou sobre pies inmóviles

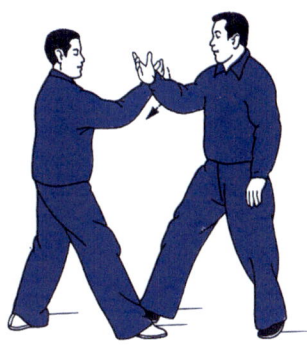

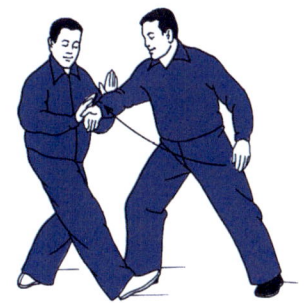

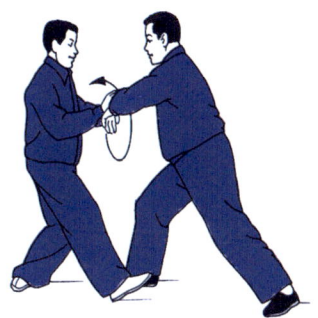

Posición inicial Ambos hacen medio giro hacia la izquierda y adelantan el pie derecho. Levantan la mano derecha con el codo doblado y los dorsos de las manos tocándose ligeramente. No presionan demasiado ni tampoco ceden mucho a la fuerza del otro.

1 **A** retrocede girando el cuerpo a la derecha y retirando el brazo derecho; vuelve la mano derecha y toca la muñeca derecha de **B**; al mismo tiempo,

coge suavemente el codo derecho de **B** con la mano izquierda y, aprovechando la fuerza hacia adelante que está ejerciendo **B**, dobla la rodilla izquierda y gira la cintura hacia la derecha, las manos dispuestas en un movimiento de tirón, atrayendo el brazo de **B**.

2-3 **B** sigue el movimiento de retirada de **A**, dobla la rodilla derecha y cambia el peso hacia adelante; al mismo tiempo, lleva la mano izquierda hacia

el interior del antebrazo derecho y presiona hacia el pecho de **A**, tratando de obligarlo a abandonar sus esfuerzos. Ahora **A** aprovecha la fuerza hacia adelante que ejerce **B** y dobla la pierna izquierda; empuja con el pecho hacia adentro y gira la cintura hacia la izquierda; al mismo tiempo, presiona el brazo de **B** hacia abajo y a la izquierda con ambas manos, neutralizando así la presión de **B**.

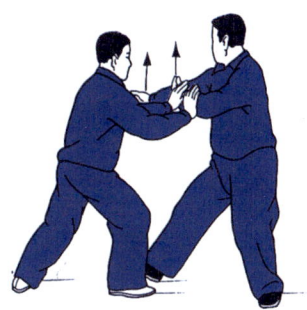

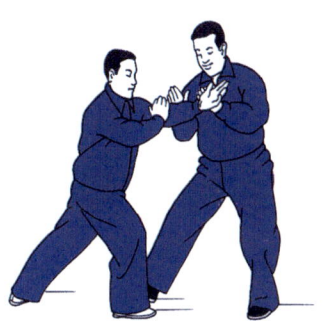

4 **A** mueve la mano derecha hacia el codo izquierdo de **B** y la mano izquierda hacia la muñeca izquierda de **B**, y empuja hacia adelante con las palmas.

5-6 **B** acepta el empujón de **A** con el brazo izquierdo y saca la mano derecha

para golpear el codo izquierdo de **A**; al mismo tiempo, dobla la pierna izquierda, cambia el peso hacia atrás y gira ligeramente el cuerpo hacia la izquierda. Rechaza la fuerza de **A** con el brazo izquierdo y desvía hacia arriba

el brazo de **A** con ambas manos, y con un movimiento de retroceso atrae el brazo de **A**.

7 **A** aprovecha de inmediato el movimiento de **B** y, con la mano derecha apoyada en el lado interno

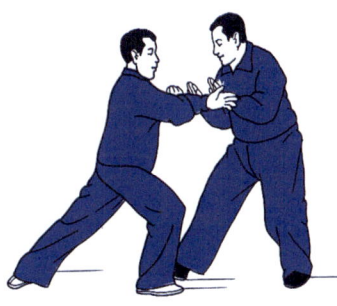

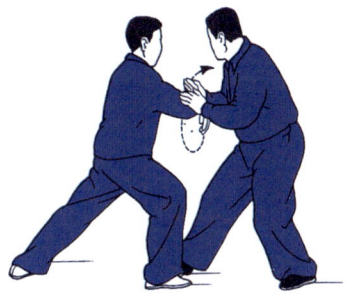

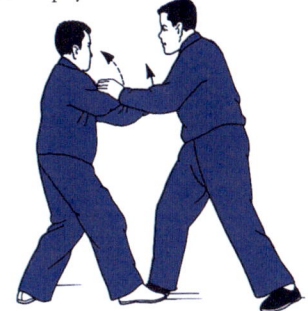

del codo izquierdo, presiona con firmeza hacia el pecho de **B**.

8 **B** acepta la fuerza de **A** y dobla la

rodilla izquierda, mete el pecho y mueve las manos hasta tocar el codo derecho de **A**.

9 Cambia el peso hacia adelante y empuja hacia la derecha el brazo derecho de **A**. ▶

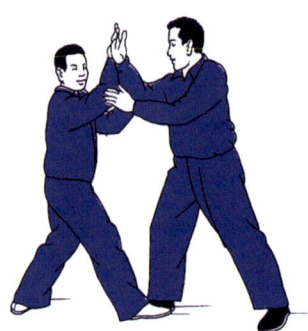

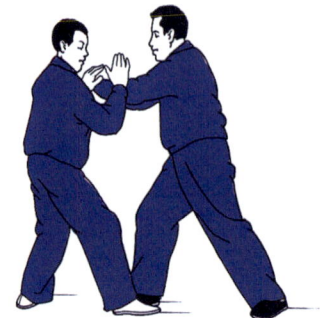

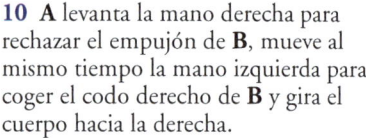

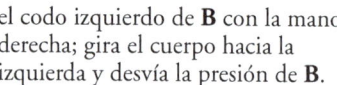

10 **A** levanta la mano derecha para rechazar el empujón de **B**, mueve al mismo tiempo la mano izquierda para coger el codo derecho de **B** y gira el cuerpo hacia la derecha.

11 **B** presiona hacia adelante con el brazo derecho, en dirección al pecho de **A**. Este último, en lugar de resistir, coge la muñeca izquierda de **B** con la mano izquierda y empuja suavemente

el codo izquierdo de **B** con la mano derecha; gira el cuerpo hacia la izquierda y desvía la presión de **B**.

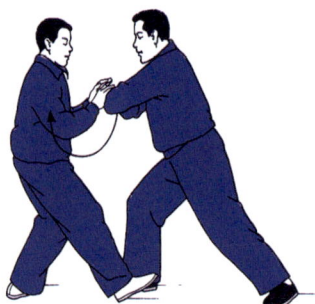

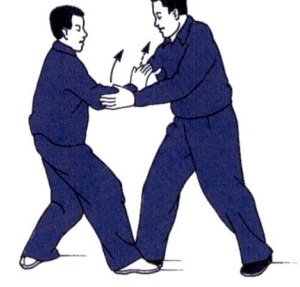

12 **B**, con la pierna derecha doblada, aprovecha la situación presionando hacia adelante con el brazo izquierdo. **13** Cuando **A** responde empujando hacia adelante con ambas manos, **B**

saca la mano izquierda de debajo de las manos de **A** para coger el codo derecho de este y cambia el peso hacia atrás, atrayendo a **A**. En este punto, **A** empuja hacia adelante.

Repitan el ejercicio muchas veces hacia atrás y hacia adelante, sin mover los pies.

Tuishou sobre pies móviles

Avanzar tres pasos, retroceder dos pasos

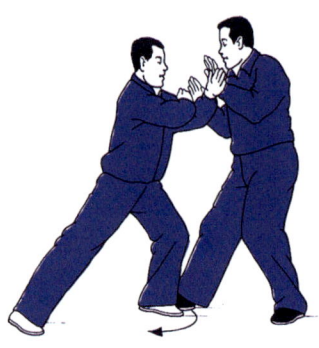

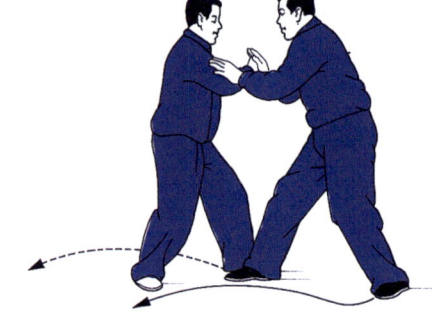

Posición inicial Se colocan de pie frente a frente. **A** adelanta el pie izquierdo y **B** el pie derecho (por fuera del pie izquierdo de **A**). Ambos levantan la mano izquierda con el codo doblado y los dorsos de las

manos tocándose ligeramente. La mano derecha de uno debe tocar el codo izquierdo del otro. **1** **A** presiona hacia adelante con el brazo izquierdo y deja descansar la mano derecha en la parte interior

del codo izquierdo; **B** empuja hacia abajo con ambas manos el brazo de **A**. **2** **B** coloca el pie derecho del lado de adentro del pie izquierdo de **A** (primer paso de avance) y empuja el brazo de **A** con las dos manos.

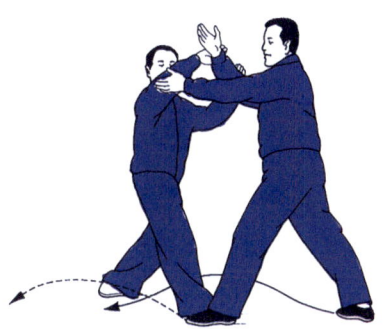 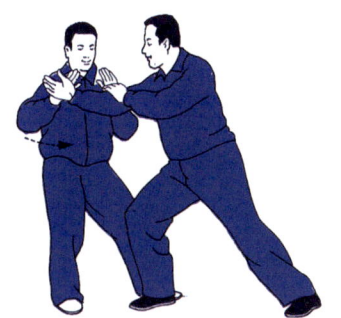

3 **A** retrocede un paso con el pie izquierdo (primer paso de retroceso), coge la mano derecha de **B** con la mano derecha y golpea el codo derecho de **B** con la mano izquierda. **B** aprovecha la retirada de **A** y adelanta el pie izquierdo (segundo paso de avance) y lo coloca afuera del pie derecho de **A**, preparándose para presionar hacia adelante con el brazo derecho.

4 **A** retrocede con el pie derecho (segundo paso de retroceso) y al mismo tiempo lleva el brazo de **B** hacia la derecha con ambas manos. Siguiendo el retroceso de **A**, **B** adelanta el pie derecho otra vez y lo baja junto a la parte interior del pie izquierdo de **A** (tercer paso de avance), con la rodilla derecha doblada y el brazo presionando hacia adelante.

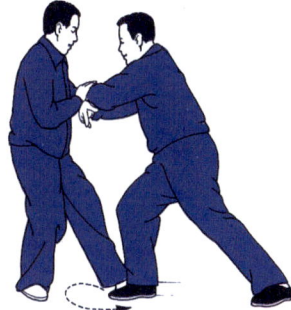 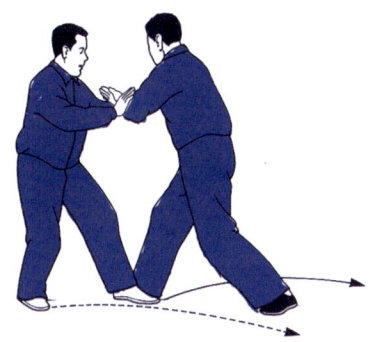

5 **A** dobla ligeramente la rodilla derecha, cambia el peso hacia atrás y empuja con ambas manos los brazos de **B**.

6 **A** aprovecha la presión hacia adelante de **B** y gira ligeramente la cintura hacia la izquierda, levanta el pie izquierdo y lo coloca junto a la parte interior del pie derecho de **B** (primer paso de avance de **A**), empujando hacia adelante con ambas manos.

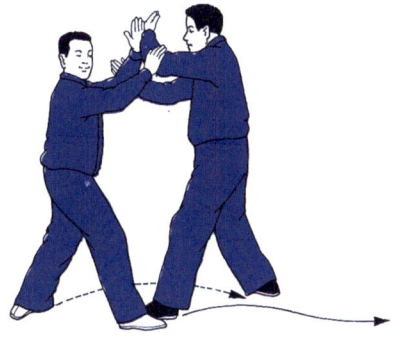 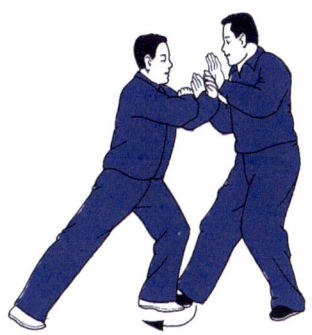

7 **B** da un paso atrás con el pie derecho y al mismo tiempo hace un giro con la mano derecha y coge el codo izquierdo de **A**, en retirada. **A** aprovecha para adelantar el pie derecho y colocarlo junto a la parte exterior del pie izquierdo de **B** (segundo paso de avance de **A**).

8 **B** retrocede con el pie izquierdo; **A** lo sigue con el pie izquierdo y lo coloca junto a la parte interior del pie derecho de **B**, volviendo a presionar hacia adelante con el brazo izquierdo. **B** empuja hacia abajo el brazo de **A** con ambas manos y regresa al paso 1.

9 Este ejercicio puede repetirse una y otra vez, avanzando y retrocediendo, avanzando y retrocediendo, y así sucesivamente.

太极推手

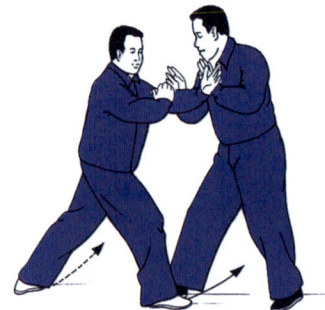

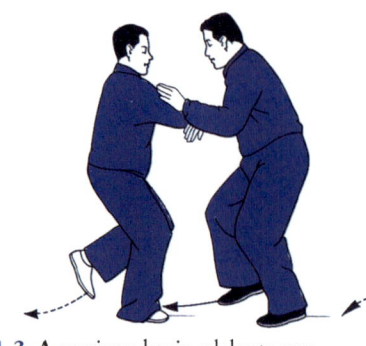

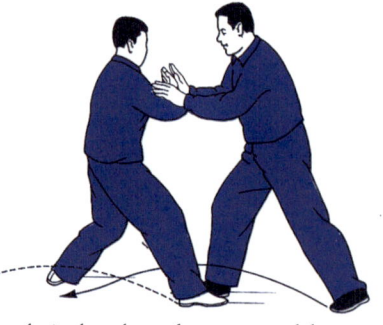

Posición inicial Ambos dan medio giro hacia la izquierda y dan un paso adelante con el pie derecho. Ambos levantan la mano derecha, con el codo doblado y los dorsos de las manos tocándose ligeramente; no presionan ni retroceden mucho.

1-3 **A** presiona hacia adelante con el brazo izquierdo, apuntando al pecho de **B**, sosteniendo la parte interior del codo izquierdo con la mano derecha y doblando la pierna derecha. **B** retrocede y empuja el brazo de **A** con ambas manos; al mismo tiempo, **B** levanta

el pie derecho y da un paso adelante y **A** levanta el pie y retrocede. **B** coge la mano derecha de **A** con la mano derecha, haciendo que el brazo derecho de **A** se doble y golpea el codo derecho de **A** con la mano izquierda.

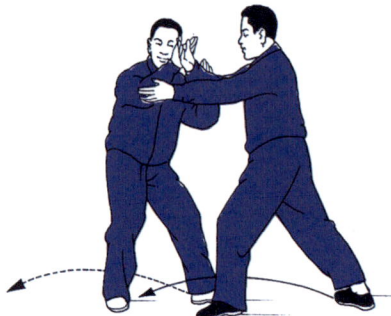

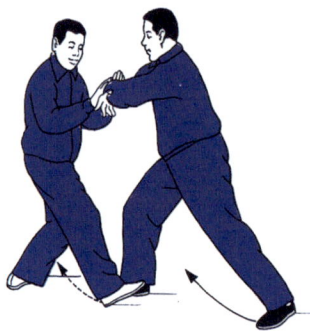

4-5 **B** vuelve a avanzar con el pie izquierdo y **A** retrocede con el pie derecho. **A** levanta la mano derecha para rechazar el empujón de **B** y al mismo tiempo mueve la mano

izquierda para coger el codo derecho de **B** y gira el cuerpo a la derecha. **B** continúa avanzando con el pie derecho y **A** continúa retirándose con el pie izquierdo. **B** presiona hacia adelante

con el brazo izquierdo, apuntando al pecho de **A** y sosteniendo la parte interior del codo izquierdo con la mano derecha. **A** empuja el brazo de **B** con ambas manos mientras se retira.

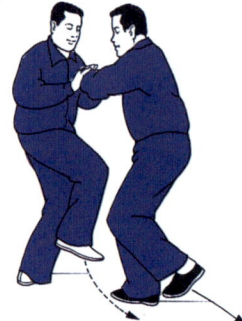

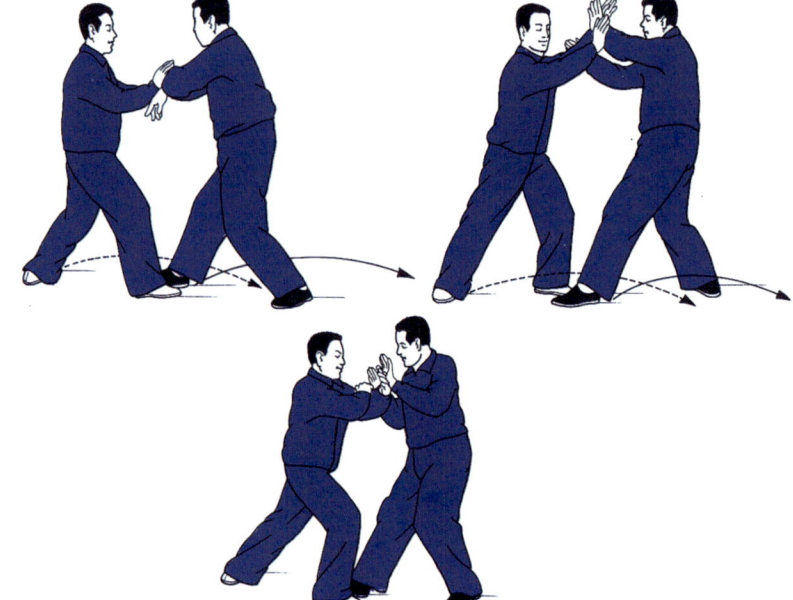

6-10 Repiten los pasos 1-5, pero **A** comienza adelantándose con el pie derecho y **B** retrocediendo con el izquierdo.

Puntos que debe recordar
• Durante el ejercicio no hay que empujar con demasiada fuerza ni tampoco retroceder con demasiada moderación.

DA LU (ECHAR PARA ATRÁS)

Esta es una técnica especial en el taichi y a primera vista parece un movimiento de retroceso o de caída hacia atrás, pero de hecho es un movimiento positivo y no negativo. Consiste en coger con ambas manos el codo y la muñeca del oponente, con el objeto de echar para atrás su mano y su cuerpo, neutralizando así su fuerza de avance. No hay elemento de conflicto.

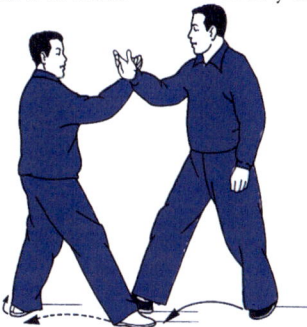

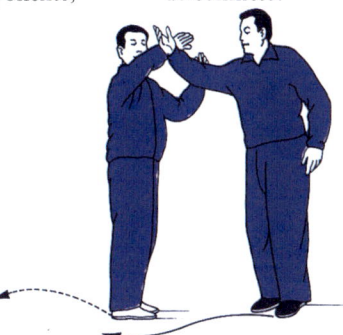

Posición inicial Ambos hacen medio giro a la izquierda y adelantan el pie derecho. Ambos levantan la mano derecha, con el codo doblado y los dorsos de las manos tocándose ligeramente.

1 A vuelve la mano derecha, coge suavemente la muñeca derecha de **B** y descansa la mano izquierda sobre el codo derecho de **B**. Al mismo tiempo, apoyándose en la eminencia metatarsiana del pie izquierdo, hace medio giro a la derecha, da un paso atrás con el pie derecho y comienza el movimiento de echarse para atrás. **B** acerca el pie izquierdo al derecho y cambia el peso hacia adelante.

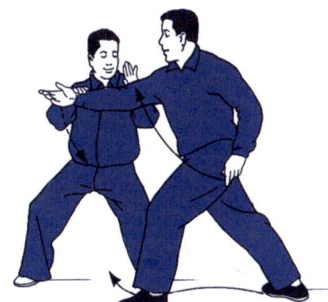

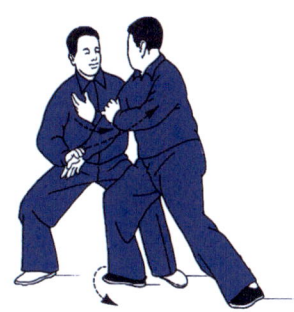

2 A gira el cuerpo a la derecha y retrocede con el pie derecho. Al mismo tiempo, sigue tirando del brazo de **B** con ambas manos, obligándolo a avanzar con el pie izquierdo. **B** deberá sentirse algo desequilibrado, debido a la fuerza del tirón de **A**.

3 Siguiendo el tirón de **A**, **B** adelanta el pie derecho, lo coloca junto a la parte interior del pie izquierdo de **A** y cambia el peso a la pierna derecha; al mismo tiempo, toma con su mano izquierda la parte interna de su brazo derecho e inclina ligeramente el hombro contra el pecho de **A**.

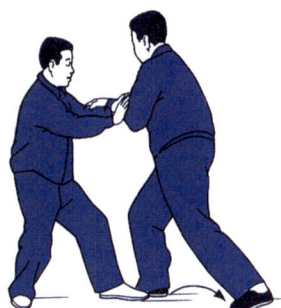

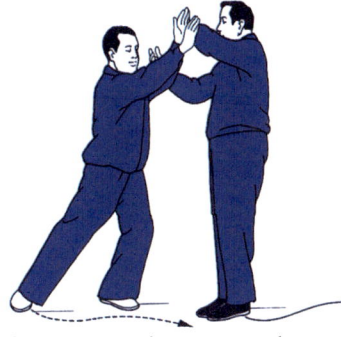

4-5 A aprovecha el movimiento de **B**, intercepta su brazo derecho con el brazo izquierdo y el codo y gira ligeramente el cuerpo hacia la derecha, como para neutralizar el empuje de **B**. Entonces, **A** mete el pecho hacia adentro, gira la cintura hacia la izquierda y cambia el peso a la pierna derecha; al mismo tiempo, comienza a empujar hacia adelante en lugar de tirar hacia atrás, colocando la mano izquierda en la mano izquierda de **B** y la mano derecha en el codo izquierdo de **B**, adelantando el pie izquierdo de modo que quede colocado en la parte interna del pie derecho de **B**.

6 B acepta el empujón hacia adelante de **A** y rechaza las manos de este con el antebrazo izquierdo, moviendo el brazo derecho para coger el codo izquierdo de **A**; al mismo tiempo, **B** lleva hacia atrás el pie derecho, gira ligeramente el cuerpo hacia la izquierda y comienza a tirar. Mientras **B** se mueve, **A** dobla la pierna izquierda y cambia el peso hacia adelante. ▶

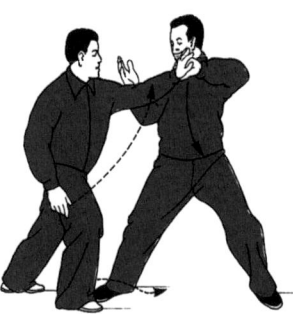

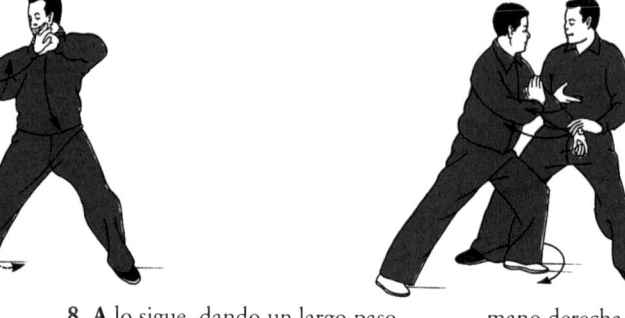

7 **B** gira el cuerpo a la izquierda, retrocede con el pie izquierdo, con la rodilla doblada; al mismo tiempo, continúa con el movimiento de tirón: coge la muñeca izquierda de **A** con la mano izquierda y el codo izquierdo con la mano derecha.

8 **A** lo sigue, dando un largo paso hacia adelante con el pie derecho y pasando el peso a la pierna derecha.
9 **A** lo sigue con el pie izquierdo, que coloca en la parte interna del pie derecho de **B**, y cambia el peso hacia adelante. Al mismo tiempo, con la

mano derecha presionando la parte interna del brazo izquierdo, inclina el hombro hacia el pecho de **B**.

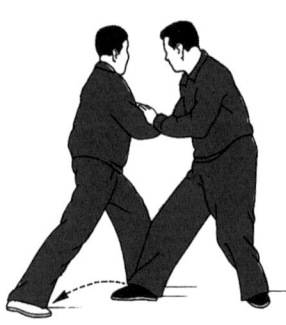

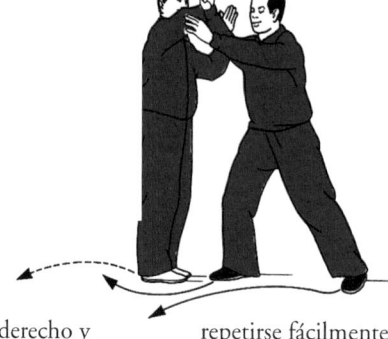

Los pasos descritos arriba muestran que **A** y **B** avanzan y retroceden una vez alternativamente, completando un ciclo.

Si **B** avanza con el pie derecho y empuja mientras **A** se retira con el pie izquierdo y tira, este ejercicio puede

repetirse fácilmente una y otra vez en ciclos continuos.

Método del cambio de manos

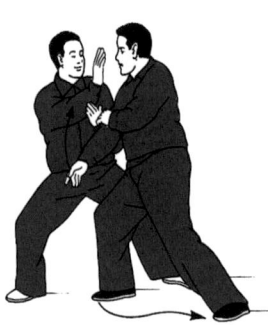

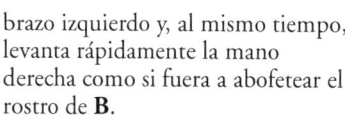

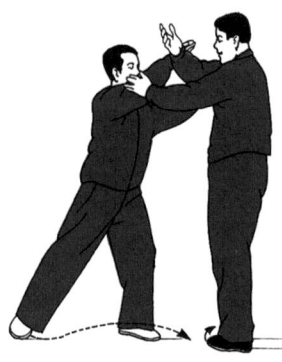

1 **B** da un paso adelante con el pie izquierdo e inclina el brazo y el hombro derechos contra el pecho de **A**; da otro paso adelante con el pie derecho y **A** retrocede con el pie derecho. Mientras retrocede, **A** gira el cuerpo a la derecha y recibe y neutraliza el empujón de **B** con el

brazo izquierdo y, al mismo tiempo, levanta rápidamente la mano derecha como si fuera a abofetear el rostro de **B**.
2 **B** levanta el brazo derecho para rechazar la mano de **A** y da un paso atrás con el pie derecho. Al mismo tiempo, gira el cuerpo a la derecha,

manteniendo los pies juntos, y tira de **A** hacia la derecha, cogiendo su muñeca derecha con la mano derecha y el codo derecho con la mano izquierda.

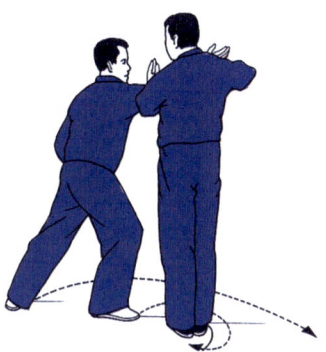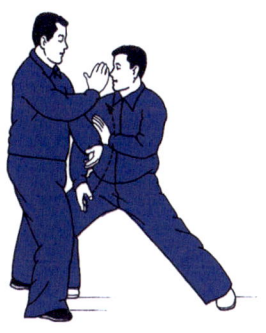

3 **A** sigue con el pie derecho, cambia el peso hacia adelante y gira a la izquierda.

4 **B** sigue girando a la derecha, retrocede con el pie derecho y continúa tirando. **A**, arrastrado por el tirón de **B**, da un paso adelante con el pie izquierdo, hace un giro completo a la derecha y coloca el pie derecho en la parte de adentro del pie izquierdo de **B**; al mismo tiempo, empuja la parte interna del brazo derecho con la mano izquierda y se inclina hacia adelante contra el pecho de **B**.

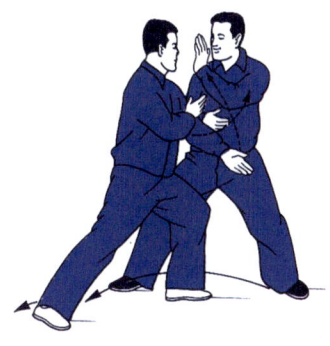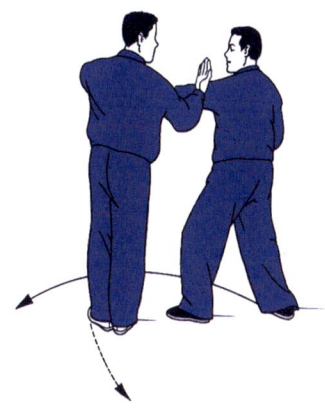

Los pasos 5-8 son opuestos a los pasos 1-4, utilizando el brazo izquierdo en lugar del derecho. Los movimientos básicos que desembocan en los avances y los retrocesos son los mismos.

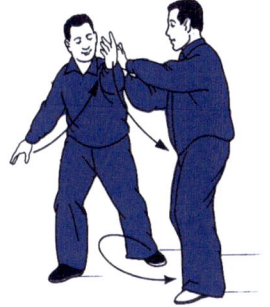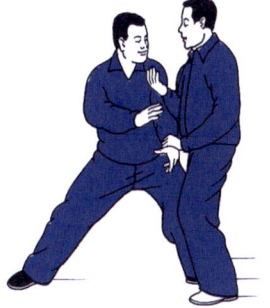

5-8 **A** da un paso adelante y apoya el brazo y el hombro izquierdos contra el pecho de **B**. **B** gira el cuerpo hacia la izquierda, utilizando el brazo derecho para recibir y neutralizar el empujón de **A**. Al mismo tiempo, levanta rápidamente la mano izquierda como si fuera a abofetear el rostro de **A**. **A** usa la mano izquierda para empujar a la izquierda el brazo izquierdo de **B**. **B** lo sigue con el brazo izquierdo, presionando con él el pecho de **A**. Este ejercicio puede repetirse una y otra vez, en ciclos.

EJERCICIOS PARA PREVENIR ENFERMEDADES

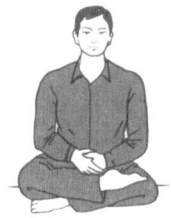

Principios

Todos los ejercicios, si se ejecutan de la manera correcta, son buenos para la salud, y esta sección contiene algunos ejercicios tradicionales chinos especialmente pensados para prevenir ciertas enfermedades. Han sido revisados por expertos modernos. También se incluye una sección que describe tipos de baños que tienen valor terapéutico.

Se mencionan con detalle los efectos físicos de los ejercicios. Las 18 terapias pertenecen en realidad a las formas externas de ejercicio, pero se incluyen aquí porque en el texto chino se describen explícitamente como poseedoras de un efecto curativo de las enfermedades articulares y otros desórdenes internos.

Los 36 movimientos de las 18 terapias cubren todas las partes del cuerpo y afectan a cada articulación. La variedad de movimientos y posiciones es grande y, como los ejercicios están divididos en grupos y subdivididos en movimientos, son fáciles de aprender. El ritmo es importante y los ejercicios deberán realizarse lentamente. También ayuda contar los pasos a medida que se progresa. Es preciso realizar exactamente las posturas y posiciones; el cuerpo y los miembros deben estar tan estirados como sea posible y la respiración debe armonizar con otros movimientos corporales.

Los ejercicios respiratorios, o *qigong*, como se los llama en China, son también una forma de ejercicio interno. Aquellos principiantes que esperen ser capaces de ex-traordinarias hazañas, como la de resistir a las balas u objetos pesados después de dominar el *qigong*, quedarán decepcionados. En este libro, el *qigong* es puramente terapéutico y subraya el control mental para lograr una relajación completa. Se aconseja a los principiantes que no practiquen el *qigong* cuando estén cansados, porque pueden quedarse dormidos.

Los ejercicios oculares son fáciles de aprender y divertidos de realizar. Tienen resultados instantáneos, porque los ojos se sienten inmediatamente descansados. Es importante recordar, al hacer estos ejercicios, que hay que localizar con exactitud los puntos de acupuntura de alrededor de los ojos, y por lo tanto es importante estudiar cuidadosamente las ilustraciones.

Pasando al automasaje, antes de embarcarse en el ejercicio aprenda de memoria las diez diferentes maneras de usar las manos. Se incluye una lista de diez términos chinos y sus significados. Es difícil describir exactamente cada término en castellano, pero es de esperar que las ilustraciones ayudarán a aclarar el concepto. Se omite la complicada y detallada descripción de los 300-400 puntos de acupuntura de todo el cuerpo, porque este conocimiento no es necesario para los métodos de automasaje descritos en este libro.

El valor terapéutico de los baños es bien conocido. Las técnicas que se describen en este libro se practican ordinariamente en China y pueden adaptarse con facilidad a la sociedad occidental.

練功十八法
Las 18 terapias

Las 18 terapias incluyen de hecho 36 movimientos. Los primeros tres grupos de ejercicios con 18 movimientos están pensados para aliviar o prevenir los dolores en el cuello, los hombros, la cintura y las piernas. Los segundos tres grupos de ejercicios, que también tienen 18 movimientos, son ideales para las personas que sufren de artritis y desórdenes internos.

Estos ejercicios deben hacerse lentamente y en un fluir continuo. Cada uno tiene ocho pasos y al realizarlo es con frecuencia útil contarlos: uno... dos... tres..., rítmicamente.

Primer grupo

Este grupo de ejercicios alivia los dolores en el cuello y los hombros.

FORTALECER EL CUELLO

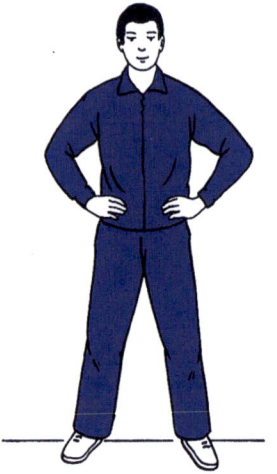 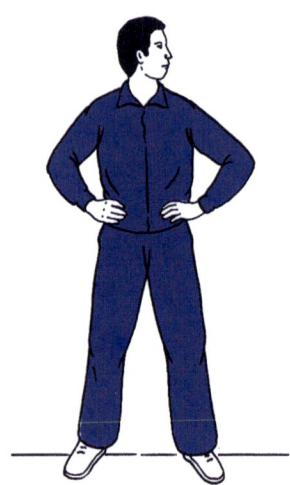

Preparación Colóquese de pie con los pies separados por una distancia ligeramente mayor que la que media entre los hombros. Apoye suavemente las manos en la cintura.
1 Gire la cabeza hacia la izquierda tanto como pueda, siguiendo el movimiento con los ojos.
2 Regrese a la posición inicial.
3 Gire la cabeza hacia la derecha tanto como pueda, siguiendo el movimiento con los ojos.

4 Regrese a la posición inicial.
5 Eche la cabeza hacia atrás para mirar al cielo.
6 Regrese a la posición inicial.
7 Incline la cabeza hacia abajo, para mirar al suelo.
8 Regrese a la posición inicial. Repita el ejercicio de dos a cuatro veces, contando hasta ocho cada ocasión.

Puntos que debe recordar
• Al girar y doblar la cabeza, mantenga el cuerpo erguido.
• Al inclinar la cabeza hacia adelante, toque el esternón con la barbilla.

Áreas afectadas: Músculos del cuello.

Efectos físicos: Alivia la tensión y el dolor en el cuello y cura la rigidez.

FORTALECER LOS HOMBROS

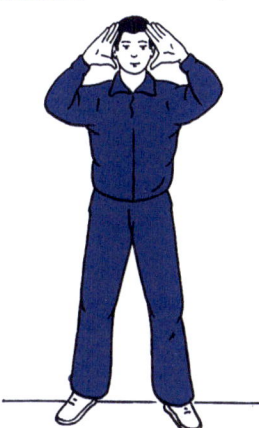 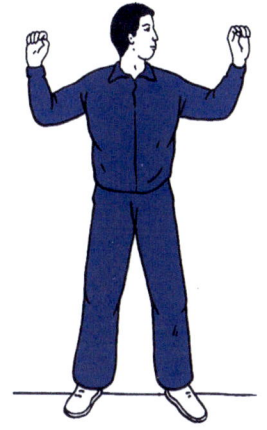

Preparación Colóquese de pie con los pies separados por una distancia ligeramente mayor que la que media entre los hombros. Rodee la cabeza con las palmas de las manos abiertas y mire al frente.

1 Mueva las manos a los costados y expanda el pecho. Al mismo tiempo, cierre los puños flojamente y gire la cabeza a la izquierda. Manteniendo los codos bajos, mire a través del puño, que debe formar un hueco.

2 Regrese a la posición inicial.
3-4 Repita los pasos 1-2, pero en dirección opuesta.
Repita el ejercicio entre dos y cuatro veces, contando hasta ocho cada ocasión.

Puntos que debe recordar
• Al expandir el pecho, eche los hombros hacia atrás.
• Mantenga nivelados los codos.

Áreas afectadas: Músculos del cuello, los hombros, la espalda y la parte superior de los brazos.

Efectos físicos: Alivia la tensión y rigidez en el cuello, los hombros y la espalda, y también el cansancio de los brazos. Relaja la zona del pecho.

EXTENDER LAS MANOS

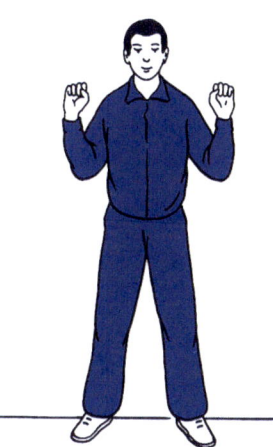 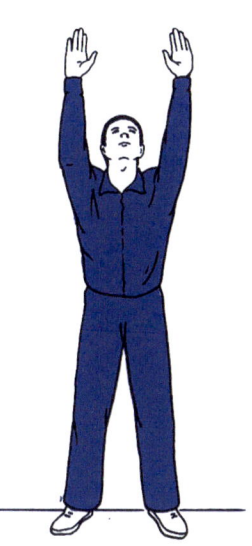

Preparación Colóquese de pie con los pies separados por una distancia ligeramente mayor que la que media entre los hombros. Cierre flojamente los puños y levántelos como si estuviera sosteniendo una barra frente a usted.

1 Levante los brazos por encima de la cabeza y abra los puños con las palmas hacia afuera. Eche la cabeza hacia atrás y mírese los pulgares.
2 Regrese a la posición inicial.
Repita el ejercicio entre dos y cuatro veces, contando hasta ocho cada ocasión.

Puntos que debe recordar
• Al levantar los brazos, expanda el pecho y contraiga el abdomen.

No contenga la respiración.

Áreas afectadas: Músculos del cuello y alrededor de la cintura.

Efectos físicos: Alivia la tensión y la rigidcz en el cuello, los hombros, la espalda y la cintura. Buenos para las articulaciones de los hombros.

EXPANDIR EL PECHO

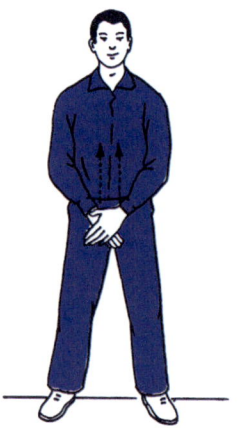
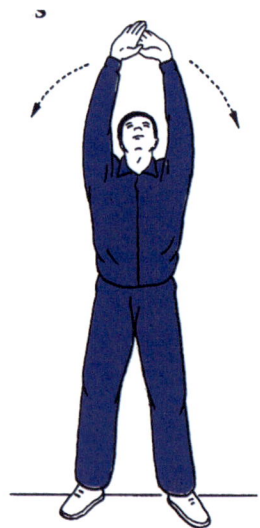

Preparación Colóquese de pie con los pies separados por una distancia ligeramente mayor que la que media entre los hombros y cruce las manos frente al abdomen.

1 Con las manos todavía cruzadas, alce los brazos y mantenga los ojos en las manos.

2 Deje caer los brazos a los costados y regrese a la posición inicial.

Repita el ejercicio de dos a cuatro veces, contando hasta ocho cada ocasión.

Puntos que debe recordar
• Al levantar los brazos, mantenga la cabeza alta, el pecho afuera y el abdomen contraído.

Áreas afectadas: Cuello, hombros y cintura.

Efectos físicos: Fortalece las articulaciones de los hombros, el cuello y la espalda.

ALETEAR

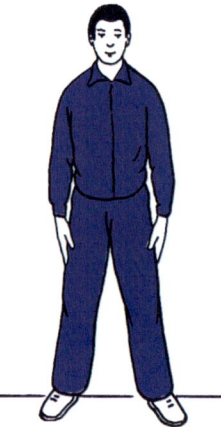
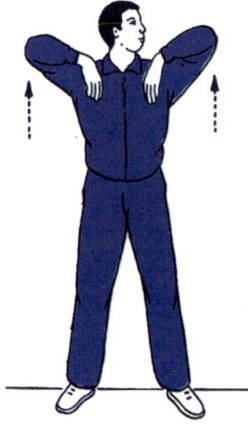
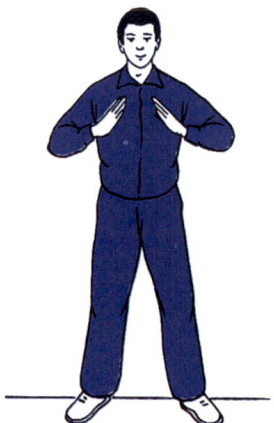

Preparación Colóquese de pie con los pies separados por una distancia ligeramente mayor que la que media entre los hombros.

1 Doble los brazos y eleve los codos por encima de los hombros, dejando caer las manos con los dorsos enfrentados. Al mismo tiempo, vuelva la cabeza hacia la izquierda.

2 Baje los codos, levante las manos y empuje lentamente hacia abajo; regrese a la posición inicial.

3-4 Repita los pasos 1-2, pero en dirección opuesta.

Repita el ejercicio de dos a cuatro veces, contando hasta ocho cada ocasión.

Puntos que debe recordar
• Al levantar los codos, no alce los hombros.
• Mantenga las muñecas relajadas durante todo el ejercicio.

Áreas afectadas: Hombros y pecho.

Efectos físicos: Fortalece las articulaciones de los hombros y la parte superior de los brazos.

LEVANTAR UN BRAZO

Preparación Colóquese de pie con los pies separados por una distancia ligeramente mayor que la que media entre los hombros.

1 Levante el brazo izquierdo, con la palma hacia arriba, manteniendo fijos los ojos en el dorso de la mano. Al mismo tiempo, doble el brazo derecho y lleve la mano detrás de la espalda.

2 Regrese a la posición inicial, manteniendo fijos los ojos en la mano izquierda.

3-4 Repita los pasos 1-2, pero levante el brazo derecho y ponga el izquierdo detrás de la espalda. Repita el ejercicio de dos a cuatro veces, contando hasta ocho cada ocasión.

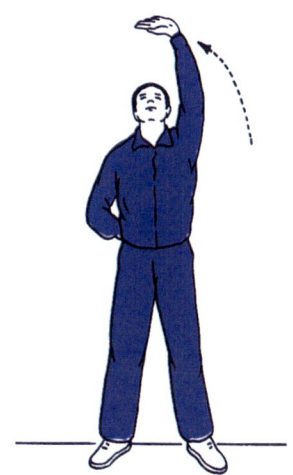

Puntos que debe recordar

• Al levantar el brazo, manténgalo estirado y siga la mano con la vista.

Áreas afectadas: Al levantar el brazo y volver la palma de la mano, quedan afectados los músculos del cuello y de los hombros.

Efectos físicos: Fortalece las articulaciones de los hombros y alivia el dolor en el cuello, los hombros y la cintura.

練功十八法

Segundo grupo

Este grupo de ejercicios alivia el dolor y la rigidez de la cintura.

ESTIRARSE CON LAS MANOS LEVANTADAS

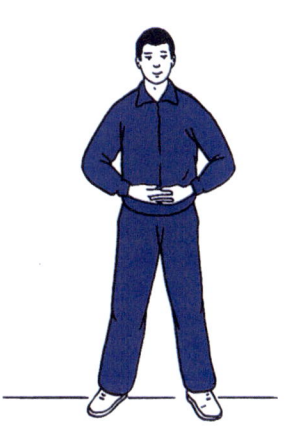
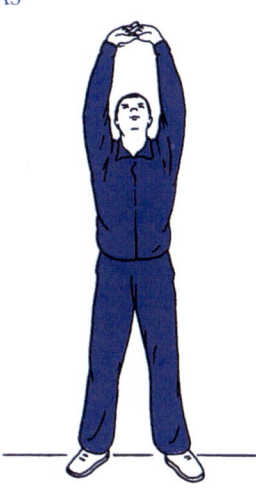
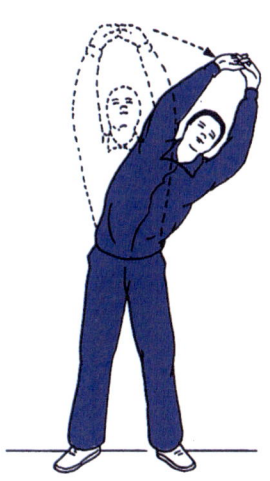

Preparación Colóquese de pie con los pies separados por una distancia ligeramente mayor que la que media entre los hombros. Coloque las manos contra el abdomen, con los dedos entrelazados y las palmas hacia arriba.

1 Levante las manos por encima de la cabeza, gire las palmas y, con la cabeza echada hacia atrás y el pecho afuera, empuje hacia arriba.

2 Estire los brazos y dóblese hacia la izquierda.

3 Repita el paso 2.

4 Baje los brazos a los costados y regrese a la posición inicial.

5-8 Repita los pasos 1-4, pero en dirección opuesta.

Repita el ejercicio de dos a cuatro veces, contando hasta ocho cada ocasión.

Puntos que debe recordar

• Al empujar hacia arriba, mantenga estirados los codos y el cuerpo.

Áreas afectadas: El cuello y la cintura, y también los hombros, los brazos y los dedos.

Efectos físicos: Fortalece el cuello y las articulaciones de los hombros y la cintura, y mantiene derecha la columna vertebral.

APARTAR MIENTRAS SE GIRA

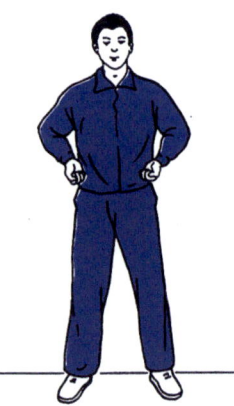 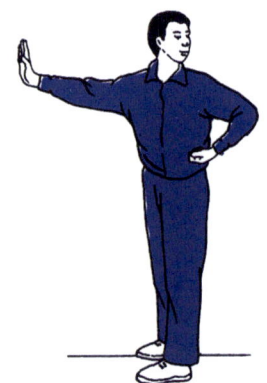

Preparación Colóquese de pie con los pies separados por un espacio ligeramente mayor que el que media entre los hombros, con las manos a la cintura.
1 Abra el puño derecho y empuje hacia adelante, mientras gira el cuerpo a la izquierda hasta que el codo izquierdo y el brazo derecho estén alineados entre sí. Mantenga los ojos fijos en el codo izquierdo.

2 Regrese a la posición inicial.
3-4 Repita los pasos 1-2, pero en dirección opuesta.
Repita el ejercicio de dos a cuatro veces, contando hasta ocho cada ocasión.

Puntos que debe recordar
• Mientras vuelve el cuerpo, mantenga los pies quietos y las piernas estiradas.

Áreas afectadas: Cintura, hombros, cuello y espalda.

Efectos físicos: Alivia la rigidez del cuello, la cintura y los hombros.

ROTAR LA PELVIS

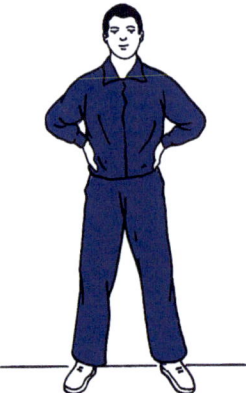 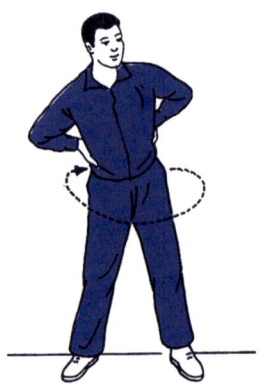
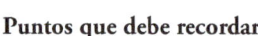

Preparación Colóquese de pie con los pies separados por un espacio ligeramente mayor que el que media entre los hombros, con las manos a la cintura y los pulgares al frente.
1 Rote la pelvis en el sentido de las agujas del reloj, contando hasta cuatro.
2 Rote la pelvis en sentido contrario al movimiento de las agujas del reloj, contando hasta cuatro.

Puntos que debe recordar
• Al rotar la pelvis, comience con un círculo pequeño y vaya agrandándolo gradualmente.
• Mantenga las piernas estiradas y los pies quietos.
• Utilice las manos para sostener el cuerpo.

Áreas afectadas: Cintura.

Efectos físicos: Alivia la rigidez de la cintura y el sacro.

BRAZOS Y CINTURA

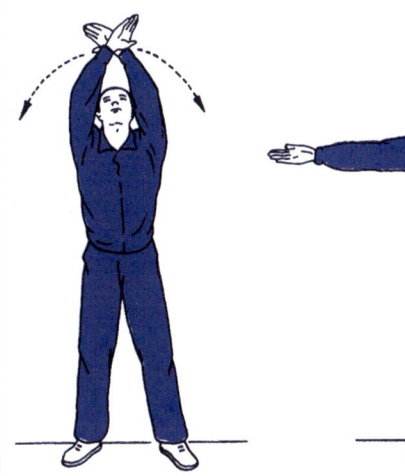
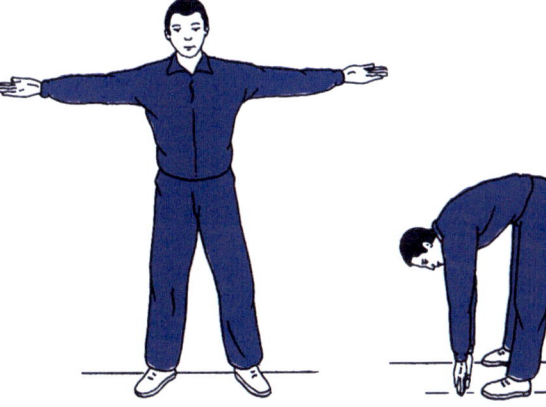
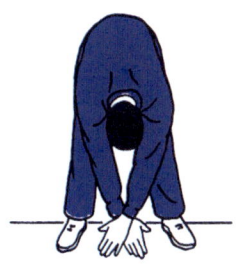

練功十八法

Preparación Colóquese de pie con los pies separados por un espacio ligeramente mayor que el que media entre los hombros y cruce las manos frente al abdomen.

1 Levante los brazos encima de la cabeza. Eche la cabeza hacia atrás, mantenga fijos los ojos en el dorso de las manos, el pecho afuera y el abdomen contraído.

2 Baje los brazos a la altura de los hombros, con la palma de las manos hacia arriba.

3 Gire las palmas e inclínese hacia adelante para tocar el suelo con los dedos.

4 Cruce las manos.

5-8 Repita los pasos 1-4 y vuelva a la posición inicial.

Repita el ejercicio de dos a cuatro veces, contando hasta ocho cada vez.

Puntos que debe recordar
• Mantenga las piernas estiradas.

Áreas afectadas: Cintura y piernas.

Efectos físicos: Alivia el dolor y la rigidez en el cuello, la espalda y la cintura.

ADELANTAR LA MANO CON UNA PIERNA DOBLADA Y LA OTRA ESTIRADA

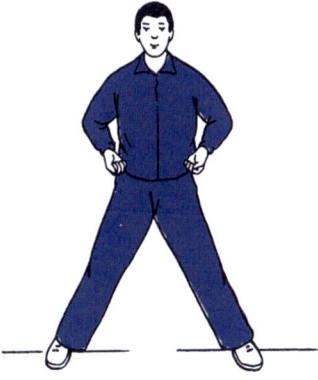
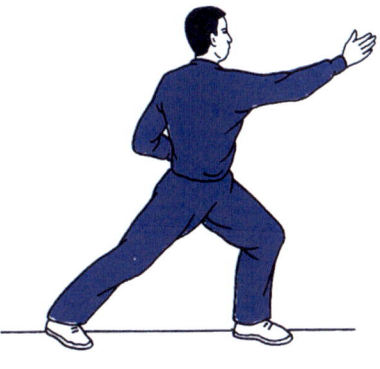

Preparación Colóquese de pie con las piernas separadas y las manos en la cintura.

1 Gire a la izquierda y, manteniendo la pierna derecha estirada, doble la rodilla izquierda. Al mismo tiempo, abra el puño derecho y adelante la mano.

2 Regrese a la posición inicial.

3-4 Repita los pasos 1-2, pero en dirección opuesta.

Repita el ejercicio de dos a cuatro veces, contando hasta ocho cada ocasión.

Puntos que debe recordar
• Al realizar el paso 1, mantenga estirados el brazo, la cintura y la pierna.

Áreas afectadas: Cintura y piernas.

Efectos físicos: Alivia la rigidez y entumecimiento del cuello, la cintura, la espalda, los brazos y las piernas.

TOCAR LOS PIES CON LAS MANOS

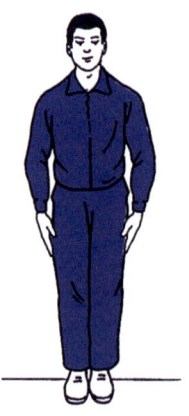 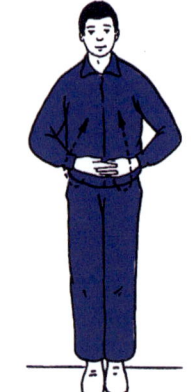 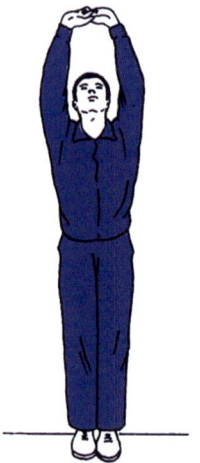 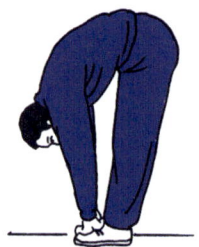

Preparación Póngase firme.
1 Coloque las manos frente al abdomen con los dedos entrelazados y las palmas hacia arriba.
2 Levante las manos con las palmas hacia arriba hasta que los brazos estén estirados.
3 Inclínese hacia adelante hasta que ambas manos toquen los pies.

4 Regrese a la posición inicial. Repita el ejercicio de dos a cuatro veces, contando hasta ocho cada ocasión.

Puntos que debe recordar
• Al inclinarse, mantenga las rodillas derechas y estire los brazos tanto como pueda.

Áreas afectadas: Al estirarse, el cuello y la cintura. Al inclinarse, la cintura y las piernas.

Efectos físicos: Alivia la rigidez en la cintura, la espalda y las piernas.

Tercer grupo

Este grupo previene y alivia el dolor en caderas y piernas.

ROTAR LAS RODILLAS

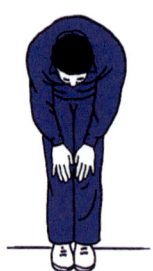 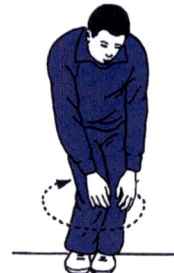

Preparación Inclínese hacia adelante y ponga las manos en las rodillas.
1 Rote las rodillas en el sentido de las agujas del reloj.
2 Regrese a la posición inicial. Repita el ejercicio de dos a cuatro veces, contando hasta ocho cada ocasión.

Haga los primeros ocho movimientos en el sentido de las agujas del reloj y los ocho siguientes en sentido contrario.

Puntos que debe recordar
• Al rotar las rodillas, haga el círculo lo más grande posible.

Áreas afectadas: Rodillas y tobillos.

Efectos físicos: Alivia la rigidez y previene la debilidad de rodillas y tobillos.

El giro de 45 grados

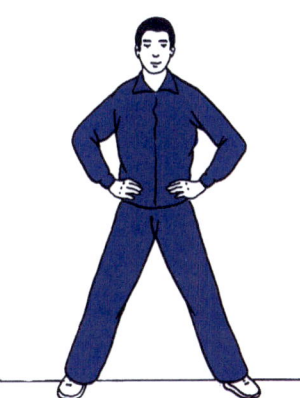
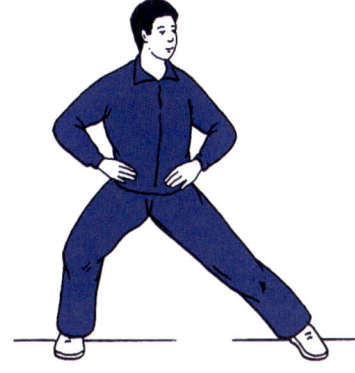

Preparación Colóquese de pie con las piernas bien separadas y las manos en la cintura con los pulgares atrás.
1 Doble la rodilla derecha y gire el cuerpo hacia la izquierda en un ángulo de 45 grados.
2 Regrese a la posición inicial.
3 Doble la rodilla izquierda y gire el cuerpo hacia la derecha en un ángulo de 45 grados.

4 Repita el paso 2.
Repita el ejercicio de dos a cuatro veces, contando hasta ocho cada ocasión.

Puntos que debe recordar
• Al doblar la rodilla, mantenga la pierna vertical respecto al pie.
El cuerpo también debe estar derecho.

Áreas afectadas: Músculos de muslos y piernas.

Efectos físicos: Alivia la rigidez de la cintura, las caderas, las piernas, las rodillas y los tobillos.

Ponerse en cuclillas

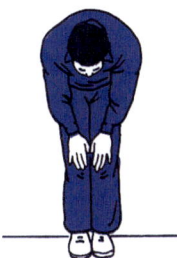
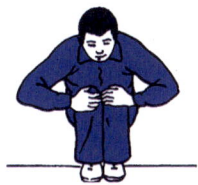
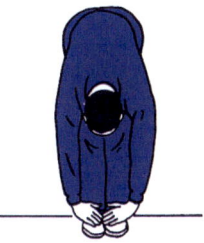

Preparación Póngase firme.
1 Inclínese hacia adelante, coloque las manos en las rodillas y mantenga las piernas estiradas.
2 Póngase en cuclillas con ambas manos en las rodillas.
3 Coloque las manos sobre los pies y estire las piernas.

4 Regrese a la posición inicial. Repita el ejercicio de dos a cuatro veces, contando hasta ocho cada ocasión.

Puntos que debe recordar
• Al inclinarse, mantenga estiradas las rodillas y estire los brazos tanto como pueda.

Áreas afectadas: Al ponerse en cuclillas, los muslos y las rodillas. Al estirarse, los muslos y las piernas.

Efectos físicos: Alivia la rigidez de las caderas, las rodillas y las piernas.

練功十八法

INCLINARSE Y ESTIRARSE

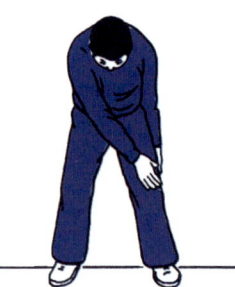
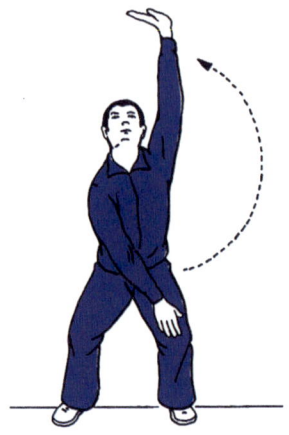

Preparación Coloqúese de pie con las piernas separadas por el mismo espacio que el que media entre los hombros.
1 Inclínese hacia adelante, coloque la mano derecha sobre la rodilla izquierda; mantenga las piernas estiradas.
2 Doble ligeramente las rodillas, levante la mano izquierda por encima de la cabeza, con la palma hacia arriba, y mantenga los ojos fijos en el dorso de la mano.
3 Estire las piernas y coloque la mano izquierda en la rodilla derecha.

4 Regrese a la posición inicial.
5-8 Repita los pasos 1-4, pero en dirección contraria.
Repita el ejercicio de dos a cuatro veces, contando hasta ocho cada ocasión.

Puntos que debe recordar
• Este ejercicio puede hacerse una y otra vez sin interrumpirse repitiendo el paso 2 después del paso 3, pero en dirección opuesta.
• Al doblar las rodillas, no mueva los

pies y mantenga derecha la parte superior del cuerpo.

Áreas afectadas: Cuello, hombros, cintura y piernas.

Efectos físicos: Alivia el dolor y la rigidez en el cuello, los hombros, la cintura y las piernas.

ESTRECHAR LA RODILLA CONTRA EL PECHO

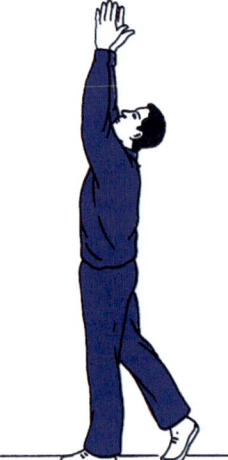
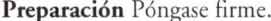
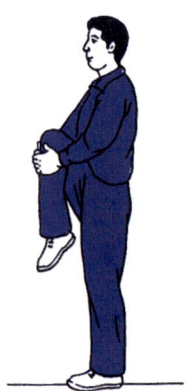

Preparación Póngase firme.
1 Dé un paso adelante con el pie izquierdo y, manteniendo levantado el talón izquierdo, cambie el peso a la pierna del mismo lado. Al mismo tiempo, levante los brazos por encima de la cabeza con las palmas de las manos enfrentadas; mantenga la cabeza atrás y el pecho alto.
2 Levante la rodilla derecha y deje caer los brazos a los costados. Estreche

fuertemente la rodilla contra el pecho y mantenga estirada la pierna izquierda.
3 Repita el paso 1.
4 Regrese a la posición inicial.
5-8 Repita los pasos 1-4, pero en dirección opuesta.
Repita el ejercicio de dos a cuatro veces, contando hasta ocho cada ocasión.

Puntos que debe recordar
• Al estrechar la rodilla contra el pecho, mantenga estirada y firme la pierna izquierda.

Áreas afectadas: Piernas y rodillas.

Efectos físicos: Alivia la rigidez en las caderas y las piernas; aumenta la flexibilidad de las rodillas.

EL PASEO DEL HÉROE

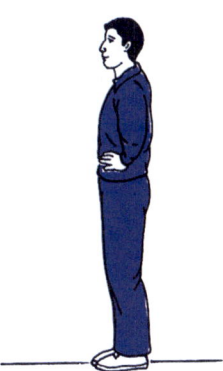
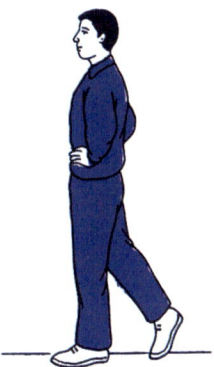
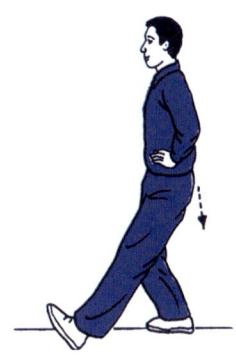

Preparación Colóquese de pie con las manos en la cintura.

1 Dé un paso adelante con el pie izquierdo, apoyando primero el talón. Pase el peso a la pierna izquierda y levante el talón derecho.

2 Baje el talón derecho, pero doble la rodilla derecha ligeramente y cambie el peso a esa pierna. Levante el pie izquierdo de modo que solo el talón quede tocando el suelo.

3-4 Repita los pasos 1-2, pero cambiando las piernas.

5 Cambie el peso a la pierna derecha y levante del suelo el talón izquierdo.

6 Vuelva a cambiar el peso a la pierna izquierda, doble la rodilla izquierda y levante el pie derecho de modo que solo el talón toque el suelo.

7 Estire la pierna izquierda, dé un paso atrás con el pie derecho y doble la rodilla derecha ligeramente. Cambie el peso a la pierna derecha.

8 Regrese a la posición inicial. Repita el ejercicio de dos a cuatro veces, contando hasta ocho cada ocasión.

Puntos que debe recordar
• Mantenga derecha la parte superior del cuerpo a lo largo de todo el ejercicio.

• Al dar pasos hacia adelante y hacia atrás, mantenga la cabeza alta y el pecho afuera.

Áreas afectadas: Cuando el peso está en la pierna izquierda, los músculos de la pierna izquierda y el tobillo derecho. Cuando el peso está en la pierna derecha, los músculos de la pierna derecha y el tobillo izquierdo.

Efectos físicos: Alivia la rigidez de piernas y rodillas y prepara las articulaciones de rodillas y tobillos.

Cuarto grupo

Este grupo alivia y previene el dolor en las articulaciones de las piernas y los brazos.

CABALGAR

Preparación Colóquese de pie con los pies separados por un espacio ligeramente mayor que el que media entre los hombros, con los puños a la cintura.

1 Doble las rodillas y adopte la posición de un jinete. Al mismo tiempo, gire los brazos hacia adentro, abra los puños y vuelva hacia adelante las palmas abiertas, con los dedos corazones tocándose entre sí.

2 Regrese a la posición inicial. Repita el ejercicio de dos a cuatro veces, contando hasta ocho cada ocasión.

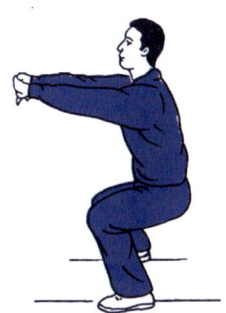

Puntos que debe recordar
• Al adelantar las palmas, gire las muñecas hacia adentro y mantenga los brazos tan rectos como sea posible.

Áreas afectadas: Muñecas y muslos.

Efectos físicos: Alivia la rigidez de brazos y piernas y en especial de las rodillas.

練功十八法

PONERSE EN CUCLILLAS CON LAS PIERNAS CRUZADAS

Preparación Colóquese de pie con los pies separados por un espacio ligeramente mayor que el que media entre los hombros, con los puños en la cintura.
1 Gire el cuerpo a la izquierda, cruce la pierna derecha sobre la izquierda y póngase en cuclillas. Al mismo tiempo, empuje con la palma izquierda hacia la izquierda y vuelva la cabeza hacia la derecha.
2 Regrese a la posición inicial.

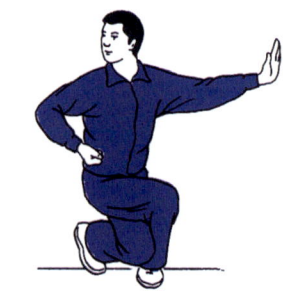

3-4 Repita los pasos 1 -2, pero en dirección opuesta.

Repita el ejercicio de dos a cuatro veces, contando hasta ocho cada ocasión.

Puntos que debe recordar
• Al ponerse en cuclillas, mantenga el cuerpo derecho y equilibrado.

Áreas afectadas: Piernas y brazos.

Efectos físicos: Alivia la rigidez en el cuello, la espalda y todas las articulaciones.

BUSCAR ARRIBA Y ABAJO, A IZQUIERDA Y DERECHA

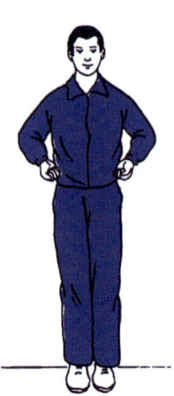
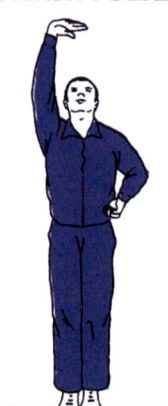
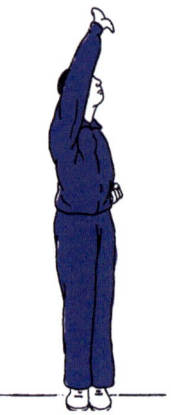
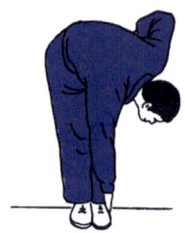

Preparación Colóquese de pie, con los puños en la cintura y las palmas hacia arriba.
1 Abra el puño derecho y levántelo por encima de la cabeza, con los ojos siguiendo el dorso de la mano.
2 Gire el cuerpo hacia la izquierda en un ángulo de 90°.
3 Baje la mano derecha a lo largo del lado izquierdo e inclínese hasta tocar la parte exterior del pie izquierdo.

4 Gire el cuerpo a la derecha mientras pasa la palma de la mano derecha por encima de ambos pies y el costado del pie derecho; regrese a la posición inicial.
5-8 Repita los pasos 1-4, pero en dirección opuesta.
Repita el ejercicio de dos a cuatro veces, contando hasta ocho cada ocasión.

Puntos que debe recordar
• Al inclinarse no doble las rodillas.

Áreas afectadas: Hombros, brazos, cintura y piernas.

Efectos físicos: Alivia el dolor y rigidez del cuello, los hombros, la cintura y las piernas.

GIRAR EL CUERPO Y MIRAR ATRÁS

Preparación Colóquese de pie con las piernas bien separadas, los puños en la cintura.
1 Gire el cuerpo hacia la izquierda y con la pierna derecha estirada y la izquierda doblada, mire por encima del hombro izquierdo. Al mismo tiempo, levante el brazo derecho estirado, con la palma hacia afuera; mantenga el brazo y la pierna en línea recta.
2 Regrese a la posición inicial.
3-4 Repita los pasos 1-2, pero en dirección opuesta.

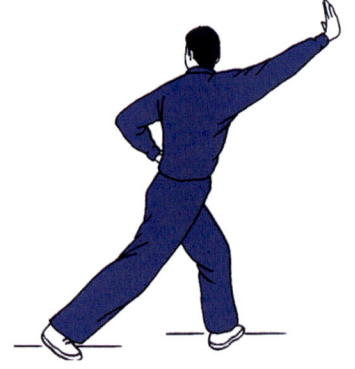

Repita el ejercicio de dos a cuatro veces, contando hasta ocho cada ocasión.

Puntos que debe recordar
• Al hacer los pasos 1 y 3, mantenga estirada la pierna derecha y el talón levantado.

Áreas afectadas: Cuello, hombros, cintura y piernas.

Efectos físicos: Alivia el dolor y la rigidez del cuello, los hombros, la cintura y las piernas.

ESTIRAR LAS PIERNAS

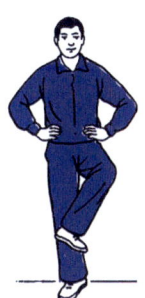
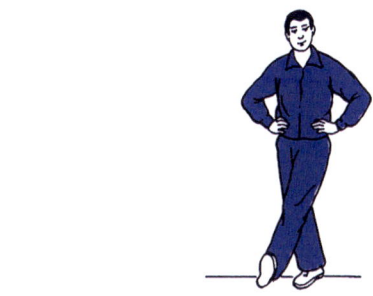

Preparación Colóquese de pie con las piernas separadas por el mismo espacio que media entre los hombros y las manos en la cintura, con los pulgares hacia atrás.

1 Levante la pierna izquierda y gire el talón hacia la derecha, estirando firmemente la pierna.

2 Regrese a la posición inicial.

3 Repita el paso 1, pero con la pierna derecha.

4 Regrese a la posición inicial. Repita el ejercicio de dos a cuatro veces, contando hasta ocho cada ocasión.

Puntos que debe recordar
• Mantenga firme la parte superior del cuerpo y utilice el talón para ejercer fuerza.

Áreas afectadas: Piernas.

Efectos físicos: Alivia el dolor y la rigidez en los muslos y las rótulas.

PATEAR EL VOLANTE

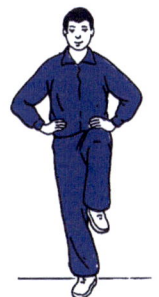
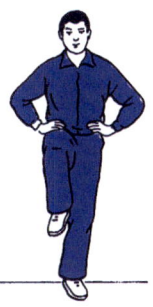
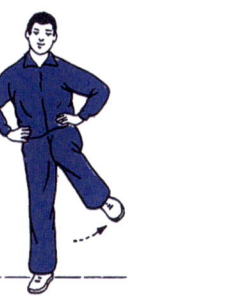

Preparación Colóquese de pie, con las manos en la cintura y los pulgares hacia atrás.

1 Levante la pierna izquierda y patee hacia arriba.

2 Levante la pierna derecha y patee hacia arriba.

3 Levante la rodilla izquierda y patee de lado.

4 Levante la rodilla derecha y patee de lado.

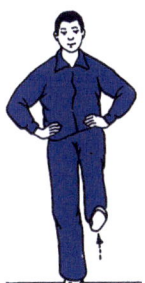
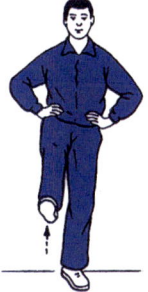
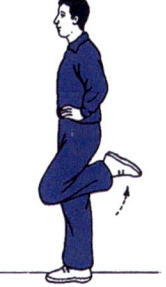

5 Levante la pierna izquierda y patee hacia adelante.

6 Levante la pierna derecha y patee hacia adelante.

7 Doble la pierna izquierda y patee hacia atrás.

8 Doble la pierna derecha y patee hacia atrás.

Regrese a la posición inicial después de cada paso.

Repita el ejercicio de dos a cuatro veces, contando hasta ocho cada ocasión.

Puntos que debe recordar
• Mantenga estirada y firme la pierna que no esté pateando.
• Al patear hacia atrás con el talón, hágalo con la fuerza suficiente como para que el muslo quede perpendicular al suelo.

Áreas afectadas: Muslos y piernas.

Efectos físicos: Alivia el dolor y la rigidez en los huesos y las articulaciones de las caderas.

Quinto grupo

Este grupo previene y alivia el codo de tenista y los tendones tensos.

EMPUJAR

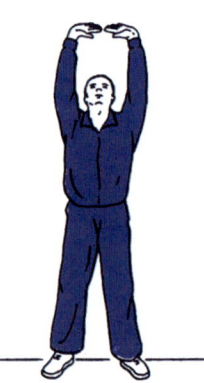

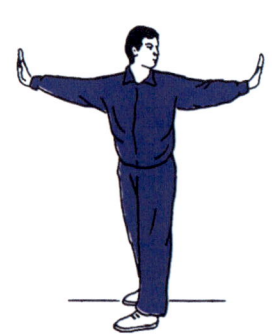

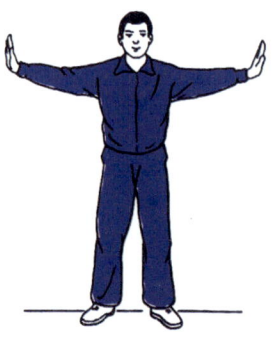

Preparación Coloqúese de pie con los pies separados por un espacio ligeramente mayor que el que media entre los hombros, con los puños en la cintura.

1 Abra los puños y, con las palmas hacia arriba y con los dedos corazones enfrentados, estire los brazos hacia el cielo; mantenga fijos los ojos en el dorso de las manos.

2 Regrese a la posición inicial.

3 Abra los puños y estire los brazos a los costados, con las palmas hacia afuera. Al mismo tiempo, gire el cuerpo hacia la izquierda, manteniendo fijos los ojos en el dorso de la mano izquierda.

4 Repita el paso 2.

5 Repita el paso 3, pero en dirección opuesta.

6 Repita el paso 2.

7 Abra los puños, estire los brazos a los costados, con las palmas hacia afuera, y mire al frente.

8 Regrese a la posición inicial. Repita el ejercicio de dos a cuatro veces, contando hasta ocho cada ocasión.

Puntos que debe recordar
• Al girar el cuerpo, manténgalo derecho y no mueva los pies.

Áreas afectadas: Cuello, hombros, codos, muñecas y dedos.

Efectos físicos: Alivia el calambre en el codo y la rigidez de los dedos, las muñecas, el cuello, los hombros y la cintura.

ARQUERÍA

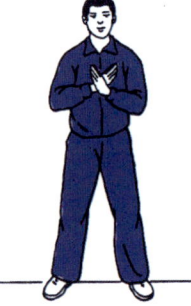

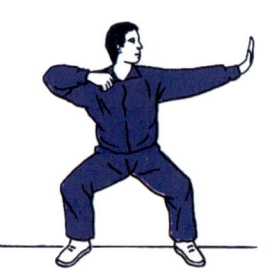

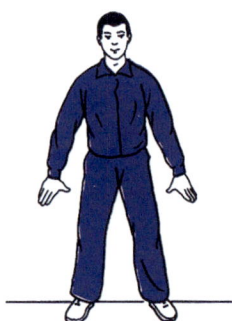

Preparación Póngase firme.

1 Dé un paso a la izquierda y cruce las manos frente al pecho.

2 Doble las rodillas para adoptar la posición de un jinete. Al mismo tiempo, estire el brazo izquierdo, con la palma afuera, hacia la izquierda, y lleve el codo derecho a la derecha, con el puño hacia el suelo. Mantenga los ojos fijos en el dorso de la mano izquierda.

3 Estire las piernas y presione hacia abajo con ambas manos.

4 Regrese a la posición inicial.

5-8 Repita los pasos 1-4, pero en dirección opuesta. Repita el ejercicio de dos a cuatro veces, contando hasta ocho cada ocasión.

Puntos que debe recordar
• Al hacer los pasos 2 y 3, expanda el pecho y mantenga los hombros echados hacia atrás.

Áreas afectadas: Antebrazos, muñecas y dedos.

Efectos físicos: Alivia el calambre en el codo y la rigidez de los dedos.

Estirar los brazos y girar las muñecas

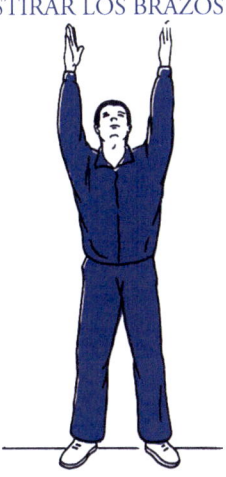 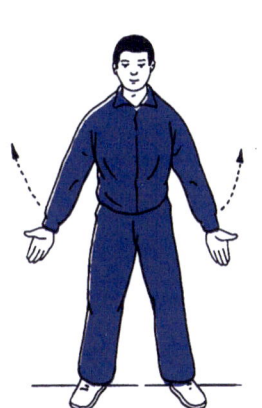 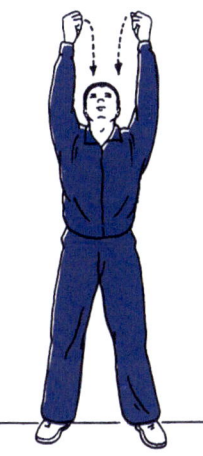 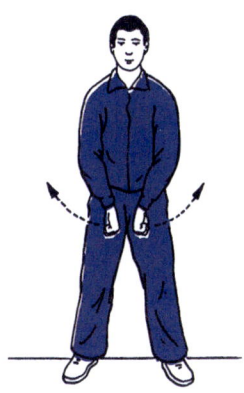

Preparación Colóquese de pie con los pies separados por un espacio ligeramente mayor que el que media entre los hombros, con los puños en la cintura.

1 Abra los puños y estire los brazos hacia arriba, con las palmas enfrentadas y los ojos levantados.

2 Cierre los puños y gire las muñecas hacia afuera; baje los brazos a los lados y regrese a la posición inicial. Repita estos dos pasos una o dos veces, contando hasta ocho cada ocasión.

3 Abra los puños y estire los brazos hacia abajo, con las palmas hacia afuera; levante los brazos por encima de la cabeza, con las palmas enfrentadas y los ojos levantados.

4 Cierre los puños, gire las muñecas de modo que se enfrenten los dorsos, y doble los codos para llevar los puños por debajo de la cintura.

5 Regrese a la posición inicial. Repita el ejercicio de dos a cuatro veces y dos pasos cada ocasión, contando hasta ocho cada vez.

Puntos que debe recordar
• Al levantar los brazos, expanda el pecho.

Áreas afectadas: Muñecas, codos, hombros y brazos.

Efectos físicos: Alivia el calambre en el codo y el dolor de las muñecas, los dedos y los hombros.

Estirar los brazos hacia adelante y hacia atrás

Preparación Colóquese de pie con los pies separados por un espacio ligeramente mayor que el que media entre los hombros, con los puños en la cintura.

1 Abra el puño derecho y estire la mano hacia arriba con el pulgar extendido. Al mismo tiempo estire el puño izquierdo hacia atrás y gire la cabeza para mirarlo.

2 Regrese a la posición inicial.

3 Repita el paso 1, pero cambiando las manos.

4 Regrese a a la posición inicial. Repita el ejercicio de dos a cuatro veces, contando hasta ocho cada ocasión.

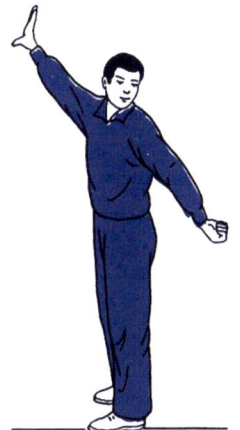

Puntos que debe recordar
• Al realizar el paso 1, coloque los brazos en línea recta con los hombros distendidos.

Áreas afectadas: Hombros, brazos, codos, dedos y pecho.

Efectos físicos: Alivia el calambre en el codo y el dolor en las muñecas, los dedos, los hombros, la cintura y la espalda.

練功十八法

DAR PUÑETAZOS EN POSICIÓN DE JINETE

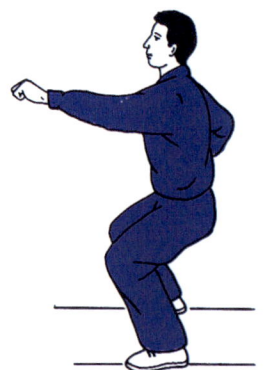 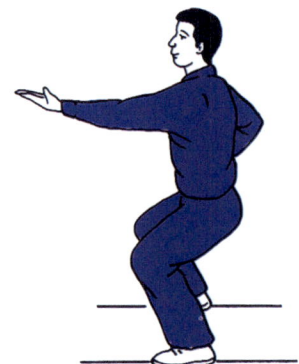

Preparación Colóquese de pie con los pies separados por una distancia ligeramente mayor que la que media entre los hombros, con los puños en la cintura.

1 Doble las rodillas para adoptar la posición de un jinete. Al mismo tiempo, lance hacia adelante el puño izquierdo, con la palma hacia abajo.

2 Abra el puño, gire la palma hacia arriba y regrese a la posición inicial.

3-4 Repita los pasos 1-2, pero con el puño derecho.
Repita el ejercicio de dos a cuatro veces, contando hasta ocho cada ocasión.

Puntos que debe recordar
• Mantenga el pecho expandido durante todo el ejercicio.
• Lance los puños hacia adelante.

Áreas afectadas: Brazos, muñecas, dedos y piernas.

Efectos físicos: Alivia los calambres en el codo y el dolor en las muñecas, los dedos, el cuello, los hombros y la cintura.

DOBLAR EL CUERPO A IZQUIERDA Y DERECHA

Preparación Póngase de pie con los pies separados por una distancia algo mayor que la que media entre los hombros.

1 Gire la parte superior del cuerpo hacia la izquierda, abra la mano derecha y empuje el hombro izquierdo con el pulgar hacia abajo; coloque el dorso de la mano izquierda contra la parte posterior de la cintura y mire por encima del hombro izquierdo.

2 Regrese a la posición inicial.

3-4 Repita los pasos 1-2, pero en dirección opuesta.
Repita el ejercicio de dos a cuatro veces, contando hasta ocho cada ocasión.

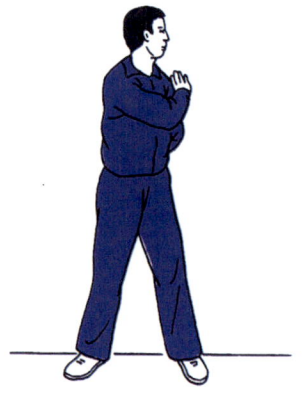

Puntos que debe recordar
• Al empujar el hombro con la mano abierta, no levante el codo y mantenga los pies quietos.
• Haga todo el ejercicio lentamente y gire el cuerpo tanto como pueda.

Áreas afectadas: Cuello, hombros, codos y muñecas.

Efectos físicos: Alivia el calambre en el codo y el dolor en los hombros, la espalda y la cintura.

Sexto grupo

Este grupo previene y cura los desórdenes de los órganos internos.

FRICCIONAR LA CARA

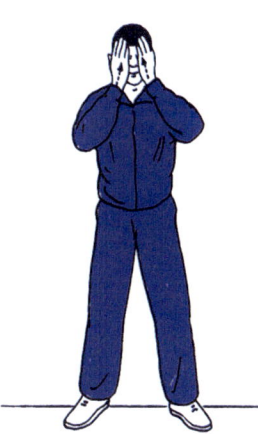
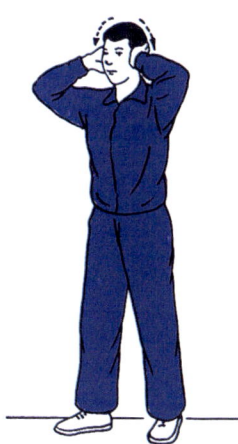
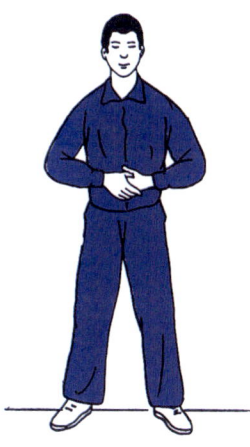

Preparación Colóquese de pie con los pies separados por el mismo espacio que el que media entre los hombros.
1 Utilizando los dedos corazones, masajee la cara, comenzando por las comisuras de la boca y ascendiendo hacia la frente; luego utilice toda la mano y friccione la cara con un movimiento circular entre 8-16 veces.
2 Friccione la cara moviendo las palmas hacia arriba hasta que lleguen al cabello en la zona de las sienes; luego bájelas por detrás de la cabeza, desde detrás de las orejas al rostro. Repita el movimiento entre 8-16 veces.

3 Coloque la mano contra la parte superior del abdomen, mire al frente y lámase el paladar con la lengua. Con el pulgar derecho, friccione el espacio entre el pulgar y el índice de la mano izquierda de 24 a 36 veces. Cambie de manos y repita el movimiento de 24 a 36 veces.

Puntos que debe recordar
• Al masajear la cara y la cabeza, haga presión.
• Al masajear la mano con el pulgar, cierre los ojos y concéntrese.

Áreas afectadas: Cara y zona entre el pulgar y el índice.

Efectos físicos: Alivia el insomnio, el nerviosismo, las palpitaciones, el mareo y los desórdenes estomacales.

MASAJEAR PECHO Y ABDOMEN

Preparación Colóquese de pie con los pies separados por una distancia algo mayor que la que media entre los hombros. Coloque la mano derecha contra la parte superior del abdomen y la mano izquierda encima de esta.
1 Masajee la parte superior del abdomen ocho veces, con pequeños movimientos circulares. Masajee la zona que va de la parte inferior del abdomen al pecho ocho veces, con grandes movimientos circulares.
2 Masajee las mismas zonas, pero en dirección opuesta, primero con movimientos circulares grandes y después con movimientos circulares pequeños.

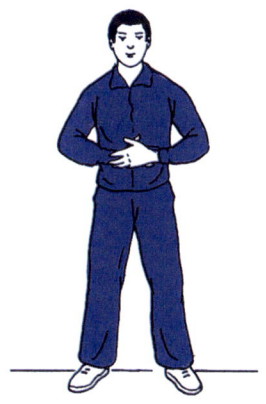

Puntos que debe recordar
• Relájese y presione fuerte con las manos contra el abdomen.
• Mire al frente.

Áreas afectadas:. El masaje lleva calor al abdomen y tiende a provocar gases, lo que produce relajación y bienestar al estómago.

Efectos físicos: Corrige los desórdenes de estómago e intestinos y también alivia el dolor de cintura y espalda.

練功十八法

PEINAR EL CUERO CABELLUDO

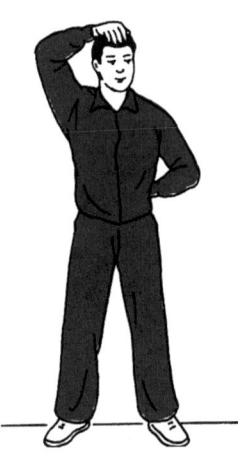
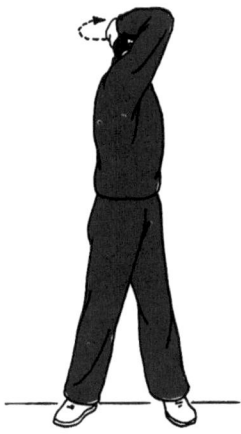
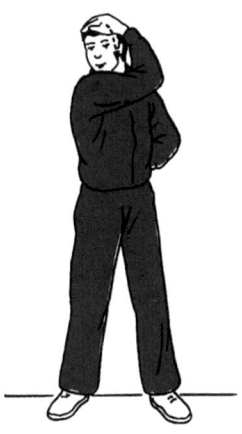

Preparación Colóquese de pie con los pies separados por una distancia ligeramente mayor que la que media entre los hombros.

1 Coja firmemente con la mano derecha la coronilla, con cuatro dedos adelante; coloque el dorso de la mano izquierda contra la parte inferior de la espalda.

2 Gire el cuerpo a la izquierda y pase los dedos a través del cabello hasta la nuca.

3 Mueva la palma de la mano derecha hacia arriba, hacia el costado derecho de la cabeza, pasando por la oreja derecha, hasta alcanzar el costado izquierdo de la frente. Al mismo tiempo, gire la cabeza y el cuerpo hacia la derecha.

4 Regrese a la posición inicial.

5-8 Repita los pasos 1-4, pero en dirección opuesta.

Repita el ejercicio de dos a cuatro veces, contando hasta ocho cada ocasión.

Puntos que debe recordar
- Apriete con firmeza toda la mano contra la cabeza.
- Haga el ejercicio lentamente y en un fluir continuo.

Áreas afectadas: Cabeza y cintura.

Efectos físicos: Alivia el mareo, la visión borrosa, el insomnio y las palpitaciones.

LEVANTAR LA RODILLA

Preparación Póngase firme, con los puños en la cintura, las palmas hacia arriba.

1 Cargue el peso sobre el pie izquierdo y levante la rodilla derecha. Al mismo tiempo, abra los puños y presione hacia abajo con la mano derecha, levantando la izquierda, con la palma hacia arriba y con los ojos fijos en el dorso.

2 Regrese a la posición inicial.

3-4 Repita los pasos 1-2, pero en dirección opuesta.

Repita el ejercicio de dos a cuatro veces, contando hasta ocho cada ocasión.

Puntos que debe recordar
- Al levantar la rodilla, mantenga el cuerpo derecho y estire los brazos tanto como pueda.

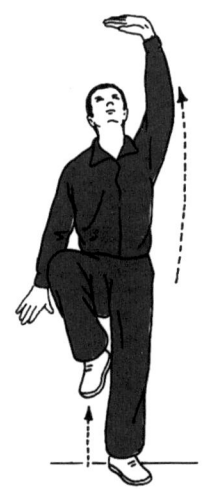

Áreas afectadas: Cuello, hombros, brazos, espalda, cintura y piernas.

Efectos físicos: Está indicado para el bazo débil, el estómago y la indigestión.

INCLINARSE Y GIRAR

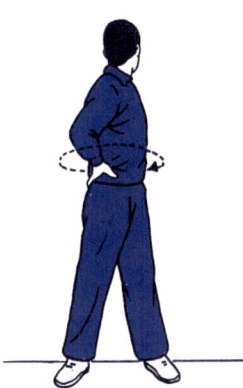 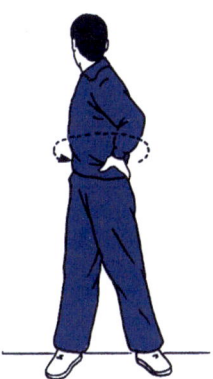 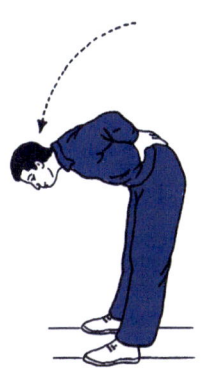 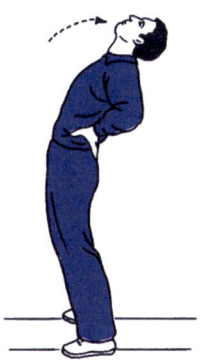

練功十八法

Preparación Colóquese de pie con los pies separados por una distancia ligeramente mayor que la que media entre los hombros, con los puños en la cintura.
1 Abra los puños y, con las palmas hacia arriba y los dedos corazones enfrentados, estire los brazos hacia el cielo; mantenga los ojos en el dorso de las manos.
2 Baje los brazos y coloque las manos en la cintura, con los pulgares al frente.

3 Gire el cuerpo a la izquierda y atrás, siguiendo el movimiento con los ojos.
4 Gire el cuerpo hacia la izquierda y atrás, siguiendo el movimiento con los ojos.
5 Regrese a la posición del paso 2.
6 Inclínese hacia adelante.
7 Échese hacia atrás.
8 Regrese a la posición inicial. Repita el ejercicio de dos a cuatro veces, contando hasta ocho cada ocasión.

Puntos que debe recordar
• Al girar el cuerpo, mantenga quietos los pies.
• Al inclinarse hacia adelante y hacia atrás, mantenga las rodillas estiradas.

Áreas afectadas: Cuello, hombros y cintura.

Efectos físicos: Está indicado para las deficiencias renales; alivia el dolor de espalda y cintura.

ESTIRAR LOS BRAZOS Y EXPANDIR EL PECHO

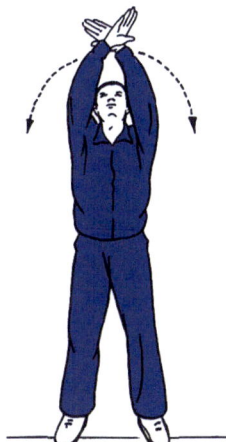 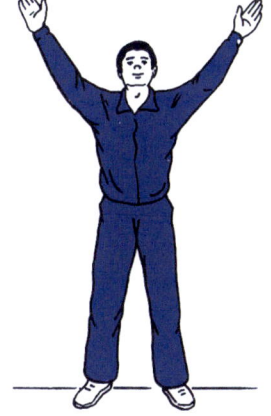

Preparación Colóquese de pie con los pies ligeramente separados.
1 En un solo movimiento, levante por encima de la cabeza los brazos cruzados, eche la cabeza hacia atrás, mire para arriba, levante los talones e inspire profundamente.

2 En un solo movimiento, descruce los brazos y bájelos, baje los talones, espire y regrese a la posición inicial.

Puntos que debe recordar
• Respire naturalmente durante el ejercicio.
• Al levantar los brazos, estírelos.

Áreas afectadas: Pecho, cuello y hombros.

Efectos físicos: Ayuda a prevenir enfermedades de los sistemas respiratorio y digestivo.

气功
Respiración

Los ejercicios respiratorios, conocidos también como *qigong*, son exclusivamente chinos y se usan tradicionalmente como una forma de medicina preventiva. *Qi* significa literalmente aire o vitalidad y *gong* significa habilidad o fortaleza. La antigua medicina china cree que los ejercicios respiratorios pueden combinar hábilmente el aire que inspira el hombre con su vitalidad interna, transformándose en una fuerza vital que puede curar enfermedades y mejorar su salud.

El *qigong* tiene tres aspectos principales, igualmente importantes: postura corporal, respiración y control mental. Todos deben dominarse con el objeto de alcanzar la buena salud y prevenir y curar enfermedades. El *qigong* es especialmente útil en la curación de las enfermedades crónicas como la neurastenia, la presión alta, las úlceras de estómago, el estómago caído, las úlceras duodenales y la constipación. Las tres razones que damos a continuación pueden explicar por qué.

1 El *qigong* acelera la recuperación de la constitución; su lento método respiratorio induce al agitado estado psicológico a regresar a una condición más controlable, y esta es tal vez la razón por la cual el *qigong* es tan útil para las personas que sufren de neurastenia, presión alta y úlceras de estómago.

2 El *qigong* ayuda a almacenar energía y es, por lo tanto, beneficioso para aquellas personas que sufren de enfermedades crónicas y están físicamente débiles.

3 El método de respiración abdominal del *qigong* masajea los órganos abdominales y este tipo de masaje rítmico activa el estómago y los intestinos y, por lo tanto, refuerza el sistema digestivo. En consecuencia, ayuda a curar el estómago caído y la constipación.

Para dominar el *qigong* es preciso respetar las reglas siguientes:

1 Relaje cuerpo y mente, mantenga la postura natural y no use ropas ceñidas. Relaje todos los músculos, en especial los de la zona inferior del abdomen, y concéntrese. Mantenga su mente libre de preocupaciones y procure no dejar que los ruidos o las luces le molesten.

2 Procure controlar su mente y regular su respiración, concentrándose en el ritmo, duración, volumen y velocidad de cada inspiración. Procure alcanzar un estado mental apacible. Al regular la respiración deberá tener en cuenta el significado de las siete palabras siguientes: fina, profunda, larga, lenta, firme, pausada y pareja.

3 Complemente el *qigong* con otro ejercicio físico para aprovechar al máximo este ejercicio respiratorio físicamente inactivo.

4 Proceda de manera ordenada, paso por paso, y sea paciente. Comience con los movimientos fáciles y pase gradualmente a los más dificultosos. Entre lentamente en el estado apacible y al comienzo emplee solo 15-20 minutos en estos ejercicios. Más tarde podrá prolongarlos.

5 Antes de hacer *qigong*, pase entre 10 y 15 minutos preparándose. Deje de leer o de realizar cualquier actividad mental y tranquilícese. Asegúrese de que no está ni hambriento ni demasiado lleno y evite el *qigong* si tiene fiebre, diarrea, un resfriado o está agotado por alguna otra causa.

Los tres métodos de *qigong* más populares en la China actual son el *fangsong gong* (relajación), el *qiangzhuang gong* (fuerza) y el *neiyang gong* (crecimiento interior).

FANGSONG GONG (RELAJACIÓN)

Postura Échese sobre la espalda con una almohada grande y blanda bajo la cabeza y los hombros. Relaje brazos y piernas, cierre ligeramente los ojos y cierre la boca con los dientes superiores e inferiores en contacto y la punta de la lengua descansando detrás de los dientes superiores.

Respiración Respire por la nariz, fina, pareja y firmemente.

Control mental Con el objeto de alcanzar el estado de tranquilidad, piense en la palabra «tranquilo» cuando inspire y en la palabra

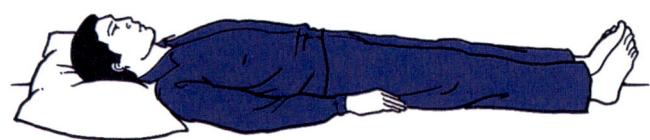

«relajado» cuando espire. Al espirar, vaya relajando conscientemente una parte de su cuerpo: cabeza, brazos, manos, pecho, abdomen, espalda, cintura, caderas, piernas y finalmente los pies. Después de haber relajado todas las partes del cuerpo, comience a pensar en relajar las venas, nervios y órganos internos.

Frecuencia y duración Si está convaleciendo en su casa o en el hospital, haga *fangsong gong* tres o cuatro veces por día durante unos treinta minutos. Si mientras convalece trabaja parte del tiempo, practíquelo al menos una o dos veces por día.

Puntos que debe recordar
• Deberá practicar por lo menos durante dos o tres meses antes de advertir resultados.

Efectos físicos: Es ideal para quienes sufren de enfermedades crónicas.

QIANGZHUANG GONG (FUERZA)

Este ejercicio puede hacerse sentado normalmente, sentado con las piernas cruzadas o de pie.

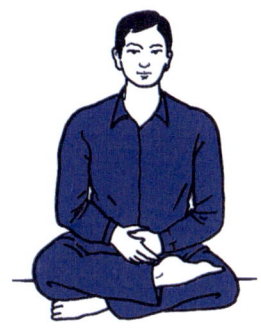

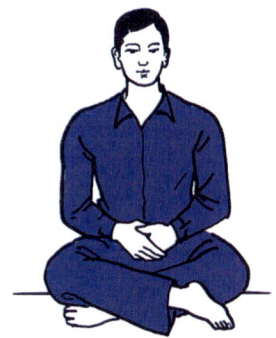

Sentado con las piernas cruzadas Siéntese sobre un cojín con las piernas cruzadas naturalmente. Mantenga la espalda erguida, los hombros relajados y la cabeza levantada, con la barbilla adentro. Junte las manos, una encima de la otra, con los pulgares cruzados y las palmas para arriba; mantenga ojos y boca ligeramente cerrados y descanse la punta de la lengua detrás de los dientes superiores.

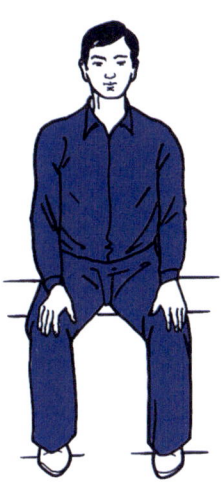

Sentado normalmente Siéntese derecho en un banco plano, con los pies apoyados firmemente en el suelo. Mantenga las piernas separadas, pero paralelas, y con un espacio entre ambas similar al que media entre los hombros; mantenga el torso erguido, las manos en los muslos, los codos doblados naturalmente, la cabeza y la columna vertebral derechas, el mentón adentro, los hombros relajados, los ojos y la boca ligeramente cerrados y la punta de la lengua descansando detrás de los dientes superiores.

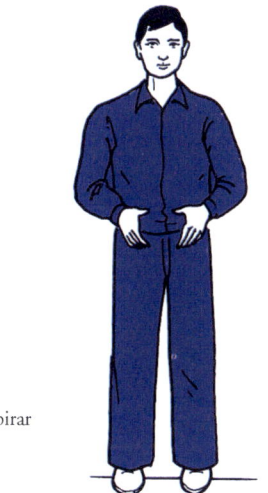

espirar

De pie Colóquese de pie con los pies separados por el mismo espacio que el que media entre los hombros, gire los dedos de los pies ligeramente hacia adentro y conserve las rodillas algo dobladas. Mantenga la espalda derecha, los brazos levantados, las

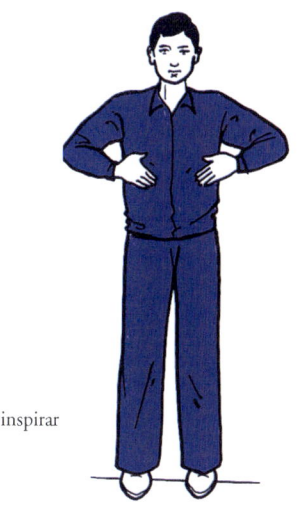

inspirar

manos adelantadas y en línea con los hombros y los codos debajo de los mismos, y coloque los brazos como si estuviera abrazando un árbol grande; mantenga los dedos ligeramente doblados como si estuviera sosteniendo una pelota. ▶

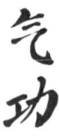

Respiración Respire naturalmente por la nariz y asegúrese de que al inspirar y espirar lo hace tranquila, pareja y firmemente. También puede practicar la respiración abdominal expandiendo el abdomen al inspirar y contrayéndolo al espirar.
La respiración irá haciéndose gradualmente más larga y profunda, hasta que se encontrará respirando solo de seis a ocho veces por minuto.

Control mental Concéntrese en la zona inferior del abdomen utilizando el método de contar o el natural. Para el método de contar, cuente sus respiraciones: uno para cada inspiración y uno para cada expiración. Cuente hasta diez y repita. Tan pronto como se le presenten ideas que lo distraigan, vuelva al uno y recomience. Para el método natural, deje que su concentración cabalgue sobre las olas de su respiración y trate de mantener a raya las ideas que puedan distraerlo. Una vez que haya ganado concentración, concéntrese en la zona inferior del abdomen que está a unos 3,5 cm por debajo del ombligo. Deje que su concentración flote allí y si se le presentan ideas que lo distraigan, vuelva a concentrarse en esa zona.

Efectos físicos: Está indicado para quienes sufren de neurastenia, presión alta, enfisema y enfermedades cardíacas. También refuerza el control mental con el objeto de conseguir el estado de tranquilidad.

El siguiente cuadro es un programa especialmente pensado para pacientes convalecientes interesados en practicar el *qiangzhuang gong*.

PROGRAMA DE PRÁCTICA DEL QIANZHUANG GONG

Estadio	Primer estadio (primera semana)	Segundo estadio (segunda-cuarta semana)	Tercer estadio (después de la cuarta semana)
Postura	Sentado derecho	Sentado con las piernas cruzadas	Sentado o de pie
Respiración	Respiración natural	Respiración abdominal profunda	Respiración abdominal profunda
Control mental	Método de contar	Método natural	Concentración en la parte inferior del abdomen
Frecuencia y duración	3-4 veces por día (15-20 minutos cada uno)	3-4 veces por día (30 minutos cada uno)	3-4 veces por día (30-45 minutos cada uno)
Puntos que debe recordar	Mantenga la postura correcta. La respiración debe ser fina, pareja y firme. Aleje de sí ideas que lo distraigan.	La respiración debe ser más larga, más profunda y llegar a la zona inferior del abdomen. Comience a alcanzar el estado de tranquilidad. La concentración se producirá con mayor facilidad.	La respiración será fina, profunda, larga, lenta, pareja, firme y pausada. Alcanzará el estado de tranquilidad. El cuerpo se sentirá mejor y se irá fortaleciendo.

Neiyang Gong (crecimiento interior)

El *neiyang gong* puede hacerse tendido
sobre un lado, tendido sobre la espalda
o sentado derecho.

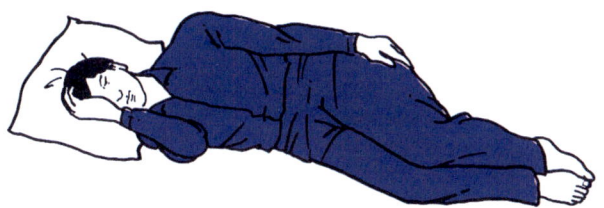

Tendido sobre un lado Échese sobre
el lado derecho, inclínese ligeramente
hacia adelante y mantenga la mano
derecha sobre la almohada a unos
cinco centímetros de la cabeza, con la
palma hacia arriba. Apoye el brazo
izquierdo sobre la cadera, con la palma
hacia abajo y mantenga las piernas
dobladas.

Tendido sobre la espalda Échese
sobre la espalda, con una almohada
grande y blanda bajo la cabeza y los
hombros. Relaje brazos y piernas,
cierre ligeramente los ojos, cierre
también la boca con los dientes
superiores e inferiores en contacto y la
punta de la lengua descansando detrás
de los dientes superiores.

Sentado derecho Siéntese erguido
sobre un banquillo con los pies
firmemente apoyados en el suelo.

Mantenga las piernas separadas, pero
paralelas y apartadas por el mismo
espacio que el que media entre los
hombros; mantenga el torso erguido,
las manos en los muslos, los codos
doblados naturalmente, la cabeza
y la columna vertebral derechas,
el mentón adentro, los hombros
relajados, los ojos y la boca
ligeramente cerrados y la punta de
la lengua contra la parte posterior
de los dientes superiores.

Respiración Respire por la nariz;
utilice el método de respiración
abdominal, pero haga una pausa entre
las inspiraciones mientras recita en
silencio ciertas frases. La fórmula
es como sigue: inspire, espire,
pausa, levante la lengua y recite
silenciosamente ciertas frases, deje caer
la lengua, inspire, espire. Al hacer la
pausa, no retenga la respiración, sino

concéntrese en la parte inferior del
abdomen y no bloquee el aire en
la parte superior del abdomen o en la
garganta. La duración de la pausa
puede ir aumentándose gradualmente,
y puede controlarse con la cantidad de
palabras que recita en silencio. Debería
darse un segundo por palabra y una
frase promedio tiene entre tres y siete
palabras; en consecuencia, cada pausa
durará entre tres y siete segundos.
Las frases deben ser de autosugestión,
como por ejemplo decir «la tranquilidad
es buena», «tranquilidad y relajación
son buenas».

Efectos físicos: Es posible que las
pausas en la respiración abdominal
aumenten la circulación de sangre en
el abdomen y activen el estómago y los
intestinos. Recitar mientras se respira
ayuda automáticamente a lograr
concentración.

Ejercicio respiratorio arriba y abajo

Este ejercicio, que requiere
movimientos físicos, se incluye como
contraste con los movimientos del
qigong, en que el énfasis está puesto en
el control mental.

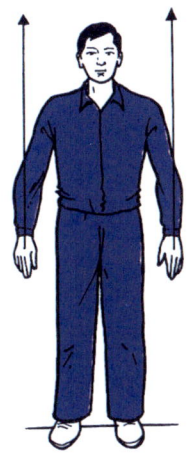

Preparación Colóquese de pie
cómodamente con los pies separados
por el mismo espacio que el que media
entre los hombros y con el cuerpo
relajado. Concéntrese en el
movimiento y respire naturalmente. ▶

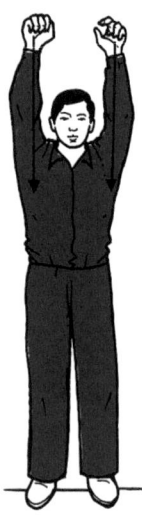
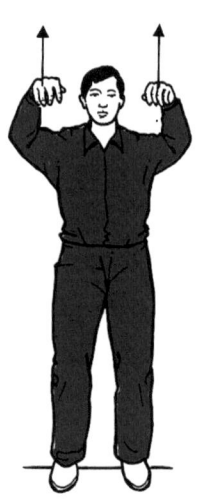
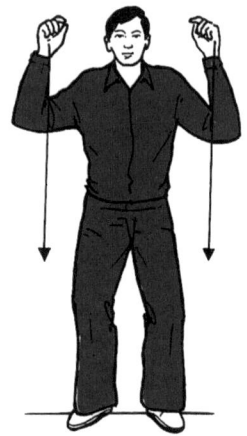

1 Doble ligeramente los brazos y levántelos por encima de la cabeza con los dedos relajados. Empiece a inspirar tan pronto como comience a levantar los brazos y continúe haciéndolo hasta

que ambos brazos estén derechos por encima de la cabeza.
2-3 Doble las rodillas, espire y comience a ponerse en cuclillas. Mientras lo hace, mantenga el torso

erguido y al mismo tiempo baje los brazos frente al cuerpo y doble los codos de modo que las manos se eleven.

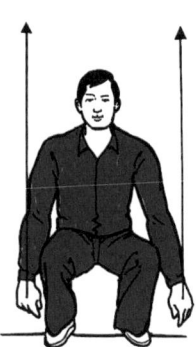
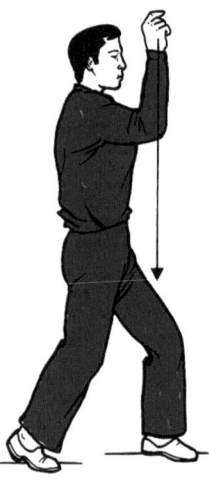

4 Baje las manos junto a las piernas.
5 Póngase de pie, levante los brazos e inspire profundamente.
Repita el ejercicio de diez a veinte veces.

Variantes Al ponerse de pie, levantando los brazos e inspirando, gire el cuerpo hacia la izquierda o hacia la derecha.

Puntos que debe recordar
• Los movimientos deben ser lentos y bastante graduales.
• La respiración debe ser tan fina, larga y pareja como sea posible.

Efectos físicos: Ayuda a prevenir la presión sanguínea alta, la traqueítis y otras enfermedades crónicas. Incorporar el movimiento físico refuerza también la circulación y la digestión, mejora la función pulmonar y fortalece los músculos del pecho y el abdomen.

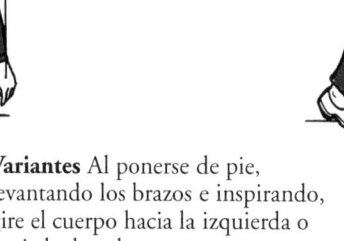

眼睛保健操
Ejercicios oculares

Están pensados para las personas que pasan la mayor parte de su día laboral sentadas y haciendo trabajo de detalle. Esto incluye a escritores, bordadoras, relojeros, artistas, etc.

Para indicar qué zonas hay que friccionar con manos y dedos, se utilizan los términos chinos de acupuntura, porque es difícil traducir exactamente cada término al castellano.

OPRIMIR Y FRICCIONAR LOS PUNTOS ZHENG-GUANG

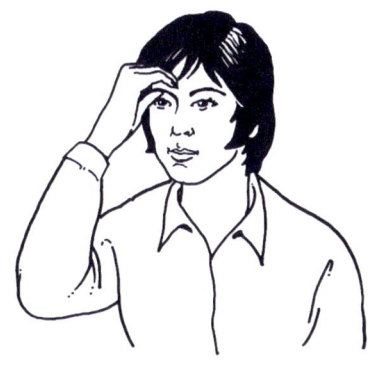
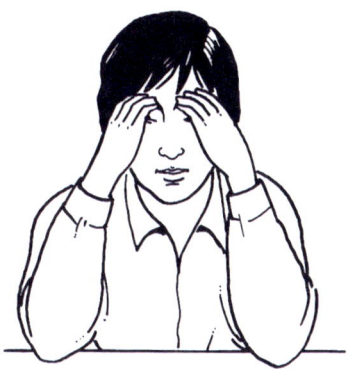
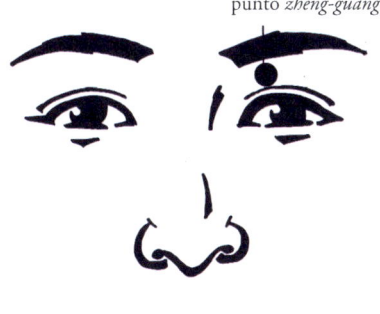

punto *zheng-guang*

Utilice ambas manos. Doble el índice y el dedo corazón y apóyelos sobre la frente. Oprima y friccione suavemente con el pulgar el punto *zheng-guang* que hay bajo la ceja.
Repita el ejercicio ocho veces, contando hasta ocho cada ocasión. Del uno al cuatro, friccione hacia adentro; del cinco al ocho, hacia afuera.

PELLIZCAR Y PRESIONAR LOS PUNTOS JING-MING

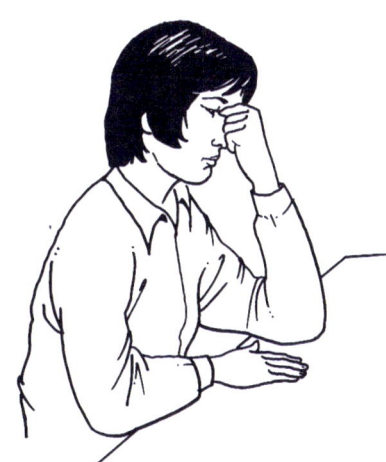
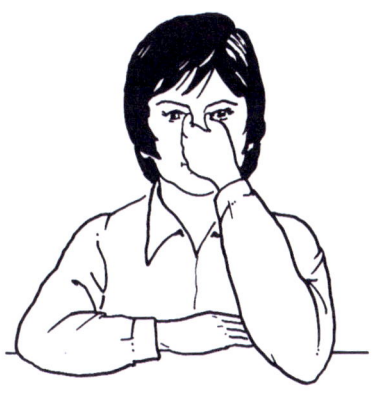
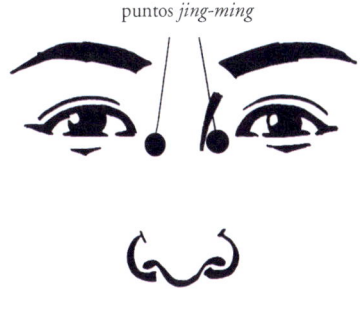

puntos *jing-ming*

Utilice el pulgar y el índice de cualquiera de las dos manos para presionar y pellizcar los puntos *jing-ming* entre los ojos y cerca de la base de la nariz. Primero presione hacia abajo y luego pellizque hacia arriba.
Repita el ejercicio cuatro veces, contando cada vez hasta ocho, alternando los movimientos hacia arriba y hacia abajo.

眼睛保健操

PRESIONAR Y FRICCIONAR LOS PUNTOS SI-BAI

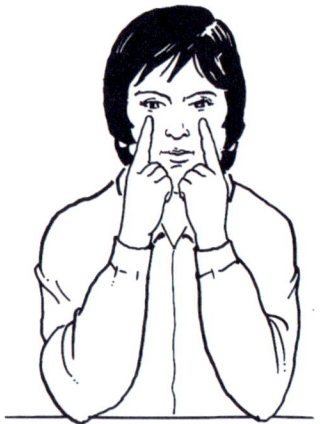 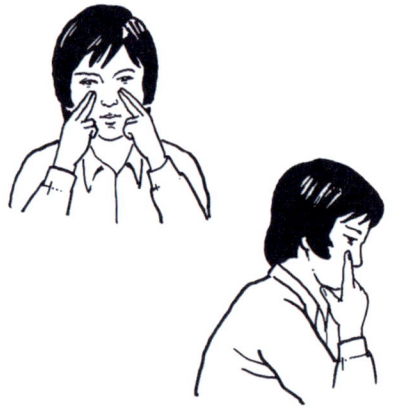 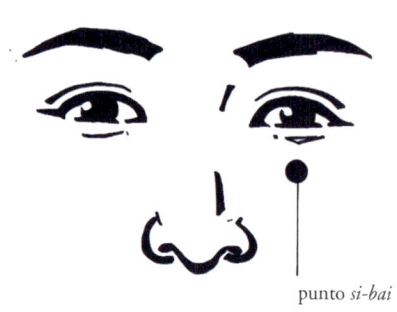

punto *si-bai*

Coloque los dedos índice y corazón de cada mano a ambos lados de la nariz. Use los pulgares para sostener la barbilla. Deje caer los dedos corazones

y presione y friccione los puntos *si-bai*, justo debajo de los ojos, con los índices.
Repita el ejercicio ocho veces,

contando hasta ocho cada ocasión. Friccione hacia adentro y hacia afuera alternativamente.

FRICCIONAR ALREDEDOR DE LAS CUENCAS

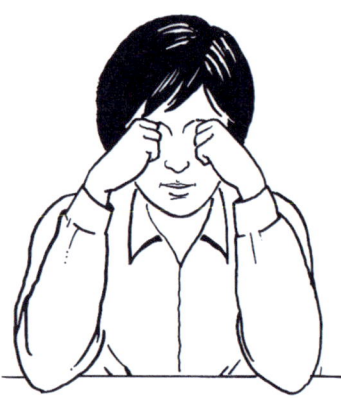 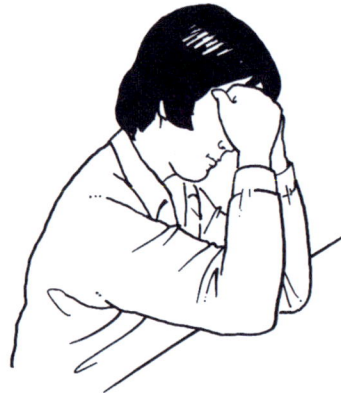 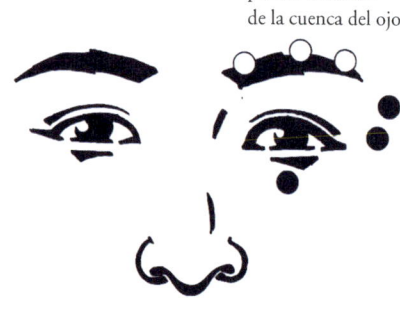

puntos alrededor
de la cuenca del ojo

Coloque los puños contra las cejas y los pulgares contra las sienes. Friccione contra las cuencas con la articulación

media del índice, primero encima del ojo, a lo largo de la ceja y luego debajo.

Repita ocho veces el ejercicio, alternando la fricción arriba y abajo del ojo, contando hasta ocho cada ocasión.

MASAJEAR LOS PUNTOS FENG-CHI

眼
睛
保
健
操

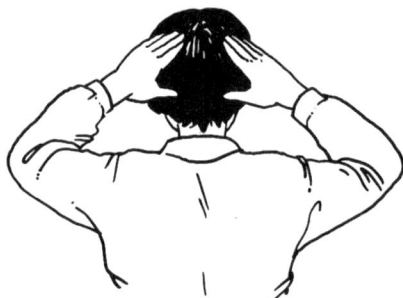

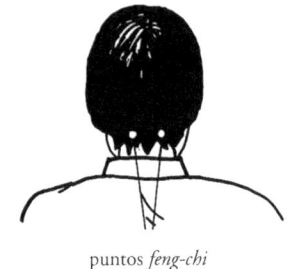

puntos *feng-chi*

Coloque las manos en la parte posterior de la cabeza, con los dos pulgares presionando los puntos *feng-chi*, dos puntos huecos bajo el

hueso occipital. Masajee estos puntos con los pulgares.

Repita el ejercicio cuatro veces, contando hasta ocho cada ocasión. Alterne el masaje hacia adentro y hacia afuera.

Una vez completados los cinco ejercicios, cierre los ojos y cuente en silencio hasta ocho, cuatro veces. Abra los ojos, mire a lo lejos y vuelva a contar cuatro veces hasta ocho.

Puntos que debe recordar
• Al masajear, concéntrese mucho y no haga uso de una fuerza excesiva.
• Mueva los dedos con firmeza, pero suavemente.
• Mantenga las manos limpias y localice con exactitud los puntos.
• Haga los ejercicios regularmente, por lo menos dos o tres veces por día.
• Durante los ejercicios, cierre ligeramente los ojos y doble un poco la cabeza hacia adelante.
• Mantenga siempre los ojos limpios.

防治按摩
Automasaje

Algunos ejercicios de automasaje exigen un conocimiento perfecto de los puntos de acupuntura. Aquí se explican algunas técnicas básicas que pueden practicarse tendido o sentado y que, si se realizan cada día, por la mañana o por la noche, pueden mejorar enormemente la salud general.

Los principales efectos del automasaje son: regular el sistema nervioso y ayudar a aliviar e incluso a prevenir el dolor; incrementar la resistencia a la enfermedad aumentando la circulación sanguínea, agilizar músculos y vasos sanguíneos, y ayudar a disminuir la hinchazón.

Técnicas de automasaje

El automasaje puede llevarse a cabo de diez maneras diferentes, usando las manos o los dedos. Estudie cuidadosamente los métodos y aprenda los términos chinos.

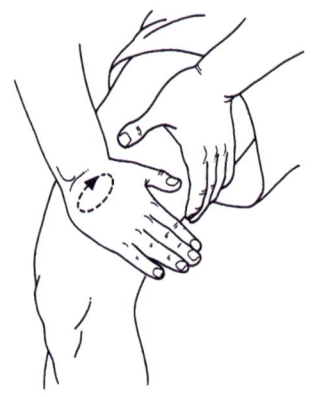

Rou Amase la piel o los puntos de acupuntura con los dedos o la palma de la mano.

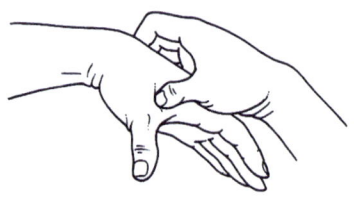

Qia Oprima fuertemente los puntos de acupuntura con varios dedos o con uno solo.

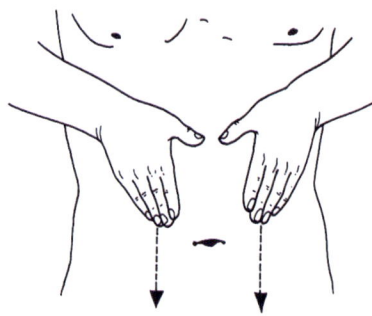

Tui Oprima y empuje la piel o los puntos de acupuntura con los dedos o la palma de la mano.

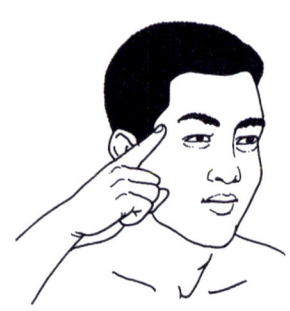

Zhi Oprima fuertemente con un dedo el punto de acupuntura.

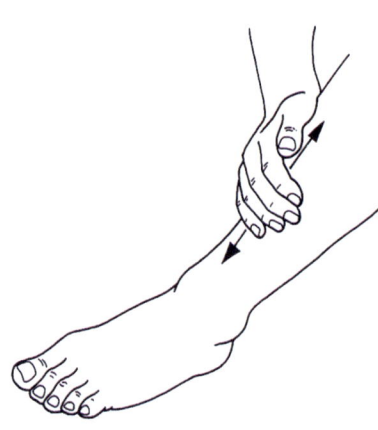

Ca Frote la piel o los puntos de acupuntura con los dedos o la palma de la mano.

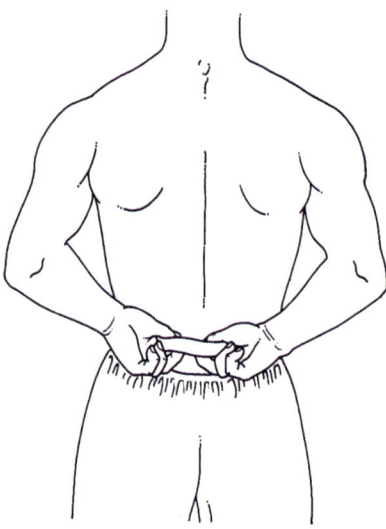

Nie Coja los músculos o ligamentos con el pulgar, el índice y el dedo corazón.

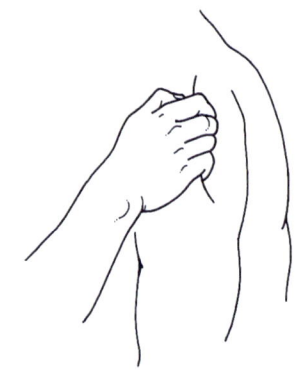

Zhua Agarre los músculos con los cinco dedos.

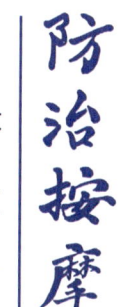

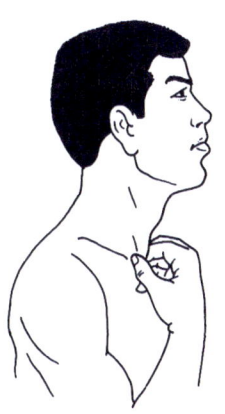

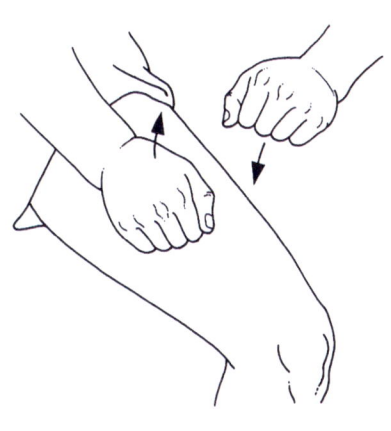

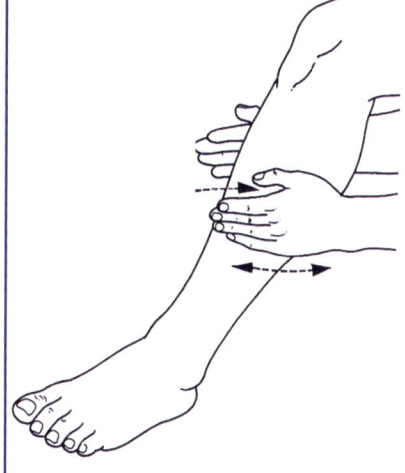

Jiu Pellizque y levante los músculos con los tres primeros dedos.

Kou Golpetee las piernas o el cuerpo con las palmas de las manos o los puños.

Cuo Frote cualquier parte del cuerpo con una mano o con ambas.

Cinco ejercicios para realizar tendido en la cama

TENDIDO SOBRE UN LADO

Estos movimientos dan mejores resultados si se hacen en el orden que se indica aquí.

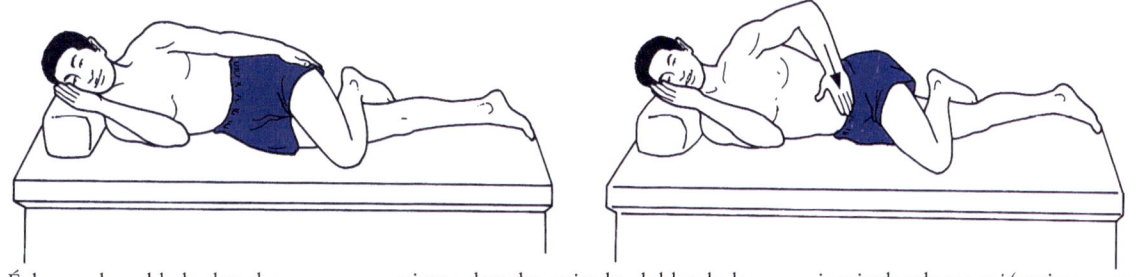

1 Échese sobre el lado derecho, doble el brazo derecho y cójase el lado derecho de la cara con la mano derecha; descanse el brazo izquierdo sobre el lado izquierdo y mantenga la

pierna derecha estirada, doblando la rodilla izquierda.
2 Respire profundamente de tres a cinco veces, presione una docena de ocasiones la cintura con la mano

izquierda y luego *tui* (oprima y empuje) hacia la parte inferior del abdomen, debajo del ombligo, una docena de veces; después *rou* (amase) en torno al ombligo una docena de veces.

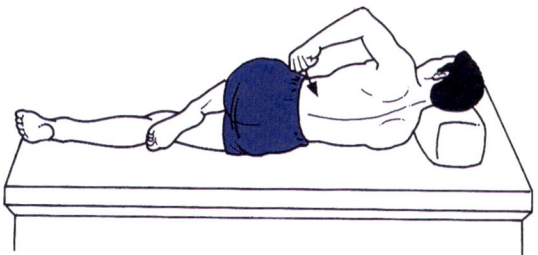

3 *Tou*, *rou* y *kou* (golpetee) la parte posterior de la cintura con la base de la palma de la mano izquierda una docena de veces.
Repita el ejercicio, pero yaciendo sobre el lado izquierdo.

Efectos físicos: Estimula el intestino grueso y el intestino delgado, la vejiga y los riñones, y también ayuda a prevenir la dificultad para orinar y alivia el estreñimiento.

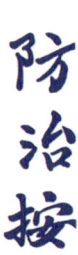

TENDIDO SOBRE EL ESTÓMAGO

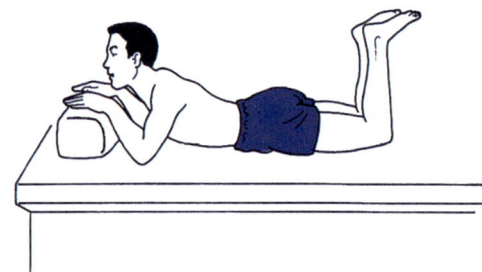

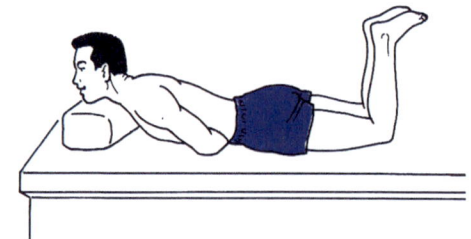

1 Échese sobre el estómago con la cabeza levantada. Coloque las manos sobre la almohada y doble las piernas. Respire profundamente de tres a cinco veces.

2 Coloque las manos, con las palmas hacia arriba, debajo del estómago y apoye la parte superior del abdomen, el ombligo y la parte inferior del abdomen; respire

profundamente de tres a cinco veces en cada posición.

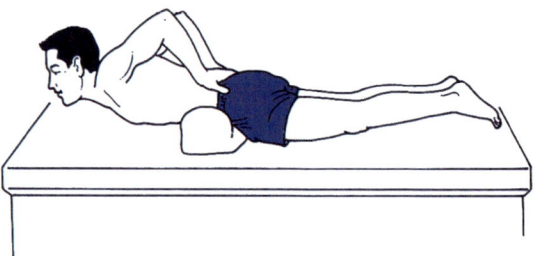

3 Apoye el abdomen sobre la almohada y *tui* y *rou* (masajee y amase) la parte posterior de la espalda con ambas manos.

Efectos físicos: Regulariza las funciones de los órganos internos.

TENDIDO SOBRE LA ESPALDA

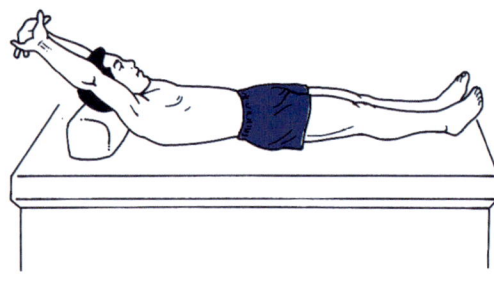

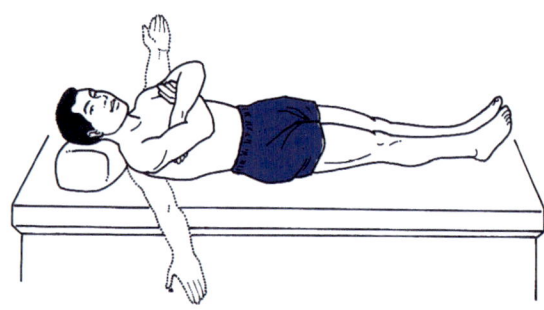

Preparación Échese sobre la espalda con los brazos y las piernas estiradas y respire profundamente de tres a cinco veces.

1 Levante los brazos a los lados, por encima de la cabeza, junte las manos con los dedos entrelazados y las palmas hacia afuera. Respire profundamente de tres a cinco veces y vuelva los brazos a los costados.

2 Abra los brazos e inspire; cruce los brazos sobre el pecho y espire. Repita los movimientos de tres a cinco veces.

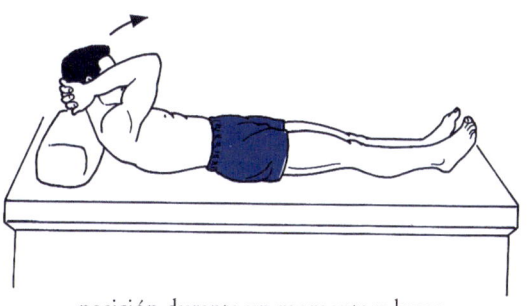

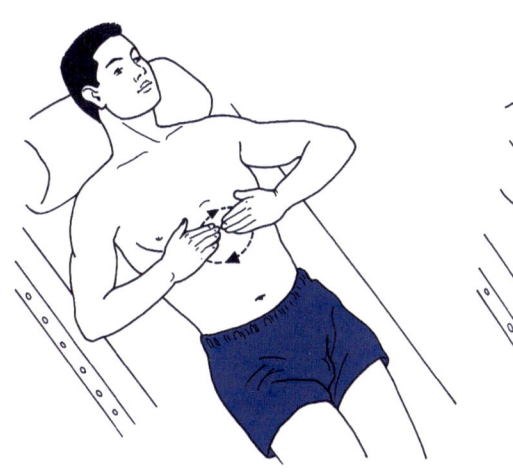

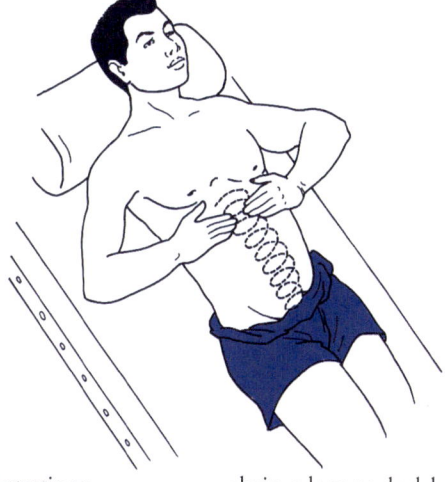

3 Sostenga la nuca con los dedos entrelazados y doble la cabeza hacia adelante de modo que la barbilla toque el esternón. Permanezca en esta posición durante un momento y luego vuelva a apoyar la cabeza en la almohada.

4 Usando cuatro dedos de cada mano, *rou* (amase) la boca del estómago de 20 a 30 veces en el sentido de las agujas del reloj.

5 *Rou* (amase) los intestinos; utilizando cuatro dedos de cada mano, frote describiendo pequeños círculos desde la boca del estómago hacia abajo, a la zona de debajo del ombligo, entre 20 y 30 veces.

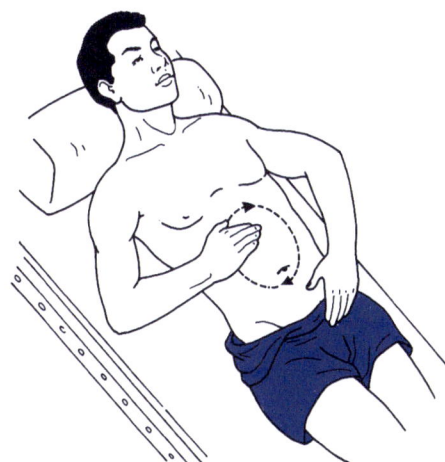

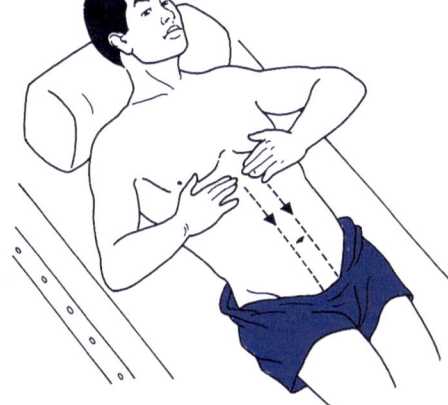

6 *Rou* (amase) el hígado y la vesícula biliar: coloque la mano izquierda sobre la cadera izquierda y con la derecha frote la zona del abdomen en el sentido de las agujas del reloj entre 20 y 30 veces.

7 Utilizando cuatro dedos de cada mano, oprima y empuje la zona situada entre la boca del estómago y el hueso púbico, entre 20 y 30 veces.

Efectos físicos: Vigoriza las funciones del bazo, el estómago, el hígado y la vesícula y también ayuda a la digestión, relaja los intestinos, previene los gases y detiene el hipo.

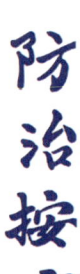

DOBLAR LOS MIEMBROS

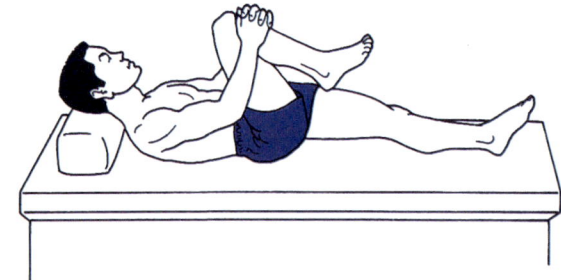 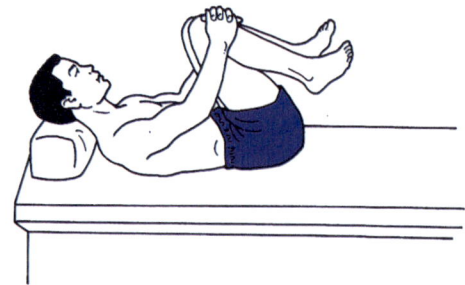

Preparación Échese sobre la espalda.

1 Respire profundamente, doble la rodilla derecha y llévela cerca del pecho, apretando con ambas manos. Repita el movimiento con la pierna izquierda y luego vuelva a repetirlo entre tres y cinco veces con cada pierna.

2 Doble ambas rodillas y apriételas contra el pecho con ambas manos.

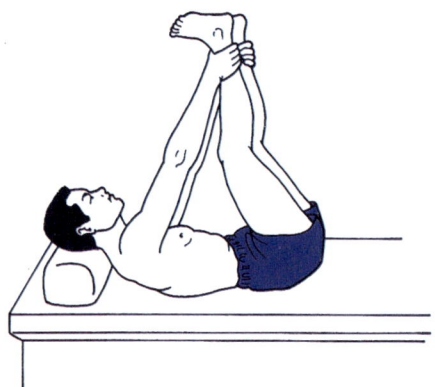 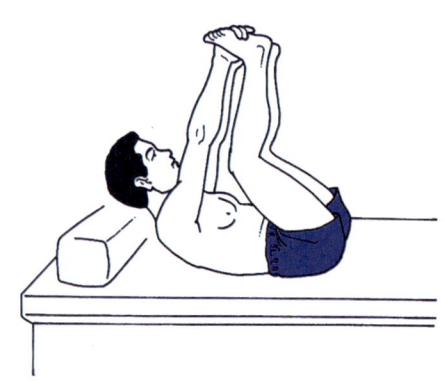

3 Doble caderas y rodillas, cójase los tobillos y estire las piernas tanto como pueda.

4 Doble caderas y rodillas, cójase las plantas de los pies y eleve la parte superior del cuerpo. Permanezca en esta posición un momento y luego repita el movimiento entre tres y cinco veces.

Efectos físicos: Estimula la circulación sanguínea y relaja músculos y articulaciones.

TENDIDO SOBRE LA ESPALDA CON UN COJÍN

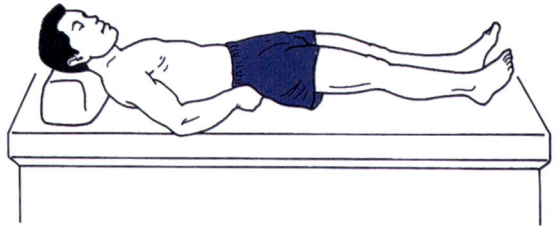

Preparación Échese sobre la espalda, utilizando los puños para recostarla.

1 Con los puños forme un cojín para apoyar los lados de la cintura y respire profundamente entre tres y cinco veces.

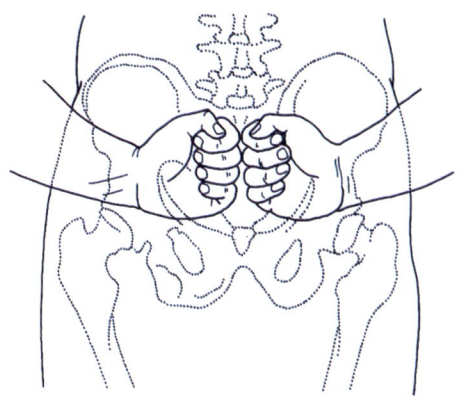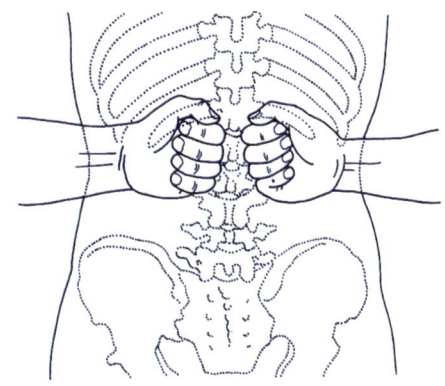

2 Coloque los puños en el sacro, justo debajo de la cintura, y respire profundamente de tres a cinco veces.

3 Coloque los puños en el extremo de la columna vertebral y respire profundamente de tres a cinco veces.

4 Coloque los puños en las vértebras y respire profundamente de tres a cinco veces.

Efectos físicos: Mejora la función de los órganos internos.

Doce ejercicios para realizar sentado en la cama

Estos ejercicios deben hacerse por la noche o por la mañana. Pueden practicarse los doce o cualquiera de ellos aislado.

CABEZA Y ROSTRO

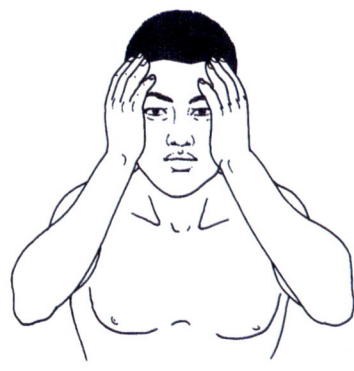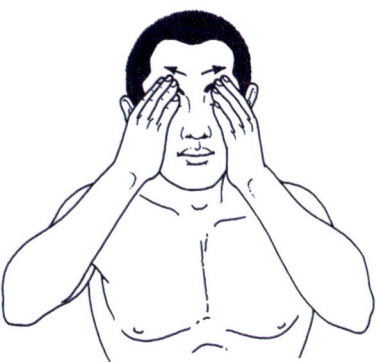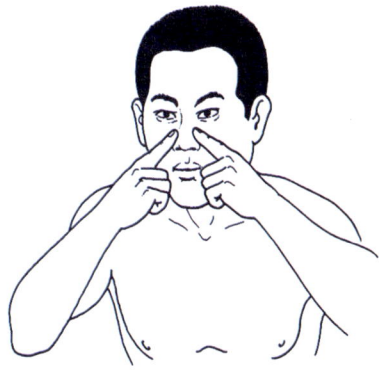

1 *Cuo* (frote) las palmas hasta que estén calientes. Lávese la cara en seco (frote) hasta que esté caliente.

2 *Tui* (oprima y empuje) las cejas y las cuencas de los ojos.

3 *Tui* (oprima y empuje) ambos lados de la nariz con los índices.

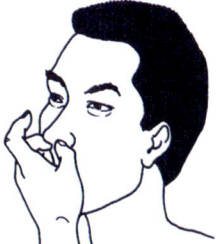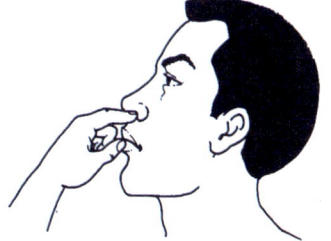

4 *Qia* (presione o pellizque) la separación de las fosas nasales y el labio superior con el pulgar y el índice.

Repita cada movimiento una docena de veces.

5 Cierre la boca y apriete los dientes de 20 a 30 veces; trague fuerte. ▶

147

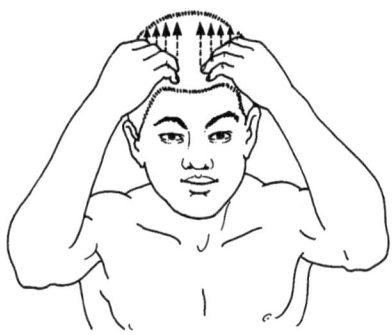

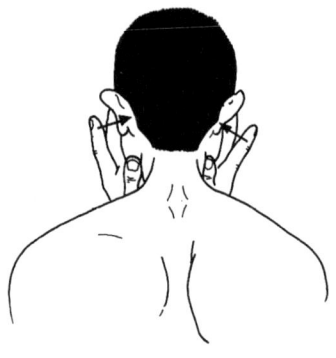

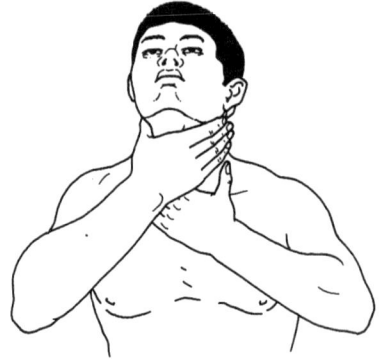

6 Peine el cuero cabelludo con los dedos, partiendo de la frente hasta la nuca.

7 Apriete hacia adelante la parte inferior de las orejas con los dedos corazones; después golpetee la parte posterior de los lóbulos con los índices una docena de veces.

8 *Tui* y *cuo* (frote, masajee y amase) la garganta, el cuello y la nuca con una mano o con ambas, varias veces.

Efectos físicos: Estimula una visión clara, un oído agudo, unos sentidos agudizados y un rostro sano.

MIRADA HACIA ATRÁS

AFLOJAR LOS CODOS

GOLPEAR LOS PUÑOS

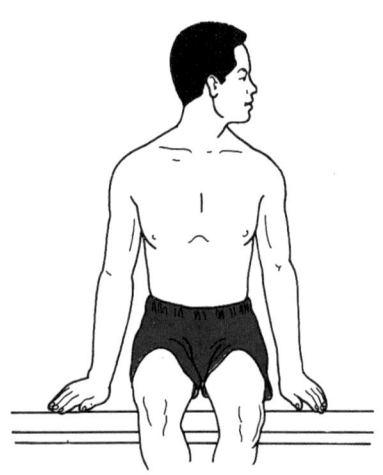

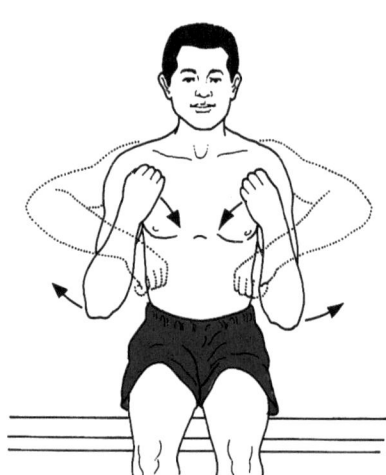

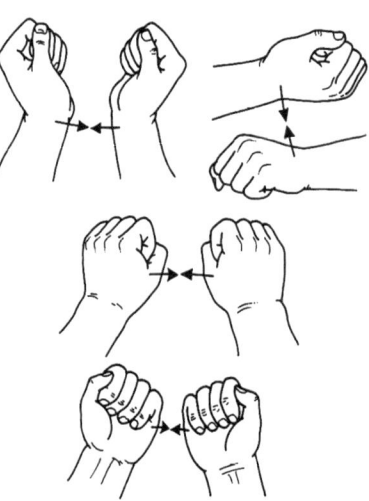

Apoye las manos sobre la cama, gire la cabeza hacia atrás tanto como pueda; siga el movimiento con los ojos, primero mirando hacia arriba, luego hacia abajo. Alterne los lados y repita una docena de veces. El mismo movimiento puede hacerse con los brazos levantados a los lados, a la altura de los hombros.

Efectos físicos: Fortalece los músculos del cuello y mejora la visión.

Doble los antebrazos hacia el pecho y mueva los codos hacia adelante, atrás y a los lados.

Efectos físicos: Fortalece brazos y codos.

1 Cierre flojamente los puños y golpee las bases de las palmas entre sí.
2 Golpee la parte externa de las muñecas entre sí.
3 Golpee los huesos de los pulgares entre sí.
4 Golpee los huesos de los meñiques entre sí.

Efectos físicos: Ayuda a prevenir el entumecimiento de muñecas, palmas y dedos.

Mover los dedos

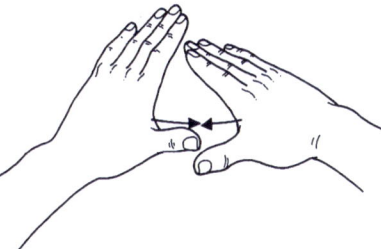
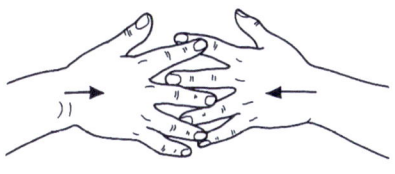
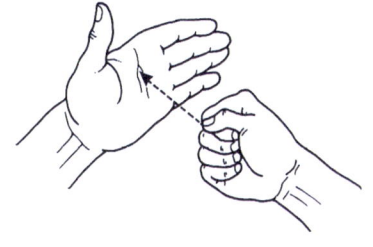

1 Abra las manos y golpéelas una contra otra, por la zona entre el pulgar y el índice, unas cuantas veces.

2 Repita el movimiento con los dedos encajados entre sí, unas cuantas veces.

3 Cierre flojamente el puño derecho y golpee la palma y el dorso de la mano izquierda.
Alterne las manos y repita el ejercicio varias veces.

Efectos físicos: Aumenta la flexibilidad de los dedos y evita el entumecimiento y el dolor.

Hacer gesto de asimiento

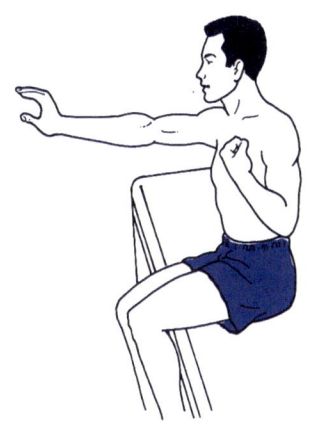

Extienda hacia adelante el brazo derecho y luego coloque la mano bajo el brazo del mismo lado. Repita el movimiento varias veces, alternando los brazos y respirando profundamente. Este ejercicio también puede hacerse extendiendo ambos brazos al mismo tiempo.

Efectos físicos: Previene achaques en los brazos y los hombros y regula el corazón, los pulmones, el hígado y la vesícula biliar.

Dibujo del arco

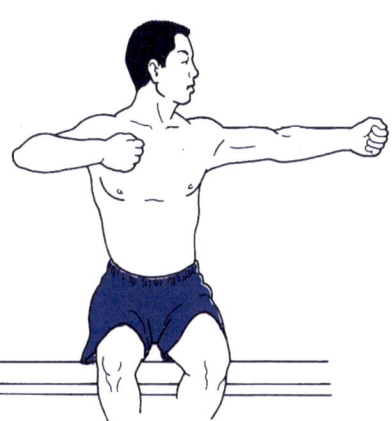

Cierre los puños, estire el brazo izquierdo y doble el derecho junto al cuerpo, a la altura del hombro, como si estuviera sosteniendo un arco y una flecha.
Cambie los brazos y repita el ejercicio varias veces, alternando los brazos y fijando los ojos en el brazo que esté estirado. Respire profundamente.

Efectos físicos: Aumenta la fuerza de los hombros y los brazos y expande el pecho.

Un solo brazo elevado

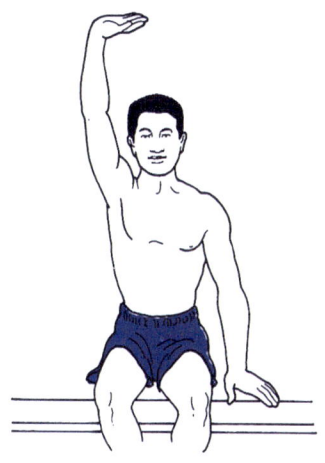

Respire profundamente y levante el brazo derecho por encima de la cabeza, con la palma hacia arriba y hacia adentro. Cambie de brazo y repita el ejercicio varias veces.

Efectos físicos: Fortalece los brazos, regula el bazo y el estómago.

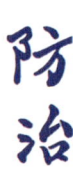

PALMEAR HOMBROS Y CINTURA

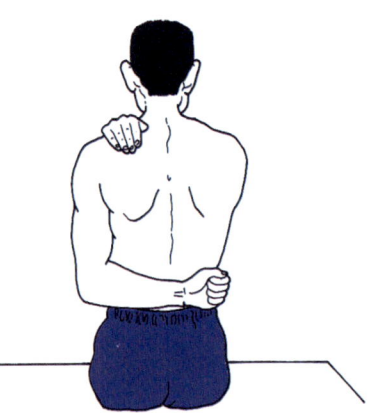

Palmee el hombro izquierdo con la mano derecha y al mismo tiempo palmee el lado derecho de la parte interior de la espalda con el dorso de la mano izquierda. Repita el ejercicio varias veces, alternando las manos.

Efectos físicos: Previene achaques en la cintura y los hombros.

OSCILAR

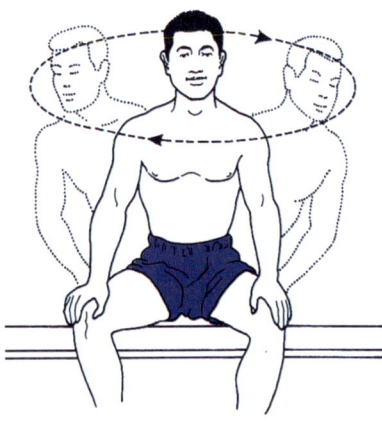

Respire profundamente, coloque las manos sobre las rodillas y haga oscilar la parte superior del cuerpo de izquierda a derecha, describiendo un círculo, varias veces.

Efectos físicos: Agiliza el pecho, el abdomen y la columna vertebral y renueva la energía.

PATEAR EL AIRE

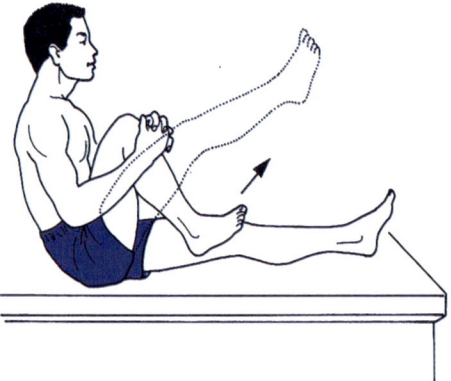

Doble una pierna y apriete la rodilla contra el cuerpo. Patee hacia arriba y estire la pierna. Repita el ejercicio varias veces, alternando las piernas.

Efectos físicos: Fortalece la cintura y las piernas y facilita la digestión.

TIRAR DE LOS DEDOS DE LOS PIES

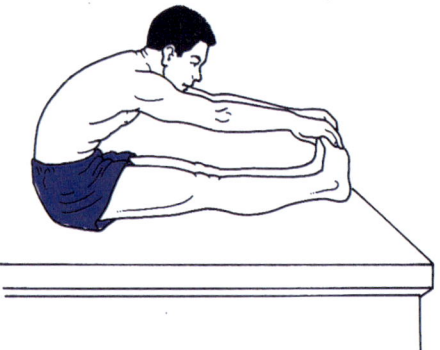

Estire las piernas, con los pies juntos, inclínese para cogerse los dedos de los pies.
Repita el ejercicio varias veces.

Efectos físicos: Fortalece la espalda, la cintura y los riñones.

Baños

Los baños tienen un gran valor terapéutico tanto para el cuerpo como para la mente. Ayudan a estimular la circulación sanguínea y también a tonificar el sistema nervioso. Se describen aquí tres maneras completamente distintas de tomar un baño. Son baños fríos, de aire y de sol.

Baños en agua fría

Primero tiene que acostumbrarse al agua fría. Comience por bañar solo partes de su cuerpo.

BAÑOS FACIALES

Comience lavándose la cara con agua fría cuando el tiempo esté templado. Después de los ejercicios de la mañana, frote su cara, orejas, cabeza y cuello vigorosamente con ambas palmas, hasta que estén calientes. Sumerja una toalla en agua fría y úsela para frotarse la cara, las orejas y el cuello. Luego haga una inspiración profunda, sumerja la cara en agua fría y espire dentro del agua. Repítalo muchas veces y después frótese la cara, las orejas y el cuello con una toalla húmeda, retorcida.

Efectos físicos: Estimula la circulación sanguínea, previene los resfriados y cura el insomnio.

BAÑOS DE PIES

Comience utilizando agua templada y vaya disminuyendo gradualmente la temperatura del agua hasta que esté en 16 °C. Si los efectos son buenos, vuelva a disminuir la temperatura del agua hasta que llegue a 4 °C. Antes de tomar el baño de pies, frótese los pies hasta que estén calientes, luego sumérjalos en el agua y frótelos uno contra el otro. Deje los pies en el agua durante unos minutos, séquelos con una toalla y haga algunos ejercicios de pies para calentarse.

Efectos físicos: Tiene una influencia positiva sobre todo el cuerpo.

BAÑO DE FRICCIÓN

Empape una toalla en agua fría, luego escúrrala y frote con ella todas las partes de su cuerpo. Vaya empapando constantemente la toalla en agua fría de modo que mantenga una temperatura baja. Séquese con una toalla seca y póngase la ropa como para mantenerse abrigado. Recuerde que el tiempo pasado en el baño y la velocidad de la fricción dependerán de la temperatura del agua. Cuanto más fría esté esta, más corto será el baño y más rápida la fricción.

Efectos físicos: Este tipo de baño prepara el cuerpo para tomar duchas frías.

DUCHA Y ACLARADO

Antes de tomar una ducha fría, haga ejercicio o friccione su cuerpo con una toalla seca, hasta que esté caliente. Para los principiantes, el agua debería estar a 34°-36 °C. Luego hay que disminuir la temperatura —más o menos a un grado centígrado por semana—, hasta que el agua esté completamente fría. Duche primero sus brazos y piernas, después el cuerpo y finalmente la cara. Dúchese durante cinco minutos en verano, pero en invierno no más de entre treinta segundos y un minuto.

BAÑO DE INMERSIÓN

Antes de sumergir su cuerpo del pecho para abajo en agua fría, haga ejercicios para generar calor corporal. Asegúrese de que el agua está templada y vaya disminuyendo gradualmente su temperatura. Masajee y friccione su cuerpo con una toalla mientras está en el agua y no se quede quieto.

El tiempo que pase en la inmersión dependerá de la temperatura del agua. Por ejemplo, si está a 10 °C, quédese en ella entre dos y tres minutos.

Baños de aire

El baño de aire consiste en exponer la mayor parte posible de nuestro cuerpo al aire fresco. Los efectos fisiológicos promovidos por la estimulación del aire son básicamente los mismos que los provocados por el agua fría. Los médicos chinos aconsejan con frecuencia los baños de aire regulares para los pacientes que padecen anemia, hepatitis, traqueítis e insuficiencias cardíacas. Se les aconseja que expongan sus cuerpos a los elementos en todas las oportunidades que se les ofrezca y especialmente por la mañana.

BAÑOS DE AIRE TEMPLADO

Tome estos baños en verano, cuando la temperatura esté entre 20° y 30 °C. Masajee su cuerpo o haga algún ejercicio al mismo tiempo.

BAÑOS DE AIRE FRESCO

Tome estos baños en el otoño, cuando la temperatura esté entre 15° y 20 °C. Por lo general, son más estimulantes que los de aire templado y es bueno hacer ejercicios físicos mientras tanto.

BAÑOS DE AIRE FRÍO

Antes de tomar este tipo de baño, haga ejercicios de calentamiento y evite el tiempo ventoso o neblinoso. No exponga su cuerpo al aire frío durante más de cinco minutos y cuando la temperatura baje a cero grados, tómelos en el interior.

Baños de sol

El baño de sol puede incluirse fácilmente en nuestra vida cotidiana, si se está en el campo o cuando se juega al tenis, se nada o se practica *jogging*. Lo mejor es tomar primero este tipo de baño en un lugar sombreado en el que el sol quede filtrado y pasar gradualmente al sol. Puede estar sentado o echado al sol, pero recuerde siempre proteger su cabeza con un lienzo o una sombrilla. Comience con unos cinco minutos y vaya aumentando el tiempo hasta llegar de media hora a una hora. A intervalos, tome una ducha fría o nade, combinando así los tres elementos de la naturaleza: sol, agua y aire. Los lugares ideales para los baños de sol están en las montañas, donde hay poco polvo flotante, o cerca de un lago o río o junto al mar, donde el aire es húmedo.

No tome baños de sol cuando se sienta mareado o con náuseas, cuando tenga el estómago lleno o inmediatamente después de una comida. También debe evitar los baños de sol cuando se sienta cansado, porque solo tendrá efectos negativos sobre su cuerpo.

Tabla de ejercicios

Esta tabla resume los ejercicios descritos e ilustrados en este libro y explica los efectos benéficos que ejercen sobre el bienestar físico y psíquico. Este no es un programa de ejercicios, porque tal cosa no es propia del *wushu*. Para sacar el mejor partido de esta tabla —y del propio *wushu*— observe bien los puntos que debe recordar y elija sus ejercicios según sus necesidades. No exceda nunca los límites de sus capacidades físicas, relájese mientras hace los ejercicios y vaya a su propio ritmo.

EJERCICIOS	EFECTOS FÍSICOS	PUNTOS QUE DEBE RECORDAR
Ejercicios de seda (para adultos)	Buenos para el bienestar general.	Preste atención a la respiración. Comience los ejercicios con lentitud y vaya aumentando gradualmente el número.
Ejercicios para el primer año de vida (para bebés)	Ayudan al desarrollo físico e intelectual de los niños.	No los ejercite demasiado tiempo: entre 10 y 20 minutos. La consistencia y regularidad de la ejercitación aseguran los mejores resultados.
Ejercicios de patio de juegos (para niños entre 3 y 6 años)	Ayudan a los niños a coordinar movimientos de piernas y brazos. Aseguran el desarrollo de una postura correcta.	No se preocupe si los niños más pequeños no responden tan bien como los mayores.
Ejercicios de granjeros (para adultos)	Aseguran una respiración correcta. Fortalecen músculos y huesos.	Todos los movimientos son independientes y por lo tanto pueden realizarse en cualquier orden. Comience con pocos movimientos y gradualmente complete todo el programa.
Ejercicios para el tiempo de descanso (para todas las edades)	Alivian la fatiga y relajan la mente.	Concéntrese en el ritmo de los ejercicios contando los pasos.
Juego animal (para adultos)	El juego del tigre fortalece el cuerpo; el juego del ciervo relaja los músculos; el juego del mono aumenta la agilidad de los miembros; el juego del oso es bueno para los órganos internos y el juego de la grulla es bueno para los pulmones y ayuda a la circulación.	Relaje el cuerpo antes de empezar. Comience con los ejercicios simples y vaya avanzando hacia los estadios más complejos. ▶

EJERCICIOS	EFECTOS FÍSICOS	PUNTOS QUE DEBE RECORDAR
Taichi con contrincante imaginario (para todas las edades)	Estimula la circulación y mejora la coordinación y el equilibrio.	Sea paciente y aprenda poco a poco los movimientos. Los 28 movimientos pueden practicarse como un todo o por secciones.
Juego taichi con espada (para todas las edades)	Ayuda a aliviar la rigidez de músculos y articulaciones.	No es un tipo de juego de espada vigoroso y es, por lo tanto, apropiado para los mayores. Puede practicarse en solitario o en grupo.
El dueto taichi (para adultos)	Ayuda a relajar cuerpo y mente.	Los participantes no deben entrar en conflicto directo.
Las 18 terapias (para adultos)	Los primeros tres grupos de ejercicios ayudan a aliviar o prevenir dolores en el cuello, los hombros, la cintura y las piernas. Los siguientes tres grupos ayudan a aliviar la artritis y los desórdenes internos.	Ejercítese lentamente y con ritmo y cuente los pasos.
Ejercicios respiratorios (para todas las edades)	Mejoran la circulación y la vitalidad.	Relaje cuerpo y mente y no sea impaciente. Ejercítese al aire libre y no respire demasiado profundamente.
Ejercicios oculares (para adultos)	Alivian la fatiga visual y ayudan a preservar la buena vista.	Mantenga las manos limpias y no ejerza demasiada presión. Ejercítese regularmente por lo menos dos o tres veces por día.
Automasaje (para adultos)	Ayuda a aliviar y prevenir la tensión. Aumenta la resistencia a la enfermedad al acelerar la circulación sanguínea.	Muy beneficiosos si se hacen después de levantarse o antes de acostarse.
Baños (para adultos)	Estimulan la circulación y son en general vigorizantes.	Al comienzo, no se someta a temperaturas extremas.